혈액형의학의 체질이야기 약초편

부엌, 논과 밭 오솔길, 등산길에서 만나는 구급약과 약초

우리 주변에
흔하게 볼 수 있는
여러가지 것들이
우리에게
이렇게
훌륭한 약이 됩니다.
독자들도
익히고 습득하여
활용하시고
이웃에게
알리시고
건강한 인생을
즐기십시오.

부엌, 논과 밭 오솔길, 등산길에서 만나는 주경야과 약초

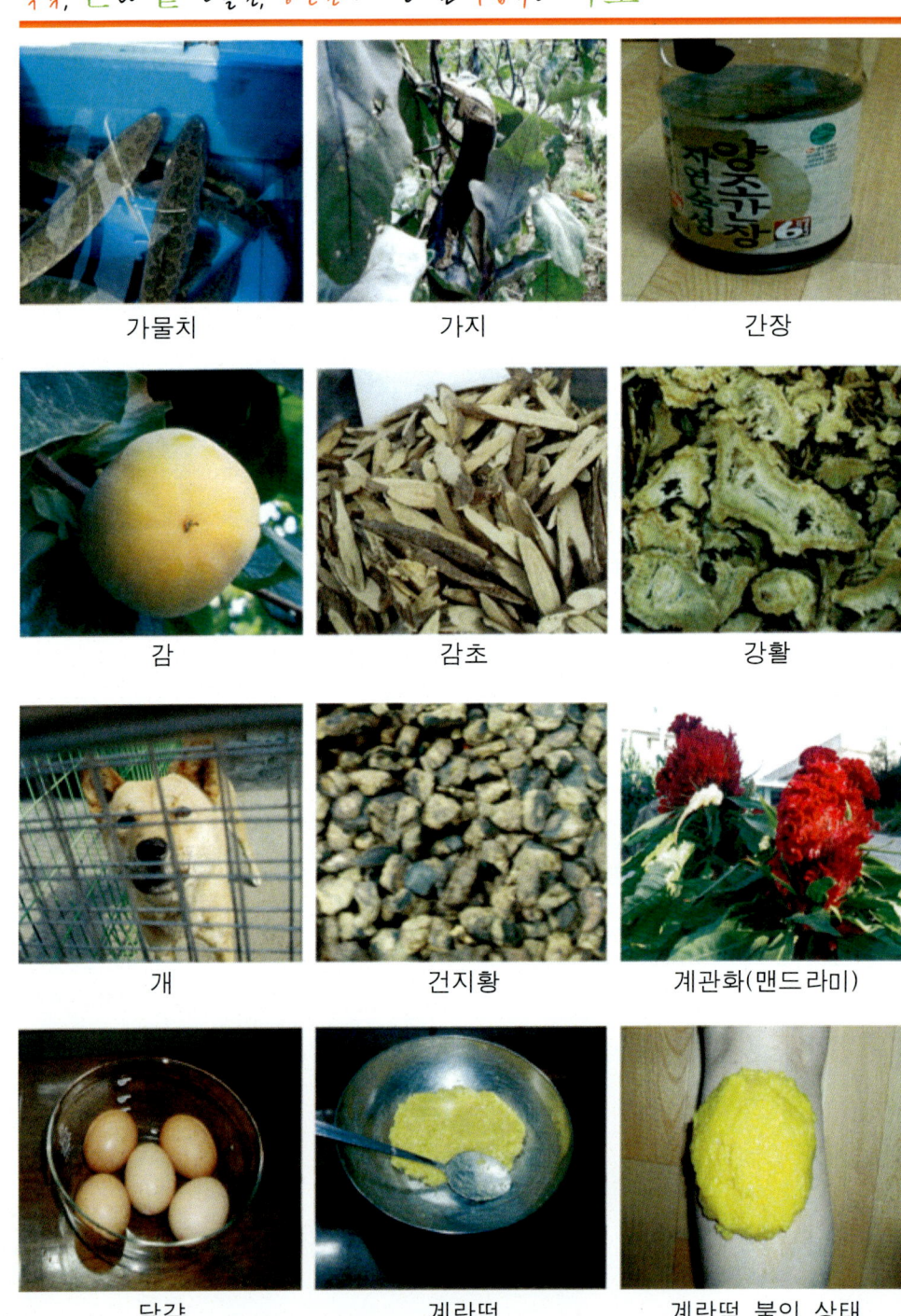

가물치	가지	간장
감	감초	강활
개	건지황	계관화(맨드라미)
달걀	계란떡	계란떡 붙인 상태

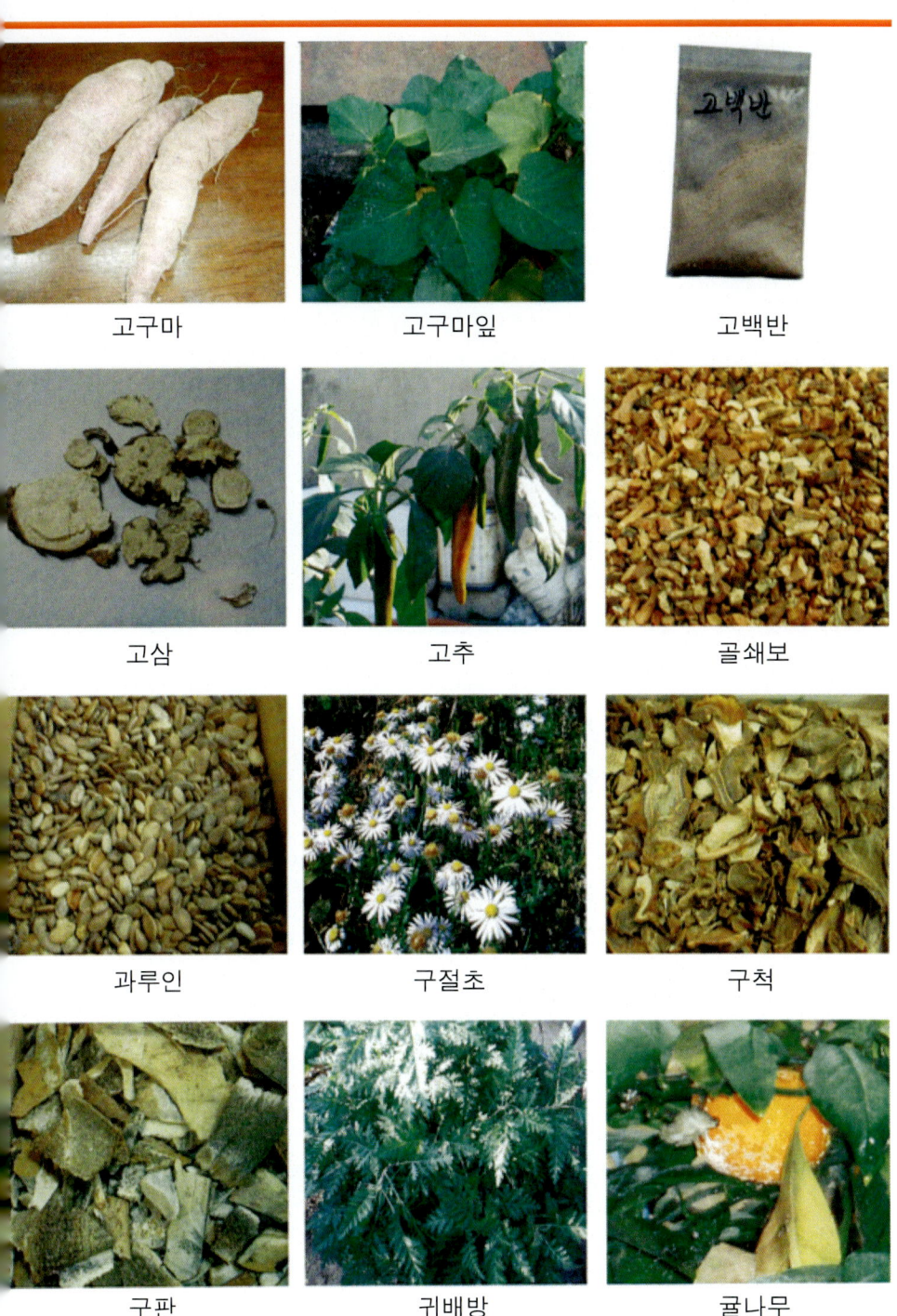

부엌, 논과 밭, 오솔길, 등산길에서 만나는 주경약과 약초

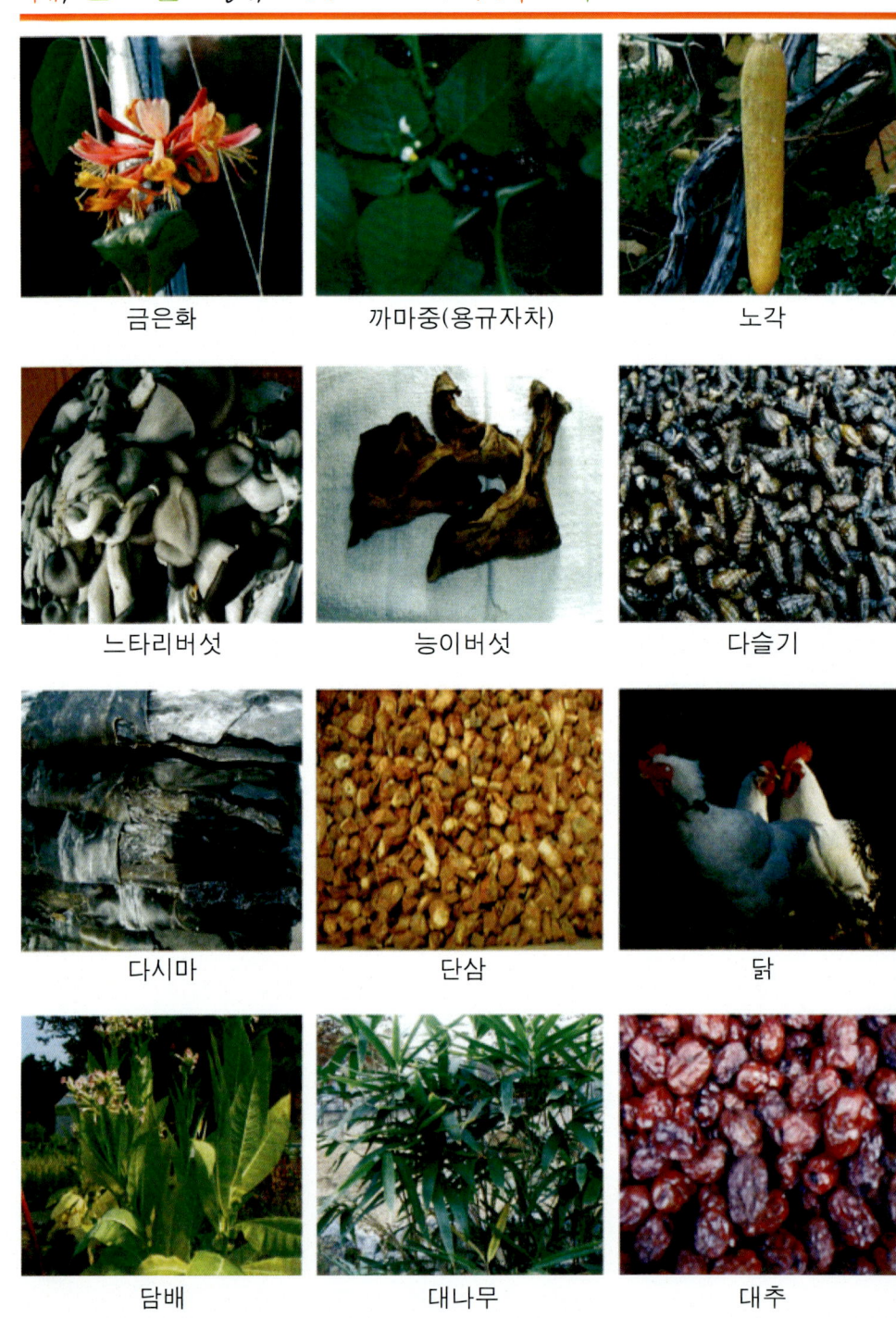

금은화	까마중(용규자차)	노각
느타리버섯	능이버섯	다슬기
다시마	단삼	닭
담배	대나무	대추

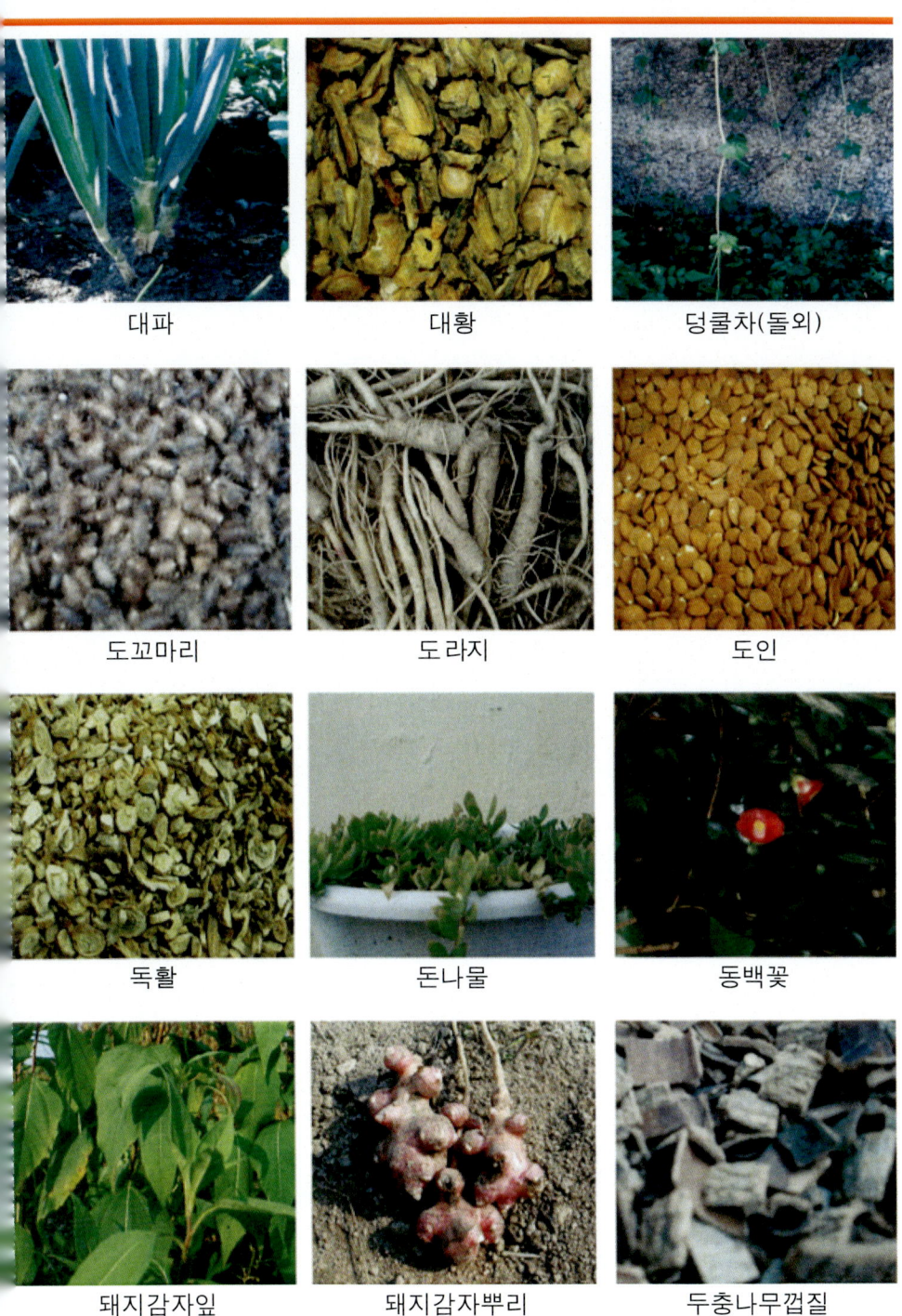

대파　　　　　　　대황　　　　　　　덩쿨차(돌외)

도꼬마리　　　　　도라지　　　　　　도인

독활　　　　　　　돈나물　　　　　　동백꽃

돼지감자잎　　　　돼지감자뿌리　　　두충나무껍질

부역, 논과 밭 오솔길, 등산길에서 만나는 자급약과 약초

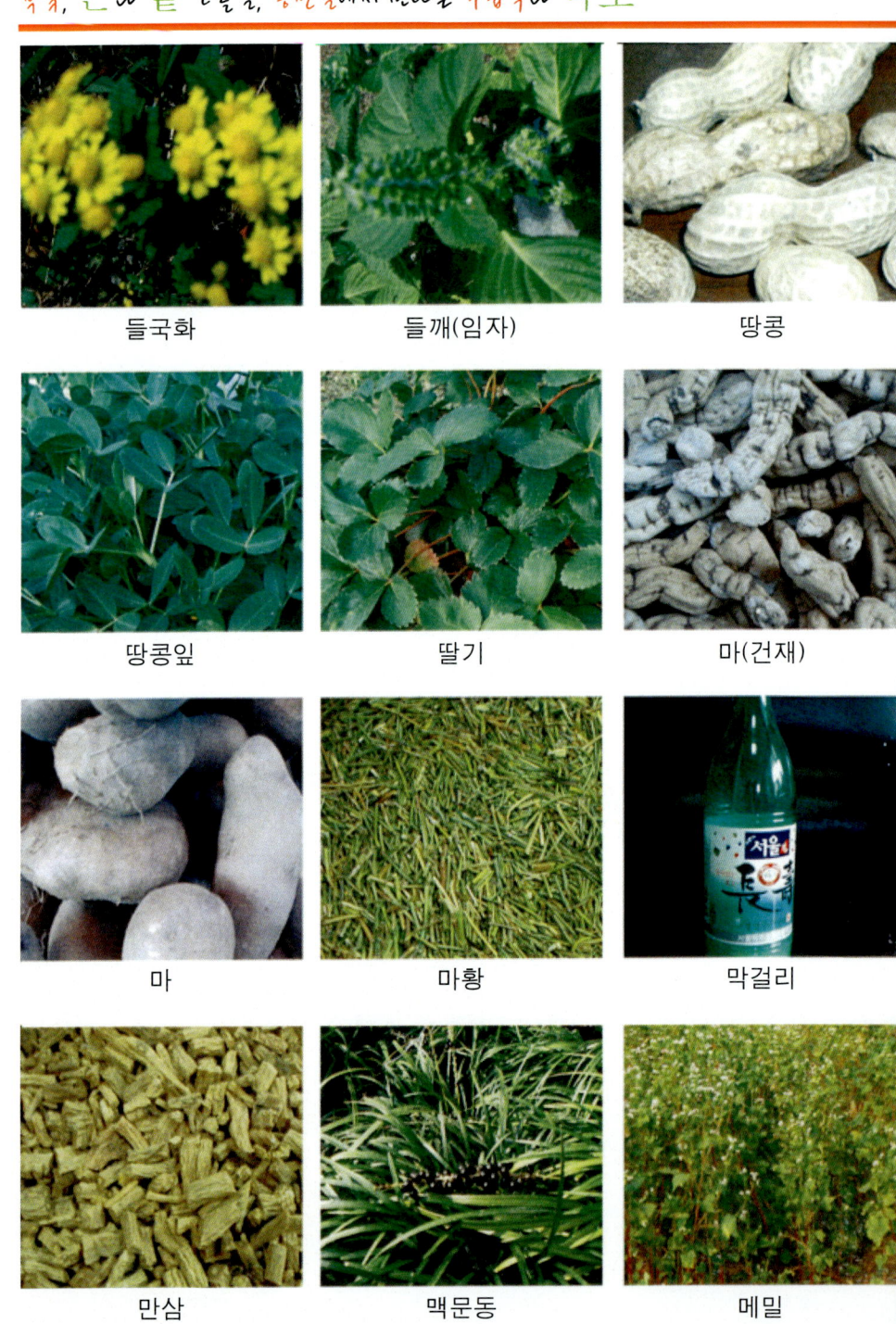

들국화 · 들깨(임자) · 땅콩
땅콩잎 · 딸기 · 마(건재)
마 · 마황 · 막걸리
만삼 · 맥문동 · 메밀

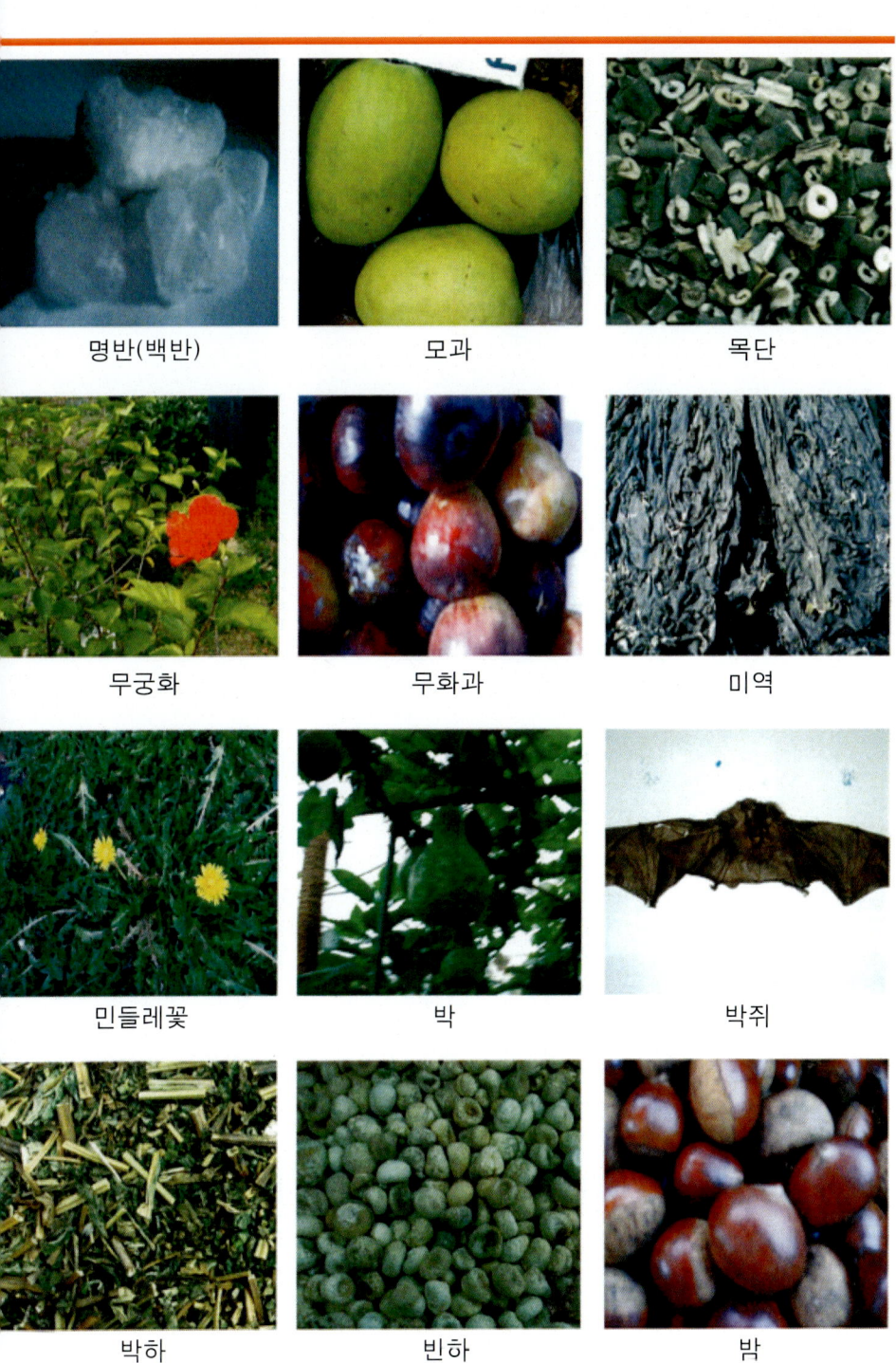

부엌, 논과 밭 오솔길, 등산길에서 만나는 주방약과 약초

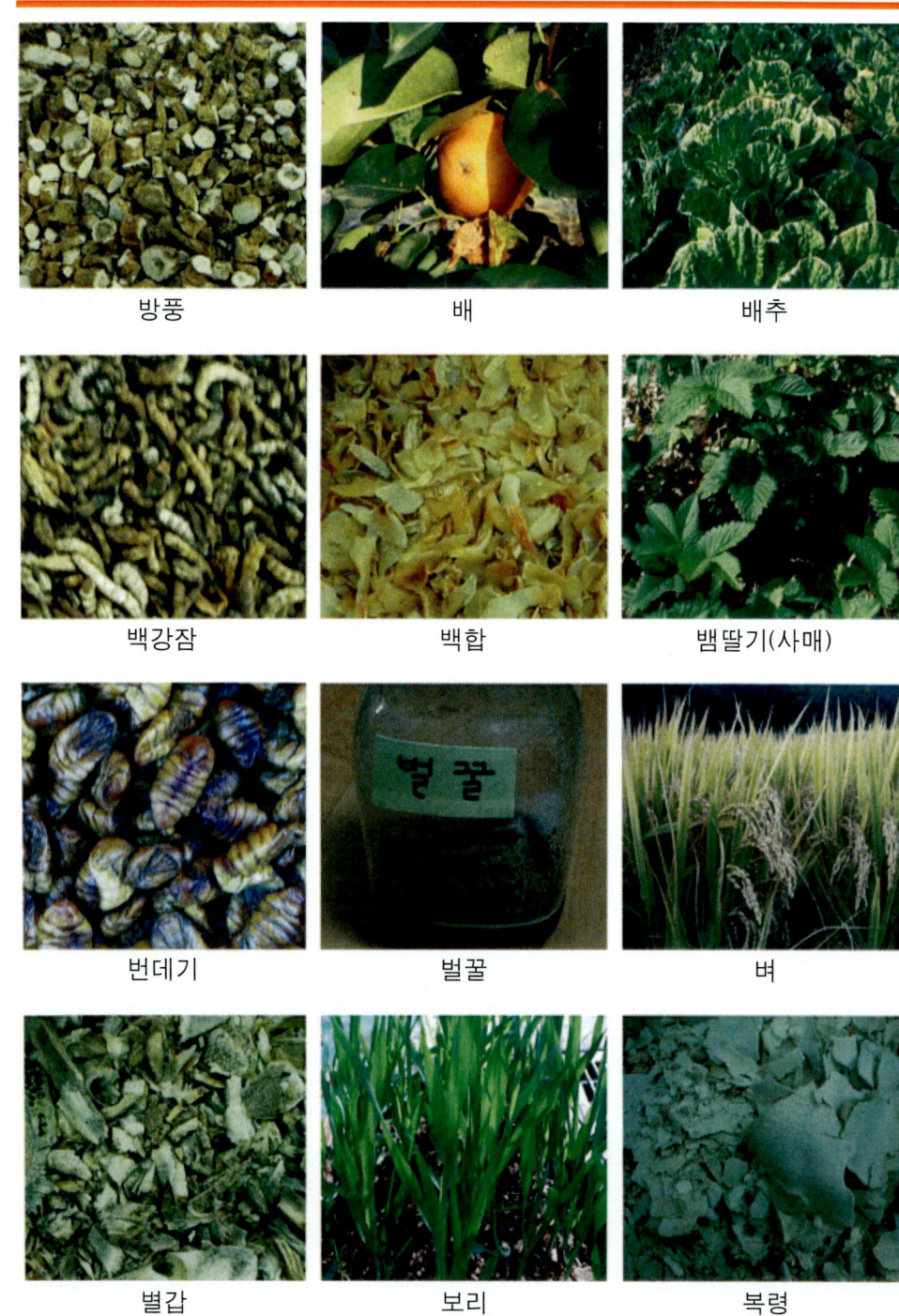

방풍	배	배추
백강잠	백합	뱀딸기(사매)
번데기	벌꿀	벼
별갑	보리	복령

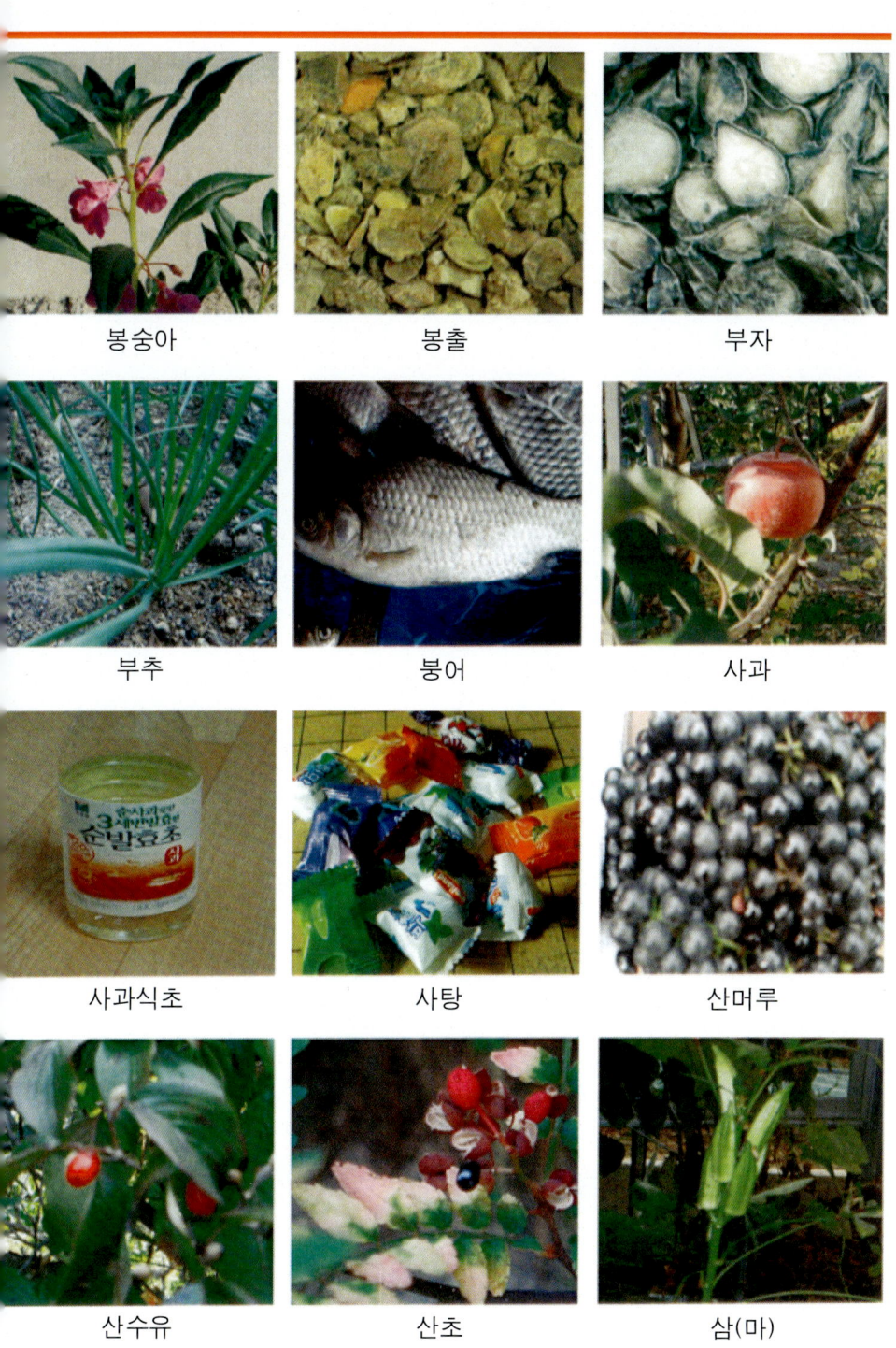

부엌, 논과 밭 오솔길, 등산길에서 만나는 주경야과 약초

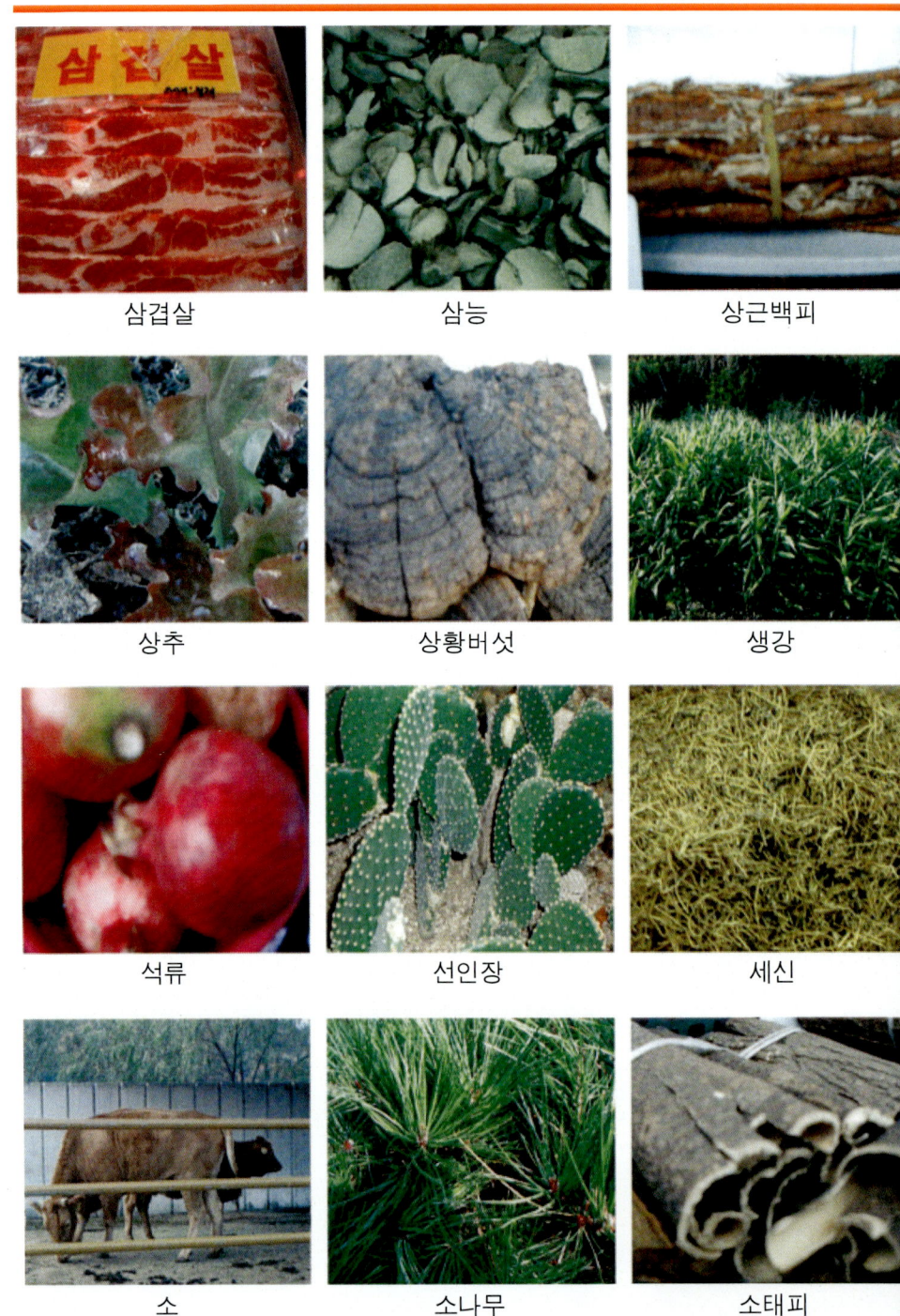

삼겹살	삼능	상근백피
상추	상황버섯	생강
석류	선인장	세신
소	소나무	소태피

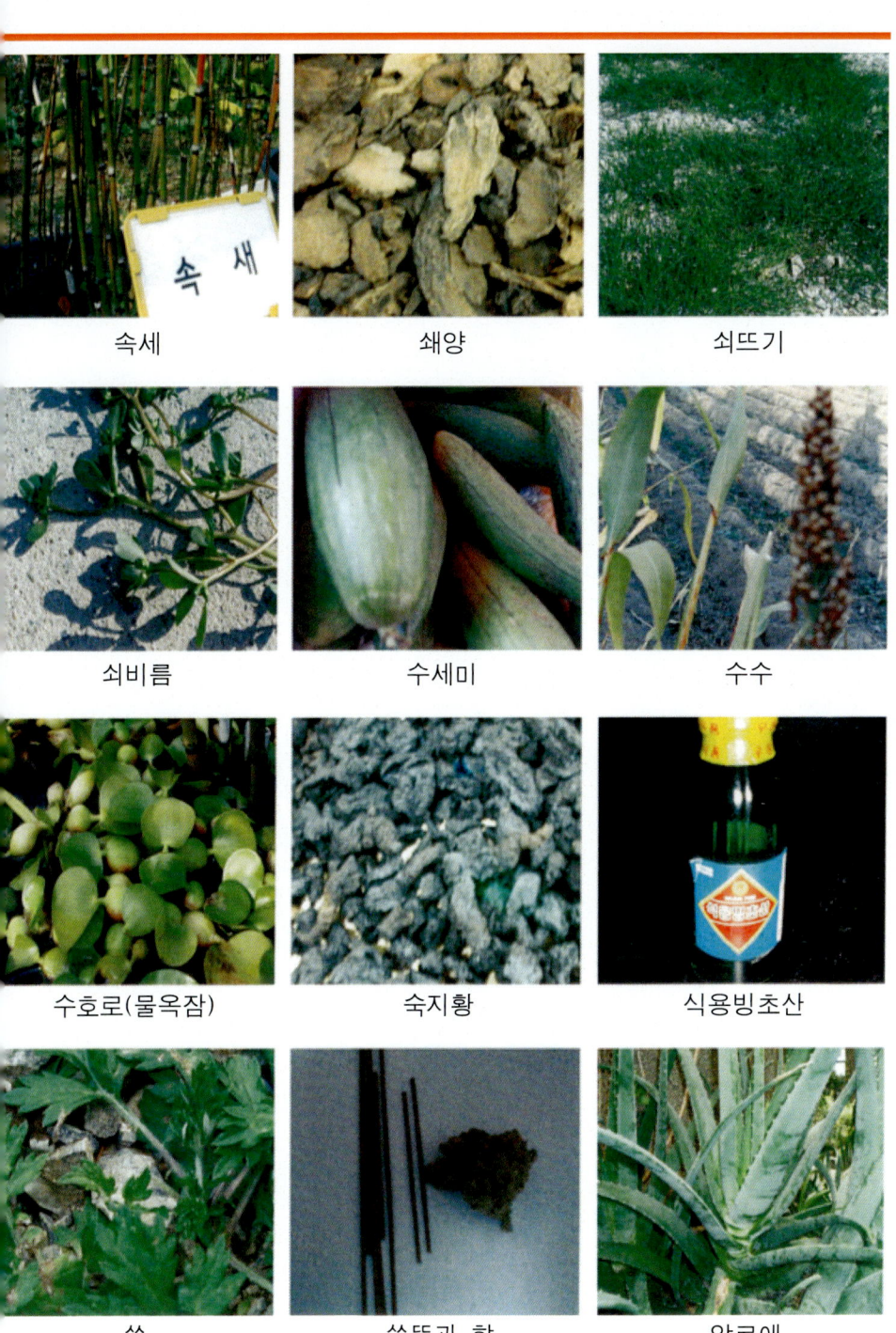

속세	쇄양	쇠뜨기
쇠비름	수세미	수수
수호로(물옥잠)	숙지황	식용빙초산
쑥	쑥뜸과 향	알로에

부엌, 논과 밭 오솔길, 등산길에서 만나는 구경약과 약초

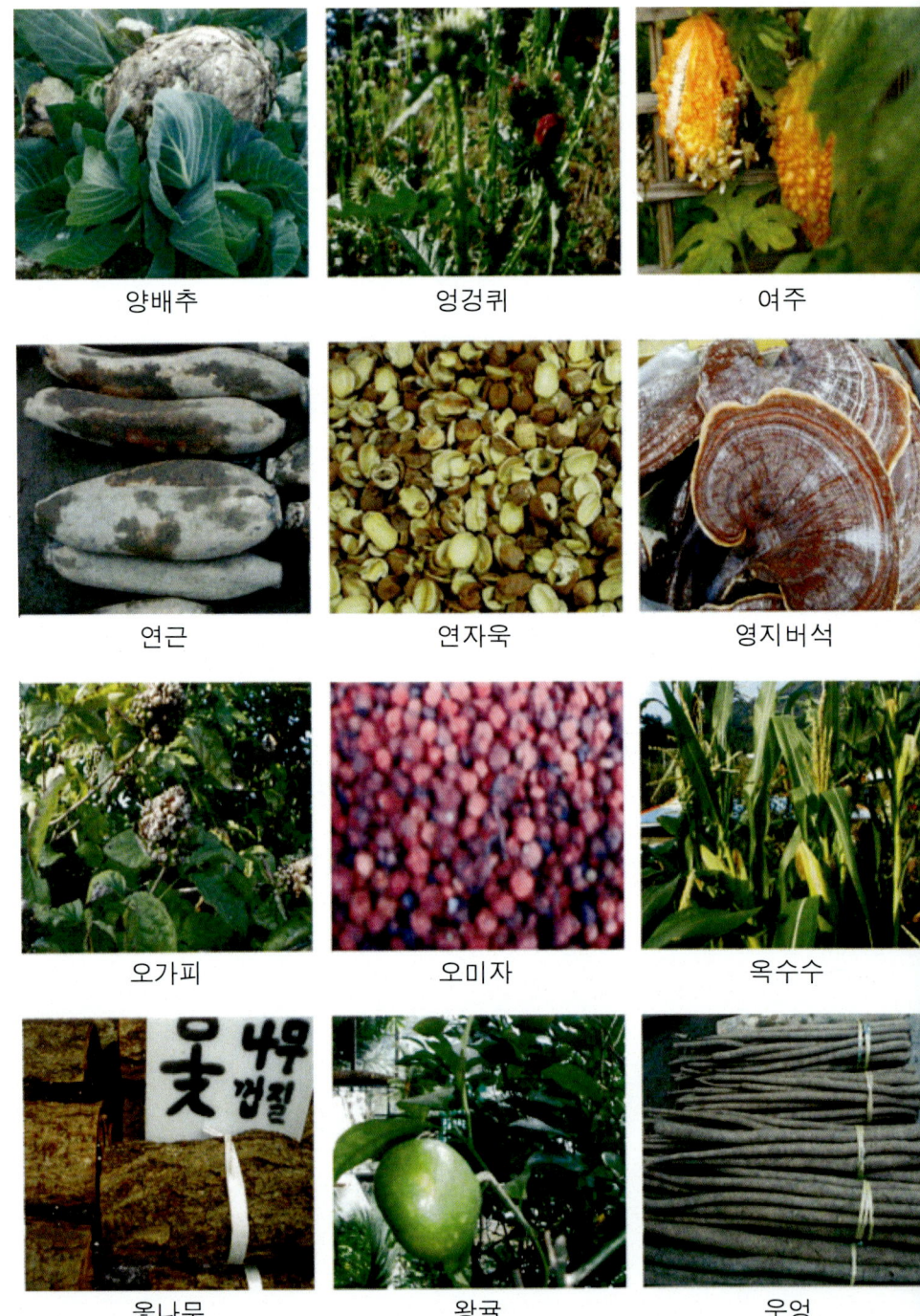

양배추	엉겅퀴	여주
연근	연자욱	영지버섯
오가피	오미자	옥수수
옻나무	왕귤	우엉

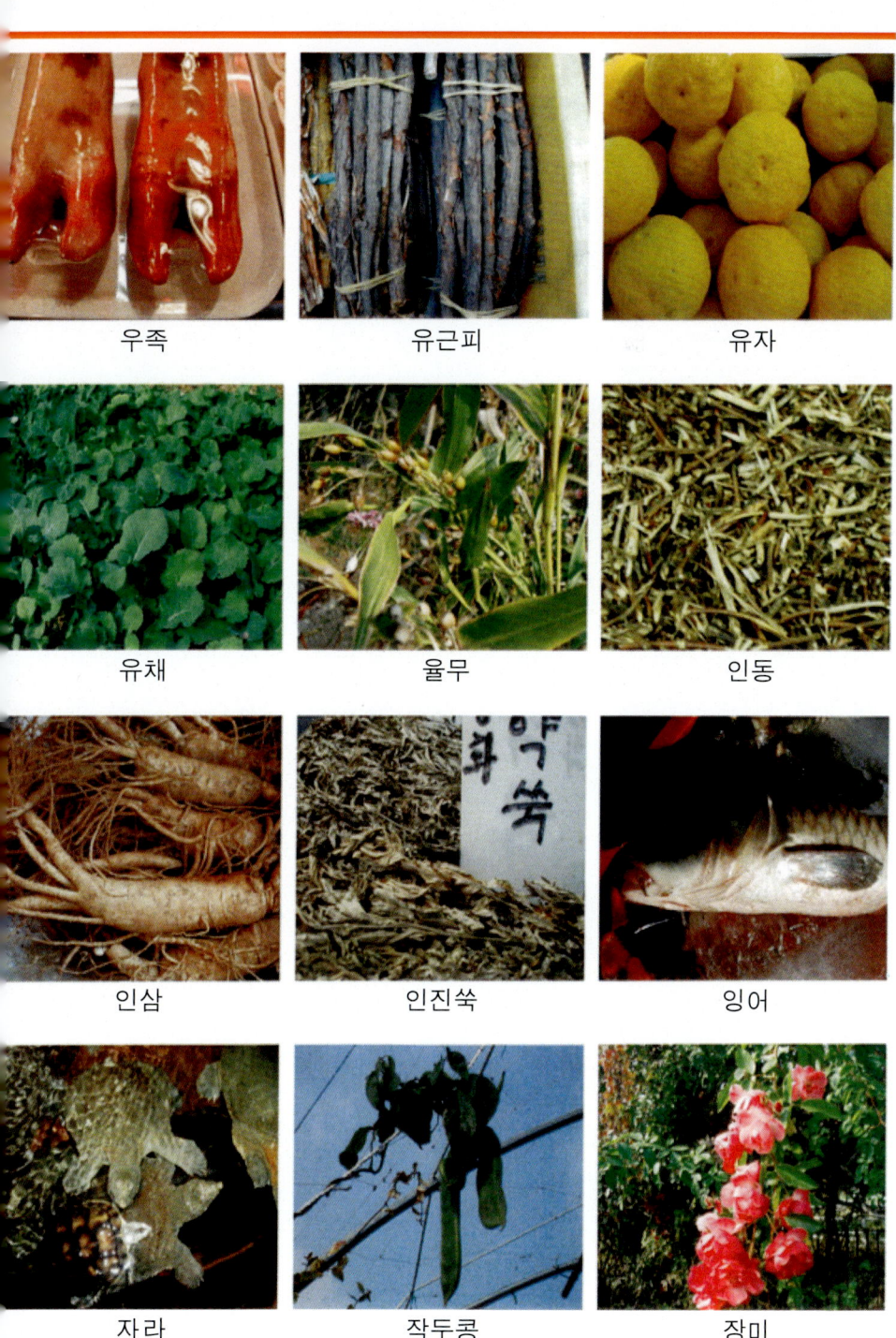

부엌, 논과 밭 오솔길, 등산길에서 만나는 주옥약과 약초

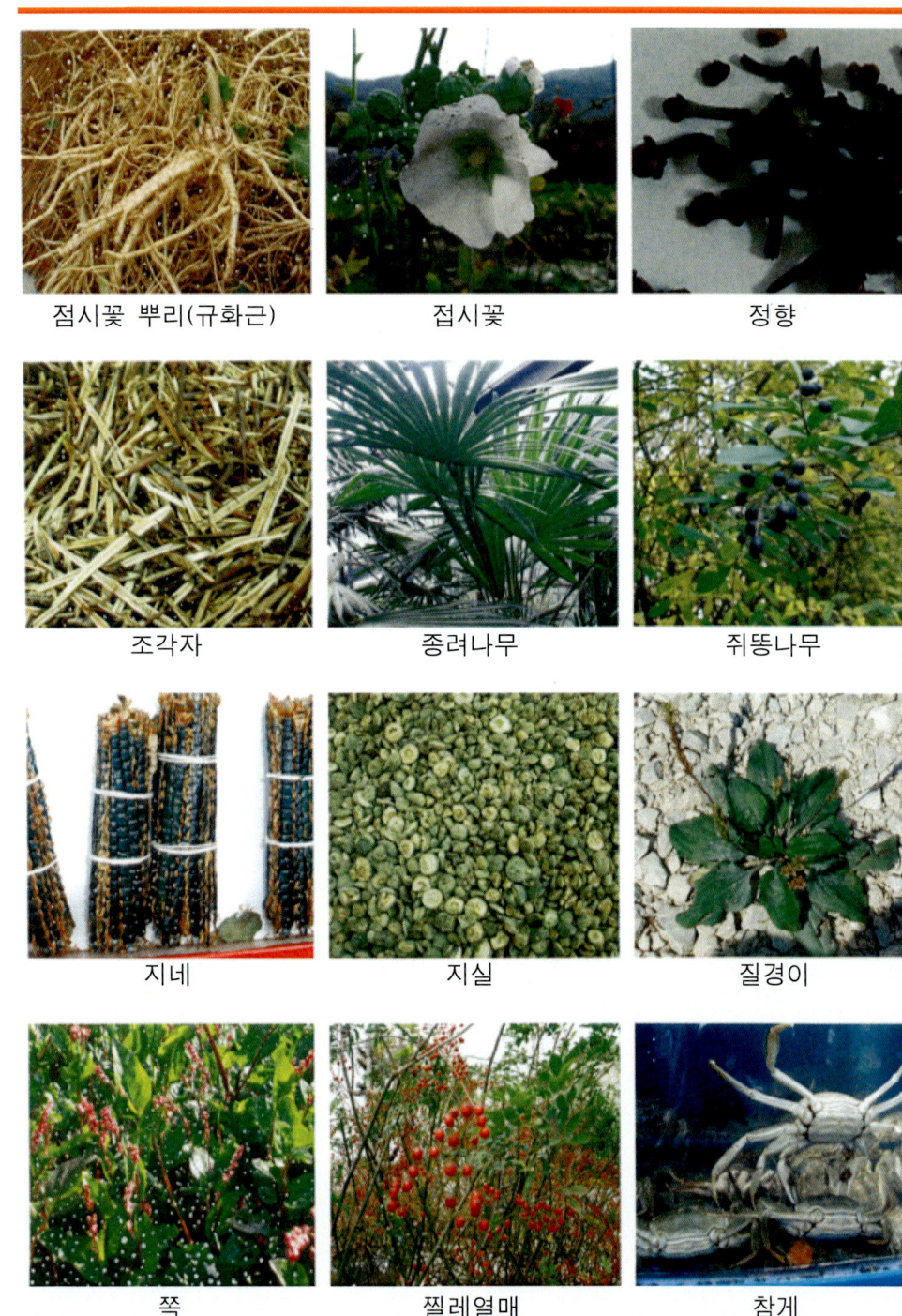

접시꽃 뿌리(규화근)	접시꽃	정향
조각자	종려나무	쥐똥나무
지네	지실	질경이
쪽	찔레열매	참게

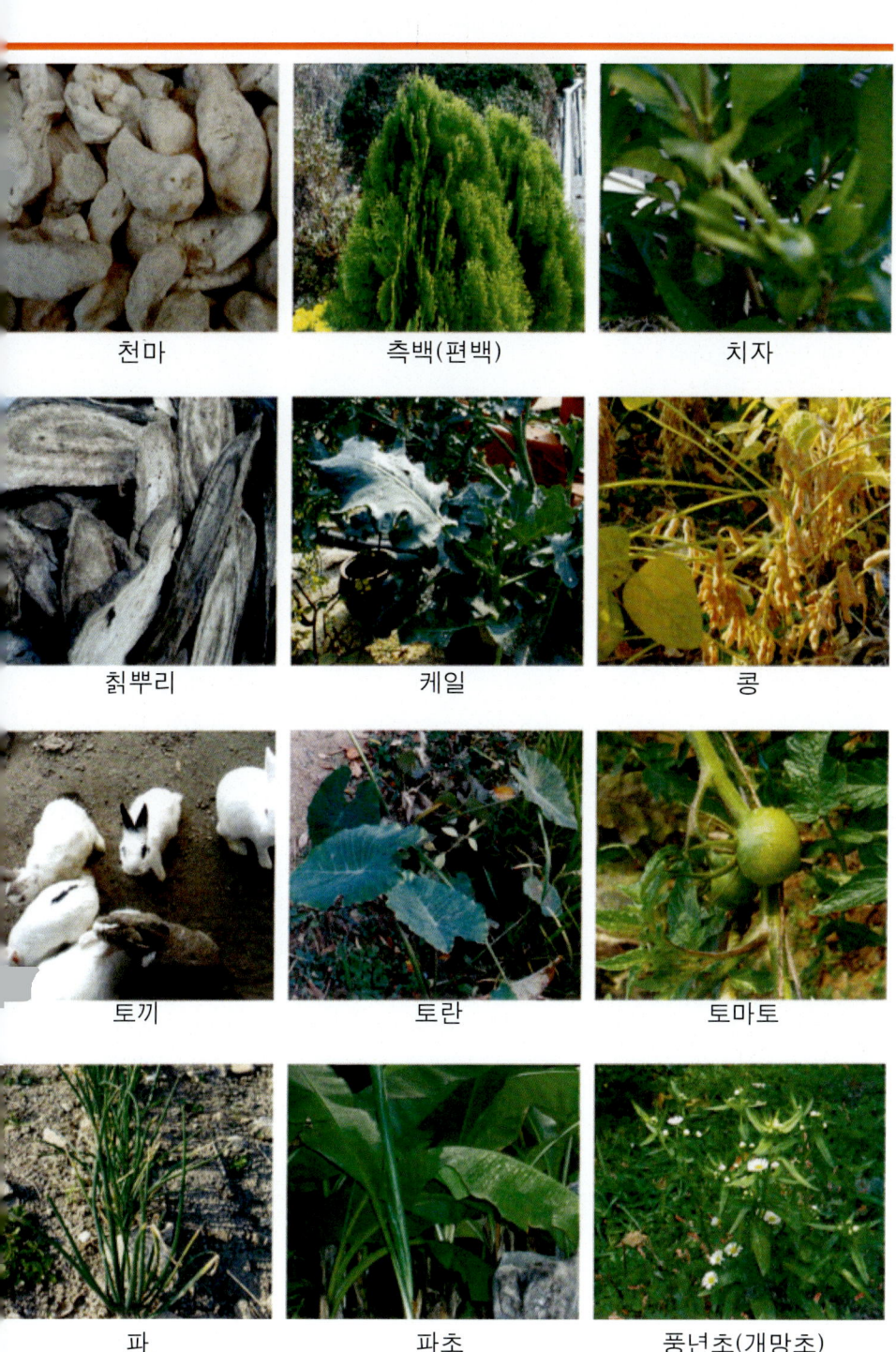

천마	측백(편백)	치자
칡뿌리	케일	콩
토끼	토란	토마토
파	파초	풍년초(개망초)

부엌, 논과 밭 오솔길, 등산길에서 만나는 주변약되 약초

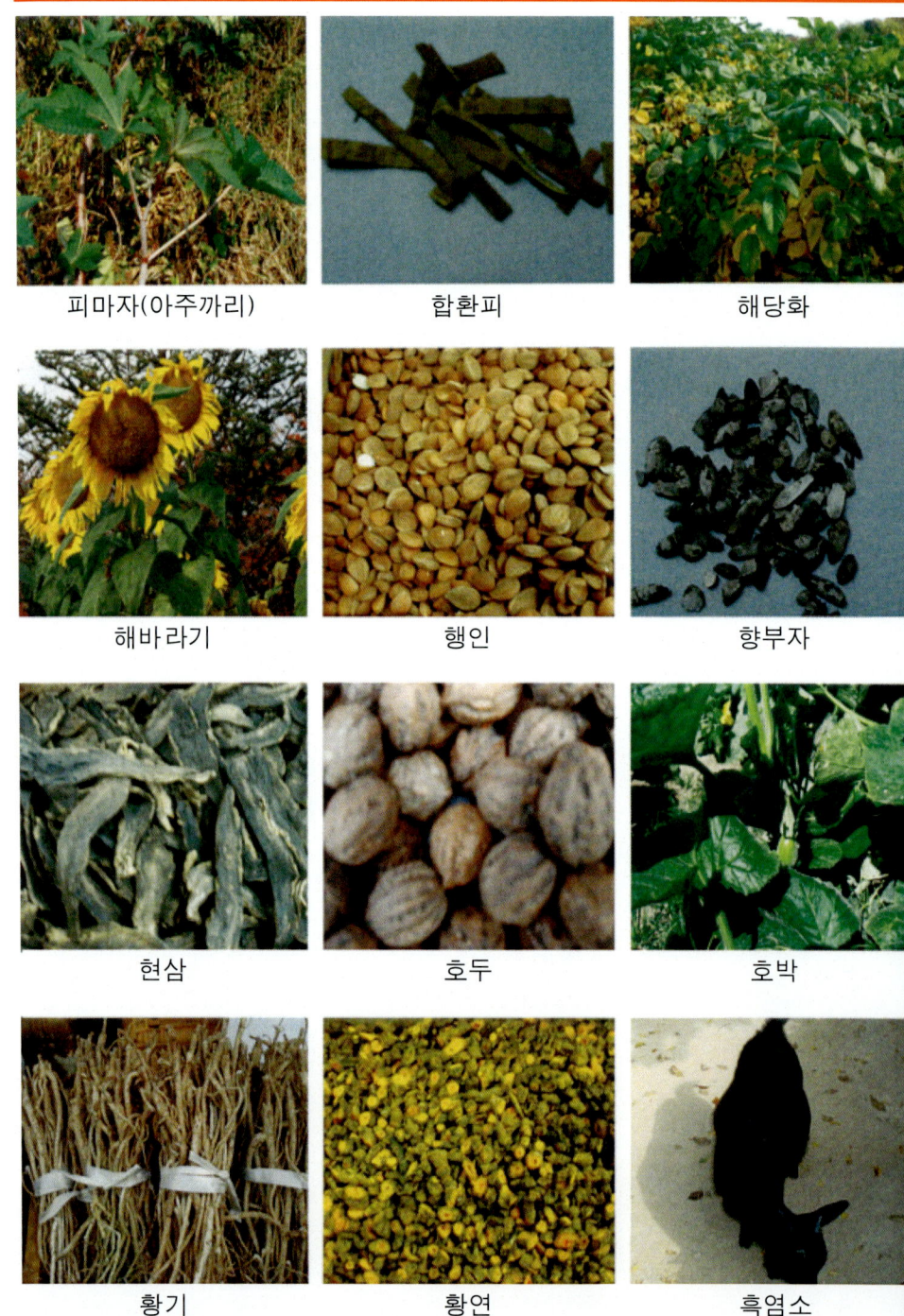

피마자(아주까리)	합환피	해당화
해바라기	행인	향부자
현삼	호두	호박
황기	황연	흑염소

혈액형의학
세계 최초 대체의학의
이론과 실체의 완성작

이것이 혈액형 의학이다
질병을 치료하는 의술과 약품의 길라잡이

조대일 저

엠－애드

세계 최초 대체의학의 이론과 실체를 완성한
이것이 혈액형 의학이다.

왜 서양인은 코가 크고 오목눈이며, 동양인은 볼록눈이며 코가
　작은가?
왜 동양 산모는 산후풍이 있고, 서양산모는 없는가?
왜 서양인은 모공이 크고, 동양인은 작은가?
왜 서양난은 크고, 동양난은 작은가?
왜 서양쥐는 크고, 동양쥐는 작은가?
왜 서양인은 담배에 약하고, 동양인은 술에 약한가?
왜 동양인은 氣分에 살고, 서양인은 利益에 사는가?

이것이 지구환경의 생태학적 작용이라는 사실을 1987년 최초로
발견하게 되었다.

이 발견은 혈액형을 기준하여 체질의 다름을 알게 되는 생명학적
새로운 발견이었다.

- 혈액형 의학의 창시자 -

2018(道齡三十五歲)

天符學堂 堂主 共平

추 천 서

심 요 택
의학박사, 통증전문의

저는 현대의학을 공부하기 시작한지가 40여년이 되었고 많은 환자를 진료하면서, 부족한 것을 발견하게 되었고, 그럴수록, 더 효과있고 새로운 치료법을 찾으려 노력해왔습니다. 만성질환으로 찾아온 환자를 진료하다보면, 어느 환자는 회복이 빠르고, 어느 환자는 회복이 되지 않고, 더 악화되는 것을 경험했습니다.

왜 이럴까?

문제가 무엇일까?

병원에 내원한 환자가 고통을 호소하는데, 여러 가지 검사를 시행해도 병명이 나오지 않고, 시간이 지나면서, 환자의 상태가 더 악화되는 경우를 많이 보게 되었습니다. 종합병원에서 고칠 수 없는 질병은 치료 방법이 없을까요? 의사로서 경험이 쌓여갈수록 현대의학의 문제점을 알게 되었고, 문제를 알게 되니까, 질병을 고칠 수 있는 더 효과 있는 방법을 찾아 나섰습니다. 그러던 중에 혈액형 의학을 접하게 되었습니다. 20여 년 동안 한방의 체질의학을 공부하였고 하면 할수록 더 어려웠습니다. 객관화되지 못했고 주관적으로 체질을 분석하다 보니, 장점도 있지만 단점도 있었습니다.

혈액형 의학을 알게 되면서, 진료 환자에게 적용시키다보니, 예전보다 진료에 많은 도움이 되었습니다. 음양체질을 구분하여 섭생 음식을 달리하고, 오장육부의 각 장기의 허와 실을 적용하여 진료하니까 환자의 회복이 더 **빠름**을 알게되었습니다. 약을 주면서도 냉체질과 열체질을 구분하여 진료하니까 회복이 빨라지는 것을 알게되었습니다. 또한, 서양의학에서 무시하여 왔던 인체 기혈의 소통을 적용하니까 진료에 도움이 됩니다. 기혈의 불통이 되었을 시 오는 질병은 서양의학으로는 진단할 수가 없습니다. 또한 치료도 할 수 없습니다.

냉성체질환자(A, B형)는 심장, 신장이 약하고 열성체질환자(O, AB형)는 폐, 간장이 허해서 온다는 이론을 처음 접했을 때는 의심의 눈으로 바라보았습니다. 그러나, 시간이 지나면서, 만성환자에게 적용시켜 진료하면서 많은 도움을 얻었습니다.

주관적으로 분석하는 동양 체질의학보다는 객관적으로 분석되어 있는 혈액형으로 체질을 분석하여, 만성질병 환자에게 적용을 시켜 진료하니까, 그 전보다 환자의 회복 속도가 빨리 호전되었습니다.

심장과 신장이 허약해서 오는 환자와 간,폐기능이 허해서 오는 환자에게 섭생 요법을 실천하게 해주니, 소화가 잘되고 손발의 체온이 따뜻해짐을 알게되었습니다.

혈액형 체질분석 법을 혼자서 알고 진료하기 보다는, 많은 의료인들이 혈액형의학의 체질분석법을 적용하여 진료하면, 도움이 됨을 알았기에 혈액형의학책을 강력히 추천합니다.

2018. 4. 25.

추 천 서

설 경 진

변호사/의료·보건담당검사(10년)

  나는 의사나 약사는 아니나 20여년 검사생활을 하면서 우연히도 10여 년 이상의 기간 동안 의료·보건을 담당하는 과정에 통상 제도권 의약으로는 치료가 되지 아니하는 불치나 난치의 질병에 치유의 비방을 가지고 있거나 신비한 치유능력을 가지고 있는 기인들을 많이 보아왔기에 이는 고통 받는 환자들을 위하여 하늘이 주신 초능력이라 생각하면서 의술이란 제도권의 술이든 아니든 생사를 헤매거나 고통 받는 환자를 치료하는 것이라는 신념을 가지게 되고, 나 또한 어렸을 때 질병으로 생사의 기로에서 기인의 도움으로 흔한 약초로 완쾌된 바도 있어 이러한 하늘이 주신 기인들의 신비한 능력을 불치나 난치의 환자들을 위하여 비록 제도권이 아니라 하여도 단속보다는 오히려 보호해주기도 하여 간혹 주변의 오해를 사는 경우도 없지 아니하였으나, 불치나 난치환자들을 위한다는 마음에 멈추지 아니하고 계속 보호해 주고 심지어 구명운동까지 하여 주기도 하고, 나의 주변에 불치나 난치병으로 고통을 받는 친지가 있으면 알선하여 완치되는 것을 보면서 나의 신념이 옳았다고 흡족한 마음을 가져 보기도 하면서 나와 내주변의 건강관리를 위하여 불치나 난치병에 쓰이는 약초나 식품에 관심을 가지게 되었으나, 그 비방이 환자의 체질에 따라 약의 처방이 다르고 어떤 환자에게는 치유의 비방이 다른 환자에게는 독이 되기도 한다는 것을 들어

  알게 되었지만 전문가들도 정확한 체질감별이 어려워 자칫 약이 독이 되기도 한다는 말도 듣고 실제 건강식품이나 약초의 부작용을 직접 경험을 하거나 주변에서 보기도 하여 함부로 식품을 먹거나 보

약을 복용하지 못하고 임상실험을 한다는 자세로 조심성 있게 나의 건강생활을 지켜나가다가 검사를 퇴직하고 변호사를 하면서 나의 건강은 내가 각종 건강정보를 활용하여 지킨다는 마음으로 나의 체질감별의 연구 아닌 연구에 몰두하는 과정에 사람의 체질에 따라 몸에 좋다는 식품이 약이 되기도 독이 되기도 하는 사실을 직접 체험으로 시행착오를 겪게 되었음에도, 종래의 사상체질이나 오상체질 팔상체질은 물론 진맥 등 각종 테스트 방법을 나름대로 연구해 보아도 전문지식이 없어서인지 나의 체질을 정확히 파악할 수 없고 각 전문가들의 진단을 받아보아도 각기 다른 결과가 나오기도 하여 남들이 좋다는 음식이나 약을 마음놓고 자신 있게 먹거나 복용할 수가 없어 고심하던 중에 혈액형으로체질을 분류하는 조대일 선생의 혈액형체질 분류이론에 나의 체질을적용하여 보니 신비하게도 내가 먹었던 식품이나 약의 효능과 부작용이 명쾌하게 이해되어 이제는 이를 바탕으로 식품과 약초의 성질과 효능을 인터넷으로 검색하여 나의 건강지침으로 삼은 덕에 칠순이 훨씬 넘은 이 나이에 감기걱정 아니하고 병원에 신세 거의지지 아니하면서 직업에 충실할 수 있는 정도가 되어 건강을 생각할 때마다 조대일 선생의 혈액형의학의 덕에 감사하고 있던 중 우연히 조대일 선생을 만나게 되는 기회에 현재 또 연구한 책의 출판을 준비하고 있다는 말을 듣고 그 내용이 궁금하여 간곡히 청하여 출판 전에 그 초안을 복사하여 읽어보고 더욱 발전한 신비한 연구결과에 감탄하면서 나와 같이 각종 건강정보를 통한 건강식품이나 특효약초 정보를 자기의 체질에 맞게 활용하여 자기의 건강을 자기책임 하에 관리 하려는 사람이 있다면 요즘 각종 매체에 난치 불치에 특효가 있다는 건강정보가 수없이 나오고 있으므로 이를 자기의 체질에 맞는지 점검하여 건강관리 하심에 도움이 되기를 기원하는 마음으로 혈액형의학의 애용자 또는 신봉자로서 감히 혈액형 의학을 추천하는 바입니다.

2018. 5. 15

차례

추천서 … 20
프롤로그1 2 3 4 … 31
혈액형 의학의 전제 조건들 … 37

제 1부 의학의술이란 무엇인가?
1. 의술은 인술이다. … 46
2. 이제 의술은 직업이다 … 47.
3. 의약은 장사다 … 48

제 2부 대체의학의 탄생배경
1. 1986년 … 49
2. 아직 대체의학은 없다 … 50
3. 현대의학을 제외한 모두는 대체의학 범주 … 51

제 3부 혈액형의학의 전제
전제1. 인체생명학적 새로운 발견 … 54
1. 기의 실체 … 54
2. 신장기능 부전을 회복하는 기술발견 … 55
3. 주화입마 … 57
4. 오행의 상생상극 … 59
5. 질병 전이의 원리 발견 … 60
6. 시간과 5장의 변화 … 61

7. 인체 생체지도 … 63
8. 인체에 체질이 존재한다 … 70
9. 체질에 따라 질병발생 장기가 다르다 … 72
10. 5장6부 기능계정립 … 73
11. 삼초의 실체 발견 … 74
12. 인체호흡기전 … 76
13. 왜 서양사람들은 코가 클까? … 77
14. 서양인의 거품목욕 … 79
15. 산후풍 … 80
16. 인체질병의 90%는 심장기능에서 … 81

전제2. 우주변화와 그 현상
1. 동서양의 위치 … 83
2. 지구에는 2개의 캘린더가 필요하다 … 86
3. 지구에 4계절이 나타나는 원리발견 … 87
4. 우주의 순환원리 … 88
5. 지구에 365.26일이 발생하는 원리 … 88
6. 자연정화작용에 관하여 … 890

제 4부 혈액형 의학이란?

1. 생명학과 물리학 … 90
    1) 생리와 물리의 원리 … 91
    2) 기의 정의 … 92
2. 인체 생리체계 … 93

1) 천기운동체계 … 93

   2) 지기운동체계 … 93

   3) 소화기계운동체계 … 93

   4) 영양흡수체계 … 97

   5) 대소변 배출체계 … 98

   6) 남녀 생리체계 … 99

   7) 음식의 적부적 관리체계 … 100

   8) 인체의 정보관리체계 … 101

   9) 서양의 금성과 동양의 목성 … 102

  10) 심가지신 … 103

  3. 동양과 서양이 다르다 … 105

   1) 신후조리 … 105

   2) 동서양 비교표 … 108

   3) 보약과 운동 … 109

   4) 온천과 냉수마찰 … 111

   5) 사고의 근원이 다르다 … 113

   6) 불의 앞에서의 용기 … 114

  4. 진단 … 114

   1) 진단전제 … 114

   2) 진단과정 … 115

   3) 혈액형이 곧 체질을 결정한다 … 116

   4) 4주8자의 암호를 해독해야? … 117

   5) 환자에게 병력(질병과정)을 듣는다 … 120

   6) 체형진단 … 121

7) 진맥 … 125

　　8) 촉진 … 127

　　9) 종합진단결과 설명 … 129

5. 양진한치가 답이다 … 130

　　1) 六不治 … 130

　　2) 의사의 5과5실 … 131

　　3) 환자의 5과실 … 131

　　4) 플라시보 효과 … 135

　　　① 상사병 … 135

　　　② 불쏘시개 … 136

　　　③ 아침방송 … 136

　　　④ 산삼 … 137

　　　⑤ 인삼살인 무죄 … 138

　　　⑥ 대황구인 무공 … 139

5. 환자가 의사보다 더 많은 의학지식을
　　 쌓아야 스스로를 지킬 수 있다 … 139

　　① 침통을 흔들다 … 139

　　② 직업의 비밀 … 140

　　③ 환자는 의사의 선생님 … 141

　　④ 1:1000 … 142

　　⑤ TV는 혼란을 싣고 … 144

　　⑥ 인터넷은 지식의 바다 … 145

　　⑦ 누구를 믿어야 하나요? … 146

　　⑧ 협치가 답이다 … 147

6. 혈액형의학의 치료기술들 … 148
　① 전제 … 148
　　　가. 질병과 건강의 개념 … 148
　　　나. 쳇증이라는 동양인만의 질병 … 150
　　　다. 인체 출혈 기전 … 151
　　　라. 신경통기전 … 152
　　　마. 탕화상기전 … 154
　　　바. 빈혈 … 156
　　　사. 알러지 기전 … 157
　　　아. 식약동원이란? … 158
　② 심리상담 치료 … 159
　　　가. 듣는다 … 159
　　　나. 生子不有 … 160
　　　다. 본인과 가족관계 상담 … 162
　　　라. 적성검사 … 166
　　　마. 세상의 잣대 … 167
　③ 식약치료 … 170
　　　가. 전제 … 170
　　　나. 고혈압 … 171
　　　다. 간염 … 173
　　　라. 위장병 … 174
　　　마. 골다공증 … 176
　　　바. 요통 … 178
　④ 기혈교정 치료 … 181
　　　가. 기혈교정 … 181

나. 인체의 경락혈위표 … 185
　　다. 척추교정 … 193
　　라. 관절교정 … 194
　　마. 롤링 목침운동 … 196
　⑤ 각종 난치병치료 … 202
　　가. 심장병치료 … 203
　　나. 류마티스 관절염 … 207
　　다. 아토피 … 208
　　라. 절골과 타박 … 210
　　마. 디스크와 관절염 … 212
　　바. 우울증과 스트레스 … 214

제 5부 약초의 실용
　1. 주부가 의사이고 주치의이고 대장금이다 … 218
　　1) 가족의 정확한 혈액형 … 218
　　2) 혈액형 체질별 식단표 … 219
　　3) 주부가 반드시 참고해야 할 영양정보 … 220
　　4) 5장6부의 기능과 작용 … 226
　2. 각종 질병에 좋은 약초들 … 244
　　1) 부엌에서 찾는 약초들 … 242
　　　① 곡류 … 242
　　　② 양념류 … 245
　　　③ 채소류 … 250
　　2) 뜰에서 찾는 명약들 … 257

① 과일류 … 258

　3) 화단에서 꽃과 나무들 … 265

　4) 식탁에서 찾는 명약들 … 271

　　① 고기류 … 277

　② 생선류(민물고기) … 279

　　③ 바다에서 나는 생선류 … 280

　　④ 갑각류 … 282

　　⑤ 해조류 … 283

3. 자가 질병 진단표 … 285

　1) 혼자서 간단히 알 수 있는 당신의 건강 성적표 … 285

　2) 건강체점표 … 286

　3) 건강 성적 결과 … 286

　4) 1주일간의 식단표 … 287

　5) 질병에 따른 참고 식단표 … 288

Eplilogue … 290

부록 … 292

이것이 혈액형의학이다

1. Prologue

1984년 음력 11월 11일(양력 1985년 1월1일) 아침 8시경 비구니 한 분이 언덕을 뛰어내려 오면서 다급한 목소리로 언니! 언니! 언니! 아무개 언니가 밤새도록 잠 한숨 못자고 죽다살았데! 죽을 좀 끓여야 돼! 하면서 공양간으로 뛰어 들어 갔다.

나는 그 순간 쇠절구로 뒷머리를 얻어맞은 듯 멍청해졌다. 한참 후에 정신이 들어오면서 머리가 맑아지는데 나 자신도 모르게 입이 중얼거렸다.

處處之生이 生生之道야!

그래~ 피는 생명이고 마음인 것을!

지난 7년간 명의를 찾아 전국을 헤매고 다니는 과정에서 3년 전부터 짬나는데로 산기도를 겸해왔었다. 어제도 직장에서 연말휴가를 받아 3일째 기도를 올렸었다.

어젯밤도 10시에 계곡의 찬물로 목욕을 하고 산 정상으로 올라가 단정히 북향제배하고 무릎을 꿇고 명상에 들어갔다. 눈보라가 휘날리는데 위아래 턱이 달그락달그락거리고 몸은 서서히 냉동상태로 굳어갔다.

한두시간 지나면서부터는 턱의 달그락거림도 추위에 몸의 떨림도 잦아들면서 천천히 고요함으로 빠져들어갔다. 정신은 면경수처럼 잔잔한 가운데 내 영혼은 자유로이 우주를 산책중이었다.

저 멀리 아래쪽 산사에서 은은히 들여오는 종소리가 아스라이 스치는가 싶더니 이내 내 몸과 마음이 현실로 돌아오고 등에는 뜨끈한 무엇인가가 내 몸을 받치고 있었다.

정신이 돌아오는 순간 아! 소백산 산신이 나를 죽지않도록 내 생명을 거들고 있었구나! 감사합니다. 감사합니다. 감사합니다. 수없이 감사합니다를 외쳐보지만 말은 제대로 되어 나오지 못하고 몸은 꽁꽁 얼어서 꼼짝할 수가 없다.

지금 시각은 새벽 4시, 이제 산을 내려가야 하는데 몸은 조금도 움직여지지가 않는다. 있는 힘을 다하여 이쪽저쪽으로 흔들고 움직이면서 용을 써본다.

이리저리 몸이 조금씩 움직이는가 싶더니 쿵하고 넘어진다. 이리저리 안간힘을 다 써서 몸을 좌우로 굴린다. 갑자기 우두둑 뚝깍 뚝깍 팔다리 관절에서 나무 부러지는 소리가 나면서 몸이 조금씩 자유로워진다. 30여분이 지났을까? 겨우 땅을 짚고 일어서 보는데 비틀거린다. 한발한발 어두운 밤 산자락을 붙들고 저 아래 아스라이 보이는 산사의 불빛을 향하여 내려오기 시작한다.

절방에 도착하니 밤새워 기도가 끝나고 모두가 깊은 잠에 빠져있다. 새벽 5시가 다 되었다. 발바닥이 따뜻하다고 느끼는 순간, 내몸은 불속에 묻히는 것처럼 불덩이가 되는가 싶더니 이내 기절하고 만다.

왁자지껄한 소리에 깨어나 보니 아침 8시다. 사람들은 진작에 아침식사가 끝나고 여기저기 모여앉아 나름의 이야기들을 하고 있다.

밖으로 뛰어나가 찬물로 세수를 하고 식당에 들어가 겨우 잔반을 얻어 아침을 때우고 숭늉을 한그릇 얻어 마시고 있던 참이었다. 그때 비구니가 뛰어 들어왔다.

산사에는 언제 가도 신자들로 가득차 있었다. 정확히 이야기하면 신자들이라기 보다는 전국에서 모여든 불치병이나 난치병 환자들이었다. 그리고 그 가족들이었다.

큰스님의 친견 후에 처방을 받아 실행하면 그 어떤 질병도 씻은 듯 낫는다는 소문에 모여든 것이다. 처방은 간단명료했다. 소화가 안 된다면 생강차를 마시라하고, 그 외 암환자나 난치병 환자들에게는 피마자 기름을 마시라고 했다. 그럼에도 불구하고 전국에서 구름떼처럼 환자들이 모여든 것이다.

나는 그날로 짐을 싸고 산을 내려왔다. 그리고 곧바로 국립적십자 혈액원을 찾아갔다. 혈액에 대한 갖가지 연구를 시작했던 것이다.

그해 「독소누적 농도치에 따른 발병원리」라는 글을 썼고, 87년 「의학백서」라는 제목으로 2천여 페이지에 달하는 원고를 써서 의사, 병원, 보사부, 국립의료원, 한의대학교 등 내가 두드릴 수 있는 문이란 문은 모두 두드렸지만 하나같이 그 문들은 열리지 않았다.

혈액형 의학이란?

혈액형을 형성하는 적혈구를 감싸고 있는 단백질의 특수성 즉 혈액형 시약A와 B에 반응하는 성상이 음식물의 어떤 성분과 관계하고 있다는 점을 발견하고 그에 따라 열성과 냉성을 분류하였다.

체질을 분류하고 보니 체질에 따라서 인체가 선천적으로 다르다는 사실을 발견하게 된다. 여기에 힘입어 서양과 동양, 백인 황인 흑인의 다름을 발견 확인하고, 혈액형을 전제(前提)로 한 인체생리체계를 새롭게 정립하게 되는데 이를 "혈액형 의학"이라고 명명하게 되었다.

이로 미루어 서양사람이 동양인보다 크고 동식물도 크고 특히 서양인의 코가 왜 크게 되었는지 동양인과 서양인의 사고나 행동습관, 관습 등이 왜 다른지, 서양과 동양이 왜 다른지까지 그 원인이 밝혀지게 되었다.

이러한 원리를 바탕으로 이 글이 쓰여짐을 미리 밝혀두고자 한다.

2015. 1. 7 共平

2. prologue

대한민국 정부와 대한민국 국민의 건강과 생사를 책임하는 의료계에 던지는 질문?

첫 번째 의학적으로 고치는 방법이 없고, 의사가 고칠 수 없다는 환자가 여기 있습니다. 이 환자는 지푸라기라도 잡고 싶은데, 다행히 의사가 아닌 어떤 사람이 이 환자를 고쳐서 행복한 삶을 살게 되었습니다. 물론 치료비는 받았습니다.

두 번째 의사면허가 없는 한 개인이 불치병만을 고치는 병원을 세운다면 국가는 병원설립을 허가하겠습니까? 그 자체가 불법입니까?

세 번째 건강하게 행복하게 살고싶은 국민 한사람이 불치병으로 고생하고 고통스러운 나날을 보내고 있습니다. 국가와 의료계에 직무유기에 대한 책임을 물을 수 있습니까? 또 헌법에 명시된 신체의 자유, 건강권, 행복권은 무엇을 뜻합니까?

네 번째 한 개인이 세계적으로 의학계가 못하는 의료기술을 연구개발하여 국민건강에, 인류건강에 이바지 하겠다면 불법입니까? 혹 국가가 이 기술을 사줄 용의는 있습니까?

다섯 번째 한 개인이 연구한 신의학 의술을 시연해 보이겠다면 국가는 TV나 언론, 인터넷 등에 추천해 주겠습니까? 또 의학계는 이를 허용하겠습니까?

3. prologue

당신이 세상을 안다고 하는 지식의 범위와 그 의미.

> 不惑　何爲 爪下細菌 人身造
> 　　　何爲 土下蚍蚓 天地造
> 　　　何爲 地附人虫 宇宙造
> 　　　何不 行牛之馬 笑死也

어찌 손톱밑 세균이 인간을 만든단 말인가?
어찌 흙 속에 개미나 지렁이가 천지를 만들었단 말인가?
어찌 땅에 붙어 사는 인간이 우주를 만들었단 말인가?
어찌 지나가는 소나 말이 웃다가 죽을 일 아닌가?

　사람의 눈에 비치는 세상은 보이지 않는 세상의 티끌보다 작은데, 그 가운데서도 과학적으로 알 수 있는 세상은, 즉 과학의 잣대로 잴 수 있는 세상은 약 27%라고 한다. 그렇다면 사람의 눈으로 확인된 세상도 73%는 알 수 없다라고 한다면, 과연 당신이 안다고하는 세상의 지식 범위는 어떤것입니까?

$$\text{보기)} \quad \frac{\text{지구}}{\text{태양계}} = \frac{0.04\text{초}}{11\text{광시}(39{,}600\text{초})} = \frac{1}{100\text{만}}$$

$$\frac{\text{태양계}}{\text{은하계}} = \frac{11\text{광시}(0.458\text{일})}{1\text{만광년}} = \frac{0.458\text{일}}{365{,}000\text{일}} = \frac{1}{7{,}300{,}000}$$

$$\frac{\text{지구}}{\text{우주}} = \frac{0.04\text{초}}{100\text{억광년}}$$

$$\frac{\text{인간}(70\text{억명})}{\text{지구}} = \frac{70\text{kg} \times 70\text{억명}}{5.98 \times 10^{24}\text{kg}} = \frac{1}{1\text{조}2000\text{억}}$$

4. prologue

내 발등에 불이 떨어졌을 때!

내 몸이 만약
신장투석을 해야 된다면?
심장에 문제가 생겼다면?
암이 발생했다면?
뇌출혈이 발생했다면?
재생불량성 빈혈이라면?
백혈병이라면?
류마티스 관절염이라면?
당뇨병이라면?
현대의학적 불치병이라면?
어디로 가야 지푸라기라도 잡을 수 있을까?

한의원에 가야 하나?
대학병원에 가야 하나?
유명한 돌파리의사를 찾아가야 하나?
서울로 가야 하나? 시골로 가야 하나?
산속으로 가야 하나?
바닷가로 가야 하나?
100일 기도를 해야 하나?
1000일 기도를 해야 하나?
단식을 해야 하나?

혈액형 의학의
전제조건들

1. 전제(前提)란?
　전제는 어떤 사물을 의논할 때 먼저 내세우는 기본되는 것, 또는 논리에서 추리를 할 때 결론의 기초가 되는 판단, 예~ 결혼을 전제로 하는 교제,

2. 우리는 존재 그 자체가 기준이고 규칙이다.
　규칙은 기준을 근본으로 삼는다. 따라서 인체도 기준이 있어야 진단이 가능하다. 현재는 평균치를 기준하므로, 질병의 원인이나 시작과 진행, 끝을 모르므로 질병을 치료할 수 없고, 응급처치만 가능하다. 다만 물리학을 빌어 증(證)을 완화할 뿐이다.

3. 척도란?
자로 잰 길이, 계량의 표준, 예~ 우열을 가리는 척도 등,
기준이란?
기본이 되는 표준, 예~ 설치 기준, 판단의 기준 등,
◎ 그림쇠는 원의 기준이요,
　錐(추)는 수직의 기준이요,
　물은 수평의 기준이다.

◎ 많다와 적다는 무엇이 기준인가?
크다와 작다는 무엇이 기준인가?
높다와 낮다는 무엇이 기준인가?
밝다와 어둡다는 무엇이 기준인가?
잘났다와 못났다는 무엇이 기준인가?
잘산다와 못산다는 무엇이 기준인가?
행복과 불행은 무엇이 기준인가?

4. 天地人(천지인) 論(논)

一天 二地 三生 만물이니, 인간은 생명을 대표하고, 생명 최후의 發見体(발현체)로 만물의 생명원리를 종합내재하고 있다.
이로써 인간을 만물의 영장이라 한다.

5. 생명이란?

목숨이다. 사전에 보면 "세포 상호간의 활동에 의한 생물의 생활현상 일체에서 추출되는 일반적 개념"이라고 되어있다.
여기서는 "인간"에 한정하여 다룬다.
인간의 생명이란 살아있음을 의미한다. 또한 정상적인 사람이라면 심신이 건강해야 한다. 심신이 건강하기 위해서는 5장 6부가 정상적으로 활동해야 하고, 기혈이 순조로와야 한다.
여기서 氣와 血이 어떤 상태라야 순조로운지가 문제다.
기는 세고(강하고) 혈은 맑아야 한다. 사람이 과로를 하거나 피곤하면 기는 약해지고 피는 탁해진다. 그러나 혈액은 누구나 아는 일이지만 氣는 정작 무엇이라고 콕 찝어서 답하기가 어렵다.
많은 사람들이 氣는 에너지라고 한다. 하지만 에너지는 음식이다.

자동차의 에너지가 기름이듯,

그럼 기는 무엇인가? 氣는 인체내에서의 미세전류(25㏁)이고, 힘이고 피워다. 이 미세전류가 정상적으로 흐를 때 건강이고 살아있음이다. 어떤 이유로 인해서 氣가 약해지면 질병이 찾아들고 그 시간이 길어지면 길어질수록 병도 깊어간다.

이것이 생명의 근본개념이자 원리다.

6. 의학이란?
의술을 연구하는 학문이다.

7. 의술이란?
질병을 고치는 기술이다.

8. 과학이란?
사전을 보면 "보편적인 진리나 법칙의 발견을 목적으로 한 체계적 지식"이다. "넓은 뜻으로는 學(학)과 같은 뜻이고 좁은 뜻으로는 철학이외의 학문의 총칭, 또는 자연과학을 일컬음"이라고 되어있다.

부언을 한다면 과학이란 입증을 위하여 반복이나 재생이 가능하다이다. 미신은 반복이나 재생이 불가능하므로 믿을 것이 못된다.

예를 들면 꿈이나, 점쟁이의 말이나, 신이나 귀신, 천당과 지옥, 극락세계등은 입증이 불가능하여 분명 과학은 아니고, 미신에 속할 수 밖에 없다.

9. 약이란?

사전에 보면 "병이나 상처를 고치는데 복용하거나 바르거나 주사하는 물품의 총칭"이라고 나와있다.

藥(약)을 파자하면 艹(풀초)+幺(작을요)+白(흰백)+木(나무목)자로 되어있다. 이를 풀어보면 작은풀과 작은 나무 그리고 흰 것이 약이다.

어떤이는 艹(풀초)+樂(풍류악, 즐길락, 좋아할요)자로 되어있다. 이를 풀어보면 사람을 즐겁게 하는 풀이 약이다.

아무튼 약은 사람을 통증으로부터 벗어날 수 있어야 제값을 하는 것이다.

10. 침이란?

원래 침이란 서양에는 없었고, 동양에서 발달해왔다. 아주 오랜 옛날에는 침을 대장간에서 쇠를 불에 달구어 망치로 두둘겨 만들었기 때문에 대단히 컸다. 그래서 서양인들의 표현으로 쇠꼬챙이란 말이 있다.

침은 응급처치나 기혈의 막힘을 뚫어주고 소통시키며 염증을 해소하는데 크게 도움을 준다.

11. 금침(금사)이란?

일본에서 어떤 환자가 매년 같은 날 침을 맞으로 다녔다. 그런데 어느해 침시술을 하는데 침을 뽑다가 침 한 개가 끝부분이 절단된(부러진)채 나왔다. 이 침술사는 환자에게 이 사실을 감추고 돌려보냈다. 다음해 그날을 기다리면서 경과를 보려했던 것이다. 그러나 그 환자는 그날에 오지 않았다. 그리고 몇일이 더 지나서 환자에게 연락을 취했더니 그 환자도 그날을 잊어버리고 있었다. 그 환자는 날짜를 정해놓고 일년에 한번 침을 맞으러 온 것이 아니고, 아파서 왔는데 그날이 그날이었던 것이다.

그러면서 아프지 않아서 잊어버렸단 것이다.

이 침술가는 부러진 침에 대하여 연구를 시작했다. 침을 몸속데 넣어두면 지속적으로 침을 맞는 효과를 나타내는데, 어떻게 하면 부작용없이 인체에 침을 넣을 수 있을까?하는 내용이었다. 여러 가지 연구 끝에 살처럼 부드럽고 맞히는 (자극하는) 부작용이 없고 인체에 무해한, 그러면서도 침을 맞고 있는 효과를 지속적으로 볼 수 있는 금사를 선택하게 된 것이라고 한다.

그러나 인체정보에 어두운 많은 사람들이 금사주입에 엉뚱한 소문을 터뜨리고 있다. 금사가 인체를 돌아다니다가 어디에 박히면 죽는다더라!하는 등의 카더라 통신발 소문이다. 인체의 세포간 조직은 입체적으로 7옴스트롬으로 구성되어있다. (옴스트롬은 1cm의 1억분의 1로써 현미경으로도 볼 수 없는 간격이다.

거기에 비하여 금사는 육안으로 잘 보이는 굵기가 1/10mm정도 된다. 이처럼 큰 금사가 인체 조직속에 들어가면 조직속에 갖혀서 단 1mm도 이동이 불가능하다.

그러면서 그 조직속에서 염증을 없애고 조직의 기능을 되살리며 순환을 촉직시키므로써 조직을 오히려 강화해 주는 훌륭한 의사역할을 해준다.

필자도 침의 효과가 있는 사람들에게 예방과 재발방지를 위하여 사용하고 있다. 이 금사로 하여금 행복을 느낄때가 많다.

12. 뜸이란?

一針二灸三藥(일첨이구삼약)이란 말이 있다.

이 말을 제대로 이해하고 쓰는 사람을 필자는 본일이 없다. 그냥 지나가는 말로 인용해 쓸뿐이다. 이 말의 본래 뜻은 응급처치 순서다. 사람이 위급시에 침으로써 정신을 깨어나게 하고 뜸자극으로 기혈의 순환을 돕고 염증을 제거하며 끝으로 약으로써 생기를 되찾게 하는 것이다.

그런데도 뜸을 선호하는 사람은 뜸을 앞세워 一灸二針三藥이란 사람이 있는가 하면, 약을 주로 파는 사람들은 일약 이침 삼구라고 우긴다.

개인의 욕심이 진리를 호도하는 상황이다.

분명 뜸은 체내 염증을 제거하는데 특효가 있다.

13. 부항이란?

부항은 타박상이나 오래된 외상 久疾(구질)이나 난치병등에 응급처치와 보조요법으로써 꽤 좋은 치료법이다. 우선 사혈침으로 환부를 조사 그 자리에 부항을 붙이면 피가 나온다. 탁혈을 뽑아내면 응급처치도 되지만 기혈의 순환을 도와 환부가 시원한 청량감이 든다.

또한 건부항이라고 하여 규칙적으로 부항을 붙이면 피로회복에 매우 좋은 효과가 있다. 또 건부항을 붙이고 40~50분 정도 놓아두면 피부에 수포가 발생하는데 이를 발포요법이라고 한다. 이를 적절히 잘 사용하면 난치병도 낫는 경우가 많다.

14. 지압이란?

지압도 동양의학에서 중요한 치료요법이다. 심신을 편안하게 안정시키며 피로를 풀고 기혈을 순조롭게 하는 치료법이다. 전하는 말에 의하면 한의학의 아버지라고 하는 편작이 침 하나를 꽂기 위해서 2각(30분)동안 지압으로 환자의 긴장을 풀고 기혈을 순조롭게 하였다고 한다.

15. 맛사지란?

맛사지는 서양에서 전해온 요법이 아닌가싶다. 주로 맨소래담이나 아로마 등을 전신에 바르고 문질러서 피로를 풀고 기혈순환을 도우며 긴장을 완화시킴으로써 생기를 되찾게 하는데 치료요법이라기 보다는 피로회복 술로 뛰어난 기능이 있다.

16. 안마란?

안마란 전신 이곳저곳을 가볍게 두둘겨줌으로써 기혈을 뚫고 피로를 푸는데 매우 효과적인 기술이다. 지압이 심신을 안정시키는 기술이라고 하면, 안마는 심신을 홍분시킴으로써 가라앉는 기분을 들뜨게 하는, 그래서 생기를 되찾게 하는데 적절한 좋은 기술이다.

17. 카이로프랙틱(척추교정술)이란?

캐나다에서 미국으로 이민 온 대니얼팔머라는 의사가 1895년 어느날 자신의 집 벙어리하인이 현관 기둥에 기대어 졸고 있는데 유난히 목뒤 대추가 튀어나와 있음을 보고 장난기가 발동해 그곳을 주먹으로 퍽하고 쳤는데 그 튀어나온 뼈가 들어가고 말을 하기 시작했다고 한다. 그때부터 닥터 팔머는 척추를 움직일 수 있다는 사실에 놀라기도 했지만, 새로운 의술 분야를 개척하기에 이른다. 그때까지만 해도 동서양 공히 척추를 움직이면 사람이 죽을 수 있다는 생각에 그 누구도 척추를 움직였다는 기록은 없는 것으로 알고 있다. 닥터 팔머가 발견하여 연구하고 창안한 척추교정술을 카이로프랙틱이라고 한다.

인체를 신전시키고 골격을 바르게하며 심신을 안정시키는데 효과가 크다. 특히 목과 허리의 디스크 치료에는 이만한 기술이 없다 해도 과언이 아닐 듯 싶다.

침을 곁들이면 그 효과는 두배 세배가 된다.

18. 접골요법이란?

접골요법이란 팔다리의 뼈가 뒤틀리거나 뿌러졌을 때 접골사가 뼈를 바르게 맞추어 깁스를 하고 뼈가 붙으면 깁스를 떼는 고도의 의술이다. 지금은 현대의학의 횡포로 접골사 제도 자체가 사라져 아쉬움을 금할길이 없다. 인류의 의학이 시작된 이래 존재하는 이러한 전통들이 하나 둘 사라지는 작금의 현실들이 너무나도 안타깝고 유감스럽기 짝이 없다. 필자 개인의 바램일지는 모르겠지만 접골사나 지압사. 침구사등은 제도적으로 다시 부활했으면 의학입국하여 인류의 건강관리에 크게 이바지하지 않을까 하는 생각을 해본다.

제 1부
의학의술이란 무엇인가?

　사전에 보면 의학은 의술을 연구하는 학문이고, 의술은 병을 고치는 기술이라했다. 문제는 질병의 창고인 인체에 대하여, 물리학적 개념이 아닌 생명학적으로 아무런 정보가 없다는 점이다.
　설계도도, 사용설명서도, A/S기간도, 품질보증서도, 아무것도 없다. 그렇다고 허가된 생산라인도, 제품규정도 있는 것이 아니다.
　오직 한 생명이 태어나서 출생신고를 하게 되면, 그때서야 비로소 한 사람의 생명체로 인가를 받게 된다. 다시 말하면 선 생산, 후 인가인 셈이다.
　그렇다보니, 사후 약방문처럼 건강하게, 튼튼하게, 영리하게 한답시고 동분서주하게 된다.
　원리원칙을 지키자면, 생명학을 먼저 완성시킨 연후에 의학의술이 연구되었어야 했다.
　하지만 이제와서 어쩌랴!
　그래도, 지금부터라도 의술을 향상시키고, 인간의 행복지수를 높이려면 생명학에 집중해야 한다.
　다행하게도 이 글은 인간의 제품설명서랄 수 있는 생명학에 근거하여 한 차원 깊은 인체시스템에 접근하고 있다.

그럼 이제부터 각종 의학의술을 살펴보고 문제점이 무엇인지? 어디에 있는지?를 살펴보자. 지금 각국에서 사용하고 있는 현대의학을 제외하면 각국, 각 민족 나름의 전통의학이 존재한다.

법격언에 따르면 "사회있는곳에 법이 있다" 라는 말처럼 그 옛날 원시시대부터 사람있는 곳이면 그 나름의 의학의술이 존재했었다.

우리에겐 한의학이 있고, 중국에는 중의학이 있고, 인도에는 아유르베다가 있고 몽고에는 몽골의학이 있는 등 세계 도처에 국가나 종족별로 나름의 의학이 존재했었다.

지금은 현대의학의 대중화로 옛 전통들은 대부분 사라져가는 상황이다.

심히 안타깝고 유감스러운 일이 아닐 수 없다.

1. 의술은 인술이다.

옛날엔 의술이 仁術(인술)로 통하던 때가 있었다.

인간의 5복중에 4번째가 攸好德(유호덕)인데 유호덕은 주위사람들로부터 칭송받는 일이라 했다. 그래서 20세안 자식, 30세안 부를 쌓아놓고 유호덕을 실천하기 위하여 의술을 배우고 익혀서 주위사람 중 환자가 나타나면 무료로 치료를 해 주었단다.

단 댓가는 병이 나았을 때, 의사의 취향에 따라서 은행나무나 향나무 한그루를 심어달라고 했다. 처음엔 한 두 사람이지만 늙어 생을 마감할 때까지 치료를 하다보니 의사집 뜰에는 이미 은행나무숲이나 향나무숲이 이루어졌다.

이 숲의 이름을 따서 후세인들이 부르기를 행림 또는 향촌이이라 했는데 현재 이러한 이름의 마을은 그 옛날 명의가 또는 인술을 펼

쳤던 의인이 살았다는 징표다.

아름다운 풍속이 아닐 수 없다. 이런저런 조상님들이 살았던 정보들이 우리들 몸속에 면면이 유전되어 오므로 인하여 지금도 가끔 어르신들이 말씀하시기를 "의술은 인술이여" 하신다.

사실 우리가 어렸을적 (1950년대)만 해도 이웃집 어려운 일을 보아주거나 침, 뜸, 부적, 동티 났을때. 팔다리 손발 등의 뼈를 맞춰줄때, 입춘첩, 뱀 쫓는 부적등을 써주면 일손을 거들어주거나 쌀됫박 또는 과일이나 야채 푸성귀, 고추나 감자, 참깨 등의 귀한 음식 재료 등을 선물했던 것으로 기억된다.

참으로 이웃간의 아름다운 풍속이었던 것 같다.

이제 생각해보니 인술은 의술만이 아닌 것 같다. 삶에 필요한 모든것들이 모두 정으로 측은지심으로 기술로 도와주면 그것이 곧 인술이었던 셈이다.

요즈음 유행하고 있는 "재능기부"가 바로 인술이지 않나싶다.

2. 의술은 직업이다.

우리 민족이 5.16군사혁명을 계기로 국책이 산업화로 바뀌면서 대도시를 중심으로 공장들이 들어서고 일꾼들을 모집하면서 탈 시골바람이 불어 서울로 부산으로 너나할것 없이 떠나기 시작했다. 우리나라의 지각변동이었다.

불과 10여년만에 시골에서 머슴살이 하는 사람들이 사라져갔다. 60년대 말부터 70년대 초사이 때 맞추어 등장하는 농기계(경운기)가 진짜 혁명이었다. 경운기가 나타나자 지게가 사라졌다.

이제 한솥밥을 나눠먹고 한직장(온가족 농사직종: 농업)에 함께 근무하던 가족들이 천지사방으로 흩어져 각자의 취미나 능력이나 취향에 맞는 직장생활을 하게된 것이다. 예를 들면 큰아들은 서울로, 둘째는 부산으로 큰 딸을 봉제공장, 둘째딸은 방직공장으로…

이렇다보니 60년대 후반부터 명절이 돌아오면 "귀성객" 이라는 새로운 용어가 탄생한다. 서울로, 부산으로, 대구로, 광주로 흩어졌던 가족들이 고향에 모이느라 미어터지는 버스에 매달려 고향집을 찾았다.

이제는 쌀됫박이나 들고가서 침 한번 맞았던 1950년대 이전의 그 옛날이 아니다. 의사라고 하는 최고급 직업이다.

병원이라고 하는 환자들의 쉼터를 만들어 놓고 줄을 세우며, 진료를 한다. 이제 "인술" 이란 단어는 사라져야 하는 사회가 된 셈이다.

3. 의약은 장사(매물)다.

이시진선생이 쓴 본초강목을 보면 賣者(매자)는 二眼(이안)이요, 醫者(의자)는 一眼(일안)이요, 用者(용자) 또는 服者(복자)는 無眼(무안)이다" 라고 쓰여있다. 그것도 600여년전에!

해설하자면 이렇다. 약을 파는 사람은 눈이 둘이요 약장사에게서 약을 사는 사람 즉 의사는 눈이 하나요, 의사에게 약을 권유받아 먹는 환자는 눈이 없다 라는 내용이다.

그래서 말 잘하는 사람더러 약장사 나가라고 한다. 아무튼 약장사는 의사가 약을 살 수밖에 없도록 만든다. 물론 의사도 약이 있어야 환자를 고칠 수 있으니 약은 사야한다. 그리고 의사는 먹을 수 밖에 없는 환자에게 꼭 먹어야 병을 치료할 수 있다 라고 한다. 그럼 환자는 무조건 의사가 처방하는 약을 먹어야 한다. 그 옛날에 인간의 심리를 이정도 꿰뚫어 보았다는 사실은 신비롭다 못해 경이롭다. 그러고 보면 인간의 심리는 옛날이나 지금이나 변함이 없는 모양이다. 상황이나 형식만 다를 뿐!

제 2부
대체의학의 탄생배경

1. 1986년 미국에서 행정부가 의회에 제출하는
「의학백서」가 대체의학의 시발점이 되었다

  이유는 의료혜택을 받은 암환자와 의료혜택을 받지 못한 암환자를 비교 분석하였는데 아이러니하게도 의료혜택을 받지못한 암환자가 평균 2.5년에서 3.5년을 더 살았다는 내용을 본 미 의회가 행정부에 대안을 찾으라고 의회명령을 내린데서 출발한다. 그해 의회명령을 수행하기 위하여 미국 보건성내에 대안의학국을 설치하고 100만달러의 예산으로 현대의학의 대안을 찾기시작하였다.
  후에 대체의학으로 바뀌었고 지금은 보완대체의학이라고도 부른다.
  유럽에서는 1960년대부터 보완의학을 연구해왔고 실제 실용하고 있다고 한다.
  하지만 지금은 모든 의술을 대체의학 범주에 두고 대체의학의 여러 가지 종류라고 말한다. 본래 취지와는 거리가 멀어지고 애매모호해지는 상황이다.
  왜냐면 30여년이 흐른 지금도 실마리를 찾지 못한채 헤매이고 있기 때문이다.

그럼 현대의학의 대안이 나오지 않는 이유가 무엇일까?

첫째, 모든 의학자들이 평균치라는 현대의학의 울타리를 벗어나지 못한다는 점이다. 지금까지 창조가 아닌 모방만으로 일관해온 습관이 새로운 모험을 용납하지 않는 것이다.

둘째, 의사들만이 환자를 고치고 의학을 개발할 수 있다는 고정관념 때문이다.

셋째, 기득권보호다. 사회의 각 분야가 모두 같은 입장이지만 특히 정치, 법률, 의료분야의 기득권은 철벽이다. 어디선가, 무엇인가 새로운 싹이 보이면 뿌리채 뽑아 없애버리려는 기득권보호의 강력함이 의료인들 스스로도 창조라는 개념 자체를 잊어버린 듯 하다.

2. 아직 대체의학은 없다.

인터넷에 들어가 대체의학을 치면 수많은 대체의학들이 존재한다.

그렇다면 그렇게 많은 대체의술이 현대의학을 대체할 수 있는가?

아니다. 어떤류의 대체의학도, 심지어 현대의학마저도 우선 과학적이지 않다.

과학이란 무엇인가? 복사나 복제, 재현이 가능해야 한다.

일반적으로 과학과 미신의 차이를 분석해보면 과학은 재현이나 복사가 가능하지만 미신은 절대 불가능하다. 세상에서 귀신이나 도깨비를 보았다는 사람은 많다. 하지만 똑같은 귀신이나 똑같은 도깨비는 없다.

만약 병을 낫게 한다고 해서 의사라면, 무당에게도 의사자격증을 주어야한다. 왜냐면 무당도 굿하면 환자가 곧잘 낫는다. %(퍼센테이지)로 말한다면 의사나 무당이나 큰 차이가 없다. 어차피 의사나 무당이나 재현은 불가능하다. 하나의 예를 들어보자. 의사가 위염이나 간염을 치료할 수 있다면? 위암이나 간암환자가 없어야 NO가 아닌 YES가 되는 것이다.

여기에 대체의학은 더 말해 무엇하겠는가?

독자 재현들게 대단히 죄송한 말씀이지만 오늘날의 의료현실을 꼬집어 본 푸념이다. 아직 현대의학을 대체할만한 의학의술은 세상에 나오지 않았다.

2017년 현재 의료현실을 진단한다면, 현대의학을 비롯 세상에 존재하는 모든 의학의술이 보조요법의 범주를 벗어날 수 없다는 진단이다.

그럼 치료는 누가 하는가? 환자 몸속의 생명력과 면역력이 주치의다.

3. 현대의학을 제외한 모두는 대체의학 범주

현재 세계공통으로 의료의 기본이 현대의학이다. 이 현대의학을 제외한 모든 의학의술은 모두 대체의학의 범주에 속한다.

그 대표적인 의학이 한의학을 비롯 중의학, 인도의 아유르베다, 기타 민방이나 단방등이 있다.

하지만 아직까지 불행하게도 "이것이다"라고 할 수 있는 대체나 보완할 수 있는 방법들은 발견되지 않고 있다.

그나마 현대의학의술은 응급처치로서는 타의 추종을 불허할 뿐만 아니라 획기적 발전을 거듭하고 있다. 다만 문제가 되는 것은 근원적인 치료가 불가능하고 따라서 예방이 안된다는 점이 안타까울 뿐이다.

 예를 들어서 위염이나 간염의 원인을 알아서 치료를 한다면 위암이나 간암환자는 발생하지 않을 것이다. 또한 폐나 유방, 대장도 마찬가지다. 염증일 때, 즉 가벼운 증상을 치료하거나 아예 가벼운 염증까지도 발생하지 않도록 예방이 가능하다면 온 인류가 질병으로부터의 자유를 만끽할 수 있을 것이다.

 그때야 비로소 대체의학이 완성되었다고 볼 수 있을 것이다.

제 3부
혈액형 의학의 전제

　혈액형 의학은 혈액형을 분석연구하고 그 혈액형을 기준으로 인체를 연구하여 열성체질(혈액형 O형과 AB형)과 냉성체질(혈액형 A형과 B형)로 인체내의 생리 시스템이 다름을 밝히고, 또 서양인과 동양인의 다름과 그 다름의 원인까지 규명하였다.
　그리고 체질에 따라 음식의 적성과 부적성이 있음을 발견함으로써 인류의 염원이던 "예방의학"이 가능하게 되었다.
　이제 노력만한다면 누구나 자신의 건강을 스스로 지킬 수 있는 길이 열린 셈이다.
　필자는 1987년 혈액형의학(공평의학)을 정립하고 기초를 다졌으며 1992년 완성을 보게 되었다.
　따라서 혈액형의학의 인체시스템을 설명하기 앞서 새로운 발견들을 먼저 소개하려고 한다.
　"새로운 발견"들은 인체를 이해하고 인체에 질병이 발생되는 원인과 치료에 대한 개념을 이해하는데 도움이 되는 중요한 내용들이기 때문이다.

전제 1. 인체생명학적 새로운 발견

1. 심장이 25mA의 전류를 생산한다. 이것이 氣의 실체다.

일찍이 유럽에서 인체에는 미세전류가 흐른다는 사실을 발견하였다.
하지만 그 미세전류를 어디에서 생산하고 어떻게 쓰이는지에 대해서는 명확한 정의를 내린바가 없다.
우리 한의학에서는 말하기를 생명은 호흡지간에 있고 인체는 氣血(기혈) 작용으로 유지된다고 하였다. 그러나 血은 누구나 이해하지만 氣는 누구도 "이것이다"라고 명쾌하게 설명하기가 힘들었다.
일반적으로 "氣는 energy(에너지)다"라고들 표현한다. 하지만 필자는 일찍부터 Power(파워)라는 논리를 폈었다. 다시 말하면 에너지는 인체에서 음식이지만 파워는 힘이다.
흔히 한의원에 가게되면 한의사가 하는말 "氣가 없다. 또는 약하다"라는 표현을 많이한다. 그럼 말을 바꿔보자. "음식이 없다. 음식이 약하다"와 "힘이 없다, 힘이 약하다"에서 어느쪽이 맞는지 또는 합당한지를 이젠 독자들이 스스로 판단해야 될 것 같다.
자동차에 비유를 한다면 氣가 에너지라고 할 때, 휘발유가 없다. 또는 휘발유가 약하다라는 표현과 氣를 파워라고 할 때, 힘이 없다. 또는 힘이 약하다 라는 표현중 어느쪽이 합당한 표현인지 쉽게 알 수 있는 말이다. 즉 배가 고프다와 힘이 없다는 분명 표현의 원인이 다른 내용임을 누구나 알 것이다.

왜? 이렇게 구구한 설명이 필요한 것인가? 독자들이 의료전문가이든 비전문가이든 의학의술에 대하여, 인체에 대하여 원리원칙을 정확하게 이해하고 있을 때만이 스스로의 건강을 지킬 수 있기 때문이다. 또한 이글의 목적이기도 하다.

이글의 궁극적 목표는 "사람들은 누구나 부모형제와 같은 지구촌 가족이다. 따라서 누구나 질병으로부터 자유롭고, 행복한 삶을 누려야 한다" 라는 생각이 필자의 염원이자 모토(motto)이기 때문이다.

필자가 의술을 연구하면서, 스스로 희열을 느끼는 부분이 심장에 관한 내용이다. 의료역사상 최초로 "심장에서 전류를 생산한다" 라는 사실을 발견한 내용이다. 그리고 더 나아가 심장기능부전으로 생산전류량이 부족하여 질병으로부터 구속된 몸을 회복시키는 심장강화법을 발견하게 되었다는 사실이다.

이로써 지금까지 5세에서 90세까지 심장기능부전으로 고생하시는 분들은 심장수술을 몇 번씩 받았던 관계없이 99% 치유하게 되었다.

이는 심장에서 생산되는 미세전류(25mA)가 부족하여 만병의 근원이 된다는 사실을 확인하게 된 사실이다.

이로써 인체에서의 기혈이란 전기와 혈액의 준말임이 밝혀졌다.
즉 인체에서의 氣란 전기(미세전류)다. 이것이 氣의 실체다.

2. 심장기능부전을 회복하는 기술발견

1984년 11월 11일 아침 눈과 귀가 밝아지고 하늘문이 열릴 때 "피는 생명이요 마음이다" 라는 생각이 드는 날부터 혈액에 대한 연구를 거듭하면서, 심장은 생명주머니라는 개념하에 물리학적, 정신심리학적으로 접근하면서 어떻게 하면 심장기능을 강화할 수 있을까? 라는 일념으로 입체적 연구 끝에 X레이상 열성심장의 위치는 젖꼭지 횡선 아래쪽에, 냉성심장은 젖꼭지 횡선 위쪽에 그 중심이 있다는 평균치를 놓고, 심장의 중심점에 좁쌀크기의 뜸을 뜨기 시작한 것이 1985년 여름부터다.

물론 그전에 심장에 좋다는 비방들을 30여가지나 사용해 봤지만 생각처럼 도움이 되지 못했기 때문이기도 했다.

냉성체질에는 일시적이지만 청심환이나 구심이 효과는 있었다. 그나마 열성체질에는 그러한 작은 효과마저 나타나지 않았다.

이러한 진행과정에서, 이 또한 응급처치일 뿐이라는 생각이 들었다. 어떤 환자의 두통이 멎지 않았기 때문이다. 왜 심장기능을 강화하여 충분한 전류가 순환함에도 두통이 지속되는가? 깊은 시름에 빠져 다시 산을 찾아 명상에 잠겼다.

上氣症(상기증)이었다. 왜 상기가 되는가? 심장과 신장의 부조화였다.

물리학에서는 물과 불이 水剋火(수극화)하므로 공존이 불가능하지만 인체생명 속에서는 水火不爭(수화부쟁)이요, 水生火(수생화)가 됨을 발견하였다.

하지만 어떤 이유로 수화상쟁(水火相爭)이 되면 상기증을 유발하고, 그 상기증으로 하여금 뇌압이 올라가 두통이 일어난다는 사실을 발견하고 나니 얽힌 실타래가 풀리기 시작하였다. 이로써 다시 氣를 내리는 방법과 심장을 온전케하는데는 필수적으로 신장을 회복하는 게 동시에 이루어지지 않으면 안된다는 현실에 직면하게 된다.

이를 두고 산넘어 산이요, 여우를 피하니 호랑이가 찾아온다는 옛

말이 적중하는구나! 난관에 난관이 거듭되고 있었다.

그러던 85년 겨울 홀연히 떠오르는 인체시스템이 있었으니, 물리학에서 5행(금목수화토)의 상극이 생명학에서는 생(生)이 된다는 사실이었다.

이로써 인체의 5장 6부 기능지도가 완성되었다.

여기서 중국이 자랑하는 유구한 역사속에서도 불가능했던 走火入魔(주화입마)를 치유하는 기술이 나오게 되었다.

이때부터 인체는 one touch system이라는 사실에 주안점을 두고 5장 6부의 기능과 인체의 연관성을 찾아 인체의 생명활동을 적나라하게 볼 수 있는 "인체생체지도"가 완성되게 되었다.

이로써 심장기능부전을 회복하는 기술지도가 완성되게 되었다.

1. 심신을 편안하게 한다.
2. 상기증을 막아주고
3. 신장기능을 상승시키고
4. 식약의 적부적을 가려주고
5. 심장생기혈에 좁쌀크기로 뜸을 뜬다.

이를 실천하면 제반 심장질환의 치료와 예방에 만전을 기할 수 있다.

3. 走火入魔(주화입마)-상기증

우리가 말하는 상기증을 중국인들은 흔히 주화입마라고 부른다.

상기증은 많은 이유들을 동반하지만 생략하고 심장과 신장의 부조화로 火氣(화기)는 상승하고 水氣(수기)는 하강하는데서 발생한다. 이때의 氣는 전기가 아니고 기운이다.

심장(火)은 신장(水)의 보호를 받아야 하는데, 어떤 이유로 신장기능이 약해지면 심장은 커지면서 병적상태로 변하게 된다. 우측 신장에 이상이 발생하면 심장이 두근거리고 좌측 신장에 이상이 발생하면 몸이 무거워진다.

그러면서 심장의 火氣는 위로 상승하게 된다. 火기운이 상승하게 되면 뇌압이 높아지고 지속되면 안압, 이압도 따라서 높아지게 된다.

이 상황이 되면 현대의학적으로 아무런 이유없이 두통을 동반하게 되고 신경이 예민해지며 매사가 짜증스럽다. 이를 일러 현대의학적으로 스트레스가 많다라고 한다.

옛글에 心家之身(심가지신)이라고 했다. 마음은 몸에서 나온다는 뜻이다.

몸 어딘가가 불편하거나 괴로워서 스트레스 쌓이는 경우가 십중팔구지, 스트레스가 쌓여 몸이 불편해지는 경우는 매우 드문 현상이다.

상기증이 심해지면 뇌에 수포가 발생하기도 하고, 사람에 따라서는 상악골 골막에 물이 차기도 한다.

단전호흡하는 사람들중에 냉성체질인 사람들에게 많이나타나기도 한다.

전에 책에서 밝힌 바도 있지만 이것 때문에 동양인은 대부분 단전호흡이 체질상 맞지 않으며, 인도에서 시작된 이유도 인도가 서양땅이고 서양인에게 맞는 호흡법이라는 것이다.

상기증의 초기중상일 때 이를 치료하게 되면 질병의 7~80%는 예방이 가능하다.

4. 五行(오행)의 상생상극이란? (극이 생이다)

동양학적 원소론인 五行(오행)의 상생상극에서 물리학과 생명학을 발견하였다.

지금까지의 5행은 아무런 전제없이 두루뭉술한 이론이었다. 따라서 전제가 없으니 이럴 수도 있고, 저럴 수도 있었다.

◎ 물리학적 5행의 상생상극　　　　◎ 생명학적 상생

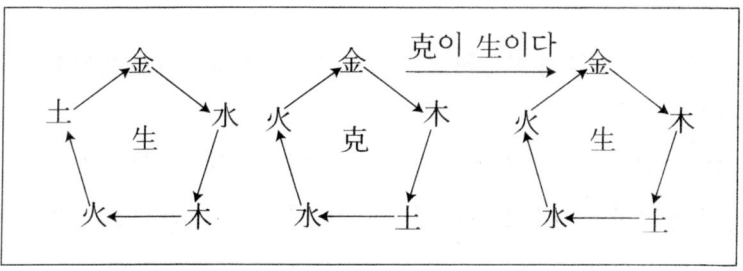

위 그림을 보면 물리학적으로 克(극)이 생명학적으로는 生(생)이 된다.

언뜻 보면 어불성설이지만 인체 Mechanism을 연구하면서, 환자에게 있어서 질병에 대한 역학조사를 하면서 얻어낸 소중한 결과다.

필자는 환자를 상담하면서 가능한 최초의 질병까지를 추적하고 四柱(4주)까지를 풀어서 비교하고, 가능한 가족까지 추적 조사하였다.

시간은 많이 걸렸지만 보람있는 결과들이 썩 많았다.

이러한 결과를 바탕으로 환자를 상담하는데 놀라운 결과들이 나타났다. 심장이 약한 사람은 반드시 폐기능에 이상이 발생하고, 유방암에 걸린 사람은 다음에 폐 아니면 간암으로 전이가 되고, 대장

암을 앓는 사람은 다음에 간암이 되는 공식이 성립되었다. 이 공식이 인간과 자연간 상관관계까지 밝혀주는 실마리가 되었다.

이로써 심장을 치료하면 폐기능이 살아나고, 폐를 치료하면 간기능이 살아나고. 간을 치료하면 비위기능이 살아나고, 비위를 치료하면 신장기능이 살아나고, 신장을 치료하면 심장기능이 살아나는 놀라운 실증을 보여주었다.

5. 질병전이의 원리발견

인체에서 질병이 발생하면 죽을 때까지 그 질병이 진행되어 죽는 것이 아니다.

한곳에서 질병이 발생되어 5~10% 정도 질병이 발생된 장기의 기능이 떨어지면, 또는 20%이내에서 기능이 떨어지면 다를 장기로 질병을 전이시킨다.

또 전이된 곳에서의 질병이 같은 %정도 기능이 떨어지면 또 다시 전이시킨다.

이렇게 하여 5장이 한바퀴를 돌면 체형이 바뀐다.

본래 냉성체형은 왼쪽어깨가 올라가 있는데 질병이 5장을 한바퀴 순회하고 나면 오른쪽 어깨가 올라간다.

열성체질은 본래 오른쪽 어깨가 올라가 있는데 역시 질병이 5장을 한바퀴 돌면 왼쪽어깨가 올라간다.

따라서 체질을 모르면 건강인인지 비건강인인지 구분할 수가 없다.

냉성체질은 선천적으로 신장과 심장, 비장이 약한 관계로 왼쪽어깨가 높고, 열성체질은 폐와 간기능이 선천적으로 약하여 오른쪽 어깨가 높은 것이다.

약한 장기는 부어있어 크게 된다. 큰 장기는 약하다.

냉성체질은 처음 질병발생장기가 신장이고 시간이 지나감에 따라서 심장으로 전이되고, 심장은 다시 폐로, 폐는 간으로, 간은 비장으로, 비장은 다시 신장으로 질병을 전이 시킨다.

열성체질은 처음 폐에서부터 시작하여 간으로, 간은 비장으로, 비장은 신장으로, 신장은 심장으로, 심장은 다시 폐로 전이시킨다.

물론 사고나 개인의 특수성에 따라서 가끔은, 이 공식에서 벗어난 사람도 있기는 하다. 하지만 보편적으로 이 공식을 벗어나지 않는다.

이러한 원리 때문에 같은 위장질환이라도 체질에 따라서 원인이 다르다.

즉 냉성체질 위장병은 원인이 심장에 있고, 열성체질 원인은 간에 있으므로, 일반 병원이나 한의원에서 위장병을 쉽게 고치지 못하는 이유다.

6. 시간과 5장의 변화

옛말에 "人心(인심)은 朝夕變(조석변)이다"라는 말이 있다.

많은 사람들이 설마! 한다. 하지만 그럴 수 밖에 없는 이유가 있다.

자연의 법칙 때문이다.

밤 11시에서 자정을 지나 새벽 1시까지는 子時(자시)라고 한다. 이 시간에는 신장 기능이 가장 약해지는 시간이다.

새벽 1시에서 3시까지는 축시라고 하는데 이 시간에는 심장기능이 가장 약해지는 시간이다. 따라서 자다가 심장마비로 죽었다면 새벽 2시 전후에서 죽은 것이다. 대부분의 심장질환자나 심장기능 부전자는 남녀노소를 불문하고 새벽 2시 전후에 반드시 한번은 깬다.

만약 이글을 읽고 있는 당신이 버릇처럼 새벽 2시 전후해서 잠이 깨인다면 당신은 심장 기능 부전자다. 그렇다고 병원에 달려가 종합 검진을 받을 필요는 없다. 왜냐면 아무런 이상이 발견되지 않을 것이기 때문이다.

현대의학 장비로는 이러한 기능 부전을 찾지 못한다. 만약 현대의학 장비로 기능 부전을 찾았다면 당신은 이미 중환자다.

새벽 3시에서 5시까지는 인시라고 한다. 이 시간에는 폐기능이 가장 약해지는 시간이다. 그래서 노인들이 새벽만 되면 심하게 기침을 한다.

아침 5시에서 7시까지는 묘시라고 한다. 이 시간에는 간기능이 가장 약해지는 시간이다. 그러므로 간이 약한 사람들은 이 시간에 구역질이 난다.

오전 7시에서 9시까지는 진시라고 하는데, 이 시간에는 비장이 가장 약해지는 시간이다.

오전 9시에서 11시까지는 사시라고 한다. 이 시간에는 삼초기능이 가장 약해지는 시간이다. 냉성체질들은 이 시간이 나른하고 피곤하다.

오전 11시에서 오후 1시까지는 오시라고 한다. 이때는 다시 신장 기능이 가장 약해진다. 신장이 약한 사람들은 이 시간에 언뜻언뜻 두려운 생각이 든다.

오후 1시에서 3시까지는 역시 심장 기능이 가장 약해진다. 시는 미시다.

오후 3시에서 5시까지는 신시라고 한다. 이 시간에는 폐기능이 가장 약해지는 시간이다. 보편적으로 열성체질들은 이 시간이 상당히 피곤하고 나른하다.

오후 5시에서 7시까지는 유시라고 한다. 이 시간에는 간기능이 가장 약해지는 시간이다.

저녁 7시에서 9시까지는 술시라고 한다. 이 시간에는 비장기능이 가장 약해지는 시간이다. 냉성체질들은 이시간에 저녁식사를 하게 되면 아침까지 소화가 안되는 사람이 많다.

밤 9시에서 11시까지는 해시라고 한다. 이 시간에는 삼초기능이 약해지는 시간으로 이 시간에 잠을 자는 사람들은 피로가 자는동안 잘 풀리고, 이 시간에 잠들지 않고 다음 시간에 잠을 자게 되면 자는 동안 피로가 풀리지 않아 늦잠을 자게 되거나, 피로 누적으로 고생하게 된다.

이것이 자연법칙의 실체다. 지구상의 모든 생명체는 지구의 산물이므로 지구의 시간에 따라 영향을 받지 않을 수 없는 것이다. 인간도 예외는 없다.

7. 인체 생체지도

① 내가 먹은 음식이 나를 만든다.

내가 먹는 음식에 의하여 내 몸이 만들어진다.

여기서 문제는 내 몸에 맞는 음식을 먹었는가? 이다. 먹지 말아야 할 음식을 먹었다면 먹은 만큼 내 몸은 부실할 것이다. 하지만 반대로 내 몸에 맞는 음식을 먹었다면 내 몸은 분명 튼실할 것이다.

하지만 지금까지는 내 몸에 맞는 음식이 어떤 것들이 있는지 지구촌 70억 인구중에 정확하게 아는 사람은 단 한 사람도 없다는 것이다.

왜 없다고 단언하는가?

만약 있다면 건강을 파는 의사나 병원관계자들이 제일 건강할진데, 일반인과 전혀 다르지 않다. 고혈압에 당뇨에 암에 중풍에 약들을 달고 산다. 더욱 아이러니한 현실은 암전문의는 암으로 죽고, 당뇨전문의는 당뇨로 고생하고 고혈압전문의는 혈압약을 먹는다.

왜?

기초의 기초인 음식에 대한 연구를 하지 않았는가? 못했는가? 환자를 대량생산하기 위하여 일부러 게으름을 피운것인가?

요즘 TV를 보면 불가능이란 없다.

날마다 최첨단의 연속이다. 그런데도 재벌은 왜 죽는가? 잡스는 왜 젊은 나이에 요절했는가?

인체사용설명서가 없고 인생사용설명서 또한 없다. 그러니 우왕좌왕하다가 저세상으로 가는 것이다. 빈부귀천을 가리지 않고 남녀노소도 가리지 않는다. 동서고금 또한 가리지 않는다.

무엇이 문제인가?

문제는 인체기전이다.

당신은 어떻게 만들어졌으니 무엇은 먹고, 무엇은 먹으면 안되고, 어떻게 살아야한다는 인체사용설명서가 없다.

이 글은 인체사용설명서를 대신한다.

◎ 혈액형의학의 적성 식이요법

- 열성체질(혈액형 O형과 AB형)이 먹어서는 안되는 부적성 식품

벌꿀류(꿀, 로얄제리, 프로폴리스, 화분, 벌침 등), 인삼류(수삼, 건삼, 백삼, 홍삼, 미삼, 장뇌삼, 산삼, 인삼꽃, 인삼씨 등), 사슴류(고기, 뼈, 녹용, 녹각, 녹혈 등), 소고기류(소고기, 뼈, 우족, 꼬리, 선지, 막창, 곱창, 소머리국밥, 설렁탕, 육개장, 사골 국물 등), 염소, 흑염소, 양, 노루, 고라니, 복어, 부자, 옻, 인진쑥, 오가피, 영지버섯(균사체 포함), 소주, 양주 등, 증류주, 소금이나 짠 음식.

- 냉성체질(혈액형 A형, B형)이 먹어서는 안되는 부적성 식품
생수, 냉수, 약수, 야채생즙, 과일생즙, 쥬스, 우유, 녹차류(녹차, 홍차, 작설차, 우롱차, 보이차 등), 맥주, 막걸리 등의 발효주, 보리, 밀, 메밀, 현미, 흑미, 팥, 귀리 등과 그 식품, 알로에, 백년초, 오징어, 문어, 낙지, 한치 등의 무골어, 게, 가물치, 개고기, 오리, 거위, 청둥오리등,

② 독소누적에 의한 질병발생

사람이 건강할 때는 몸에 독소가 유입되거나 부적성음식을 먹었다해도 스스로 해독한다.
하지만 지속적으로 부적성 식품, 약품 등이 유입되고, 독성물질(화공약품, 농약, 식품첨가제, 식품보조제, 중금속 등)이 유입되면 해독능력의 한계에 다다르게 된다.
여기에 과로나 사고(육체적, 정신적) 등에 노출되면 마침내는 해독능력을 잃게 되고 몸 구석구석에 쌓이게 된다.
어떤 사람은 급성으로 어떤 사람은 만성으로 질병이 발생하면, 기전이 없으니 낫는 길은 없고 오직 기다리는 것은 몸이 스스로 해독력을 회복하여 주기를 고대할 뿐이다. 하지만 그것은 희망사항일 뿐

이다.

옛날부터 '병 하나에 약은 천 가지다.' 라고 했다. 이 또한 기전이 없으니 약은 많은데 어떤 약을 써야할지 막막하다. 약국에서는 약사님들이 이것저것 권해본다. 문제는 건강하게 살기 위하여 질병을 치료하기 위하여 먼저 해로운 것들을 금하고 좋은 것은 먹어야 하는데 해로운 것은 해로운 것대로 먹으면서 또 좋은 것을 먹고 있으니 백년하청이다.

흙탕물에서 빨래를 하는 겪이다.

③ 病因(병인)을 찾지 못하고 병의원을 전전하면서 질병을 고질화시킨다.

동네 병의원이나 대학병원이나 질병의 원인은 아예 모르쇠요, 응급처치만하고 있으니 시간이 흐르면 자연스레 중환자가 되고, 중환자가 되면 왜 이제 왔느냐? 하고 호통부터 치는 대학병원 의사님들!

그리고 수술날짜 잡아주는 행위가 죽은 목숨 살려준 것만큼이나 생색을 낸다. 서울의 K씨는 위장병으로 30년이나 고생을 했단다. 돈은 산더미처럼 쌓아 놓고 사는 사람인데 돈이 없는 것도 아니고, 서울에 병원이 없는 것도 아니고, 한의원도 많고, 더군다가 대학병원만도 몇십개나 되는데 왜?

위장병환자가 병원에 오면 병인 찾는 일은 관심이 없고 소염제, 진통제, 소화제에 스트레스가 많다 싶으면 신경안정제나 진정제 추가면 끝이고, 낫고 싶으면 먹고, 말고 싶으면 마세요 하는 식이다 보니, 병 낫기가 참으로 하늘에 별따기만큼이나 어렵다. 하물며 암같은 경우는 수술하면 되고 ~ 다.

병원이나 의사는 환자가 죽고 사는 것은 하등 관계가 없다. 안 죽으면 사는 것이고 죽으면 못 사는 것 그 뿐이다. 수술로 인하여 죽는다는 생각은 꿈에서라도 하지 않는다.

부천에 L씨는 위암에 걸렸는데 마침 임신 중이었다.

암을 치료하려면 먼저 아이를 지워야 한다고 하면서 아이를 지웠단다. 문제는 아이를 지우고 나서 갑자기 암덩이가 커져버린 것이다. 혈액형 의학적 논리로 보면 태아나, 암이나 같은 인체의 혹이다. 절대 아이를 지워서는 안되는 상황이었다. 아이가 뱃속에 있는 동안은 암은 크게 자라지 않는다. 이것이 인체생리의 원리다.

한 순간의 실수가 두 생명을 앗아가 버린 것이다. 안타까운 일이다.

문제는 이 환자가 1년여 전부터 하루 일과가 끝나고 나면 남편과 매일 맥주를 즐겼단다. 그 환자는 냉성인데 해로운 것을 계속 공급함으로써 질병도 발생하지만 중요한 포인트가 생명체는 위기에 임하게 되면 번식능력이 극대화된다는 사실이다.

그래서 흉년이 들거나 전쟁이 일어나면 본능적으로 아이들이 많이 태어난다.

비실거리는 나무들을 보아도 열매들이 빈틈없이 달린다. 생명체는 동식물 가리지 않고 생명의 위기라고 판단되면 열매부터 달고 본다. 이것이 생명체의 본능이다. 종족보존의 법칙인 셈이다.

④ 유전의 무지

사람들은 너나 할 것 없이 아이들을 낳아놓고 건강해라, 공부 잘해라 한다. 본래는 아이를 낳기 전 부부의 건강부터 관리한 연후에 건강하고 지능 높은 아이를 임신하고 또 뱃속에서 잘 길러야 한다.

그럼 아이를 낳아놓고 건강해라, 영리해라 할 필요가 전혀 없다. 그냥 지켜만 보면 된다. 이렇게 태어난 아이는 스스로 건강하고 스스로 공부도 잘하게 되어 있기 때문이다.

　그런데 사람들은 후자는 관심이 없다. 더 기가 막히는 일은 아이들이 공부를 안해서, 못해서, 걱정이란다. 문제는 못해서는 열에 한 명도 안되고, 대부분은 안해서라고 말한다.

　그때마다 필자가 즐겨하는 말이 있다. 여사님도 공부가 싫었잖아요? 아님 사장님도 공부보다 다른 쪽에 관심이 많았죠? 하고 물으면 가가대소로 웃는다. '콩 심은데 콩나고 팥 심은데 팥난다.' 를 모르는 사람은 없다. 하지만 모든 사람들의 생각 속에는 '나 빼고~' 다.

　검사, 판사님들이 '음주운전은 살인이다.' 해놓고 역시 '나 빼고~' 다.

　제 아무리 백일기도나 천일기도를 하고 아이를 낳고 길러도 절대 남은 닮지 않는다. 부모를 닮는다. 그리고 적성은 부부의 잠재의식 속의 희망이 담겨져 나온다. 그래서 하는 말들이 '~ 자식을 겉을 낳지 속을 낳나?' 한다.

　필자가 40여년을 사주철학을 연구해왔는데 팔자도 유전한다는 확신을 얻었다. 이 연구로 인하여 '인생사용설명서' 를 완성하게 되었다.

　세상을 살아가는 사람들 누구나 유전학을 공부해보면 우리의 조상님들이 남긴 말씀들이 하나도 틀리지 않다는 사실에 눈을 뜨게 된다.

　거짓말하지 말고 악행하지 말고 착하게 살아야 한다는 말씀을!

　⑤ **나를 모르고 나를 산다.**
　사람은 누구나가 저 잘난 맛에 살아가고 있다.
　하지만 자신을 알고 살아가는 사람이 과연 몇이나 될까?

필자는 아침마다 나를 보는 눈으로 나를 보면서 나는 나를 얼마나 알고 있는가? 하고 자문을 한다. 그러므로 욕심을 줄이고, 누구나 가족처럼 대하는 습관이 길러졌다.

내가 지금 이 순간 도심을 품거나 누구를 해칠 생각을 하고 있다면 그 생각은 곧 가족을 향하여 기파로 날아간다. 기파로 날아간 그 생각은 가족들의 잠재의식 속에 저장이 되고 그 저장된 정보에 의하여 가족들은 생각에, 정신에 혼란을 초래하게 된다. 알고 보면 무서운 일이 아닐 수 없다.

특히 임신중 뱃속 아이에게는 100% 완전하게 전달이 된다. 그래서 임부가 놀라거나, 나쁜 생각, 악한 행위를 하게 되면 조산하거나 아이가 악질을 가지고 태어나거나 미봉합(구개열) 상태로 태어나기도 한다.

그래서 옛 어르신들 하시는 말씀 '태교가 중요하다. 그러니 나쁜 생각 하지 말고 좋은 생각만 하고 몸을 함부로 움직이지 말고 충격 주지 마라.' 고 하신다. 그리고 애 아빠될 사람은 큰소리쳐 놀라게 하지 말라고 덧 붙인다. 이러한 초과학적 이론들은 지구의 5대 인류가 현 6대손들에게 물려준 유산이다. 따라서 자식을 낳되 소유하지 말고, 정성들여 기르되 이래라 저래라 가르치려 하지 말고 자식 저 스스로 보고 듣고 배워 알고 깨닫도록 해야 한다.

나 자신의 적부적도 모르는 사람들이 자식들은 일류로 가르치고 싶어 한다. 이 순간 이글을 읽고 있는 당신! 당신은 부모님 말씀을 잘 듣고 실천했는가? 잘 듣고 실천했다면 그것은 당신 인생이 아닌 부모님 인생을 대신 살아온 셈이고, 부모님을 잘 만나 간섭받지 않고 자유로웠다면 창의적이고 진취적이며 많은 사람들이 부러워하는 멋진 당신 인생과 적성에 맞는 행복한 인생을 살고 있을 것이다.

지피지기면 백전불패라는 병법처럼 당신 자신에 대한 패턴을 알고 살아간다면 당신 인생은 훌륭하게 성공한 인생이다.

8. 인체에 체질이 존재한다.

인체에 체질이 존재한다는 사실은 아마도 혈액형 의학의 출발점이자 결과요 핵심일 것이다.

1984년 소백산에서 산중기도를 할 때 삼매지중에서 지구의 5대 인류가 개발한 혈액특성을 보았다. 그 특성에는 용혈지향성 혈액과 응고지향성 혈액이 있었다. 석가모니는 보리수나무 아래에 가부좌를 틀고 명상하기를 6개월, 드디어 성불하게 된다. 그리고 그 열린 우주의 도가 맞는지 확인하여 담식이 되게 하는 연단을 설산(히말라야산)에 들어간 7년 만에 마치고 죽림정사에서 처음으로 설법을 시작하였다고 전한다.

필자는 필사적으로 혈액에 매달려 돈키호테같은 실험을 반복한 결과 혈액형 O형과 AB형이 용혈지향성이라는 사실을 발견하게 되었다. 그리고 이어서 A형과 B형은 응고지향성이라는 것을 찾았다. 이때 갑자기 난경이 떠올랐다.

난경은 한의학의 아버지라 불리는 편작이 지은 책이다.

2500년 전 편작은 양체질과 음체질로 구분하고 맥진법을 기록해 놓았다. 또 특별한 것은 왕숙화가 창안한 7표8리 9도맥과는 달리, 먼저 체질을 구분한 다음 맥을 보아 진단을 하고 처방을 내렸다는 점이다.

아~ 그렇다면?

이젠 음식이다. 음식에는 반드시 이 혈액의 특성과 연관된 무엇인가가 있을 것이다라는 생각으로 약초에 매달렸다.

일반 의사나 약사, 한의사는 그냥 무관심속에 넘어가는 부분이 있었다. 향약대사전이나 본초학, 천연물화학, 식품화학, 동의보감, 본초강목 등을 두루 살피다가 또 하나의 새로운 발견을 하게 되었으니 비타민과 미네랄, 그리고 몇가지 성분들이었다. 대표적으로 동양인에게 최고의 보약으로 치는 인삼? 그리고 그 성분? 그리고 그 성분이 작용하는 힘?

본초에는 약성을 구분할 때 크게 상약, 중약, 하약으로 분류한다.

상약은 양동작용과 다복, 구복을 해도 인체에 피해가 없는 무독성 약초라고 되어 있다. 중약은 일반약초로 오래 먹을 수는 있어도 다복은 불가하고 하약은 독성이 많아 다복과 구복은 불가하고 오직 병을 치료할 때만 사용해야 한다고 되어 있다. 문제는 상약 중의 상약인 인삼, 모든 본초에 첫 번째로 등장하는 약초? 인삼과 오가피에는 인삼 사포닌이 많이 들어있다. 사포닌은 70여종이 있으나 특히 인삼 사포닌은 용혈작용이 뛰어나다. 그래서 냉성체질이 많은 동양에서는 최고의 약초로 첫 손가락에 꼽았다. 하지만 많이 먹게 되면 적혈구를 파괴시켜 혈액이 분홍색으로 묽어지는 경우도 발생한다. 콩과의 사포닌도 용혈작용이 강하다.

비타민F도 용혈작용이 강하다.

그래서 용혈지향성 혈액을 가진 열성체질은 무조건 피하는 것이 상책이다. 반대로 칼슘이나 비타민K같은 경우는 혈액을 강하게 응고시킨다. 이 또한 선천적으로 응고지향성 혈액을 가진 냉성체질은 이들을 피하지 않으면 급성 신장염이나 신우신염을 일으킬 뿐만 아니라 신장투석을 해야 하는 경우도 발생할 수 있다. 실제로 냉성체질들은 녹차를 즐겨 마시고 몸겨누운 사람들이 많다. 절에서 스님들이 녹차를 끓여 마시다가 조로증으로 젊은 나이에 이승을 하직하는 경우가 상상외로 많다는 점도 참고 바란다.

9. 체질에 따라서 질병발생 장기가 다르다.

사람으로 세상에 태어나면 사람들은 세상 사람들이 다 똑같은 줄 알고 있다.

아니다. 천차만별로 비슷한 사람은 많아도 같은 사람은 하나도 없다. 심지어 일란성 쌍둥이도 다르다.

앞에서 설명했듯이 인체에는 불변의 법칙이 존재하는데 그 중 하나가 체질이다.

한번 타고난 체질은 바뀌지 않는다.

열성체질은 최초 질병발생 장기가 폐기능계에서부터 시작한다.

폐기능계라 하면 폐를 중심으로 대장(맹장, 상행결장, 횡행결장, S결장, 직장, 항문), 뼈, 기관지, 인후, 코, 피부, 유방까지가 폐기능계이다.

그래서 폐기능계가 크고 약한 서양인들은 폐, 대장, 유방에 암이 발생하면 92.5%가 사망한다고 하는 것은 우연이 아니고 충분한 이유가 존재하는 것이다.

열성체질은 폐기능계에서 출발하여 간기능계로 질병 전이가 이뤄지고 다음에는 비장기능계로, 다시 신장기능계로, 다시 심장기능계로 전이된다.

심장에서는 다시 폐기능계로 전이된다. 이때부터는 질병 치료가 대단히 어렵다. 예전에는 진통제 한 알로도 넘어가던 통증이 쉽게 가라앉지 않는다.

다음 냉성체질은 최초 질병 발생장기가 신장기능계에서부터 시작한다. 신장기능계는 신장을 중심으로 부신, 방광, 요도, 생식기계, 골수, 뇌수, 머리털, 귀까지가 신장기능계이다.

냉성체질은 신장기능계에서부터 질병이 출발하면 다음은 심장기능계로 전이된다. 심장기능계에 있던 질병은 어느 정도 진행되다가 다시 폐기능계로 전이가 이루어진다. 폐기능계에서는 다시 간기능계로, 간기능계에서는 다시 비장기능계로, 비장기능계에서는 다시 신장기능계로 전이된다. 이렇게 오장을 한 바퀴 순회하게 되면 한의원에 가서 보약을 지어 먹어도 별 효과가 나지 않는다.

열성체질은 선천적으로 폐와 간기능계가 약하고, 냉성체질은 신장과 심장기능계가 선천적으로 약하다. 또 냉성체질에 있어서 질병이 심장에 머무를 경우 위장병이 발생한다.

열이 부족한 관계로 소화가 잘 되지 않기 때문이다. 그래서 냉장고가 발명되고부터 서양인들은 건강이 향상되었는데 동양인은 건강이 전체적으로 더 약해졌다고 하는 통계도 이러한 관점에서 보면 당연한 귀결이라 할 수 있을 것이다.

10. 오장육부의 기능계 정립

서양의학에서는 인체를 세분화하고 있지만 한의학에서는 그룹화하고 있다.
　① 폐기능계: 폐, 대장(맹장, 충수, 상행결장, 횡행결장, 하행결장,
　　　　S결장, 직장, 항문), 기관지, 인후, 코, 피부, 뼈, 유방, 이빨
　② 심장기능계: 심장, 소장(공장, 회장), 혀, 편도, 혈관(동맥, 정맥),
　　　　손, 임파선, 흉선, 갑상선, 전기(미세전류)

③ 간기능계: 간장, 담낭, 십이지장, 췌장, 눈, 근육
④ 비장기능계: 비장, 위장, 식도, 입
⑤ 신장기능계: 신장, 부신, 방광, 요도, 생식기관(고환, 전립선, 子脂(자지), 자궁, 난소, 난관, 粿脂(보지), 귀, 골수, 뇌수, 발, 자발(머리카락, 수염, 털), 혈액
⑥ 심포와 삼초계: 횡격막, 흉막, 복막, 후복막, 늑막, 골막, 근막

이같이 인체는 6개의 그룹으로 분리 정립하였다. 혈액형의학에서는 이처럼 인체생리체계를 현대의학에서처럼 세분화하지 않고 한의학에서처럼 애매모호하지도 않는 분명하고 명쾌하게 그룹으로 정립하였다.

11. 삼초의 실체발견

현대의학에서는 인정하지 않지만 예부터 한의학에서는 심포, 삼초라는 기능을 인정해 왔다. 왜냐면 인체장부를 이야기할 때 의례, 오장육부 또는 오장육보라고 한다. 또 경락을 이야기할 때는 12경락을 이야

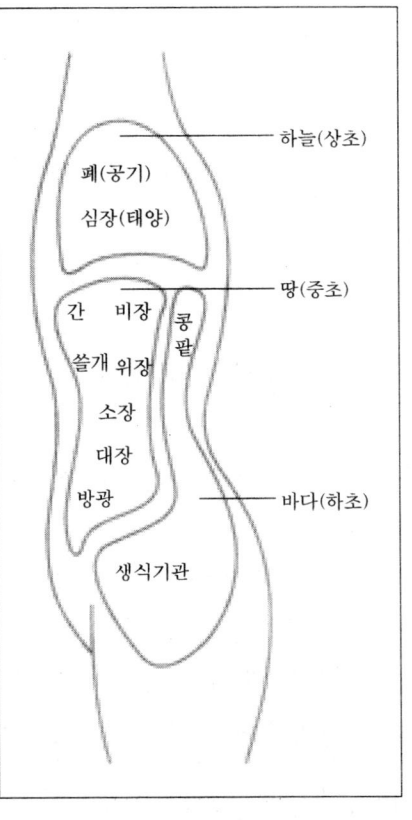

폐(공기) … 金
심장(태양) … 火
간장(초목) … 木
비장(흙) … 土
신장(물) … 水

기한다. 그럼 육장육부가 된다. 분명 장기를 이야기 할 때는 오장육부였는데 경락을 이야기 할 때는 육장육부가 되는 것이다. 경락 이론상 짝을 맞추기 위하여? 하나의 장기를 임의로 더 만든다? 이 시대에 이해하기 힘든 이론이다.

우선 필자 자신이 이러한 애매모호함을 인정할 수가 없었다.

그러던 중 1984년 가을 지리산에서 명상을 하는데 三昧中 (삼매중)에 인체를 여행하는데 어디선가 들려오는 소리에 하늘과 땅, 바다, 하늘과 땅, 바다, 하늘과 땅, 바다 … 하면서 사라져 갔다.

그래 인체는 소우주야! 그럼 인체 속에 하늘과 땅 그리고 바다가 있는 거야? 인체 해부도를 꺼내놓고 몇 번이고 반복해서 보고 또 보고를 반복하다가 횡격막도면과 복막을 걷어낸 후복막 도면을 보니 아~하 이것이었구나!

그래 육부는 육보(褓)였어 … 즉 腑(장부부)는 褓(보)였던 것이다.

다시 말하면 臟(오장장)은 그 속에 기관이 들어차 있는 것이고, 腑(장부부)는 속이 비어 있는 자루라는 뜻이구나! 하는 생각이 들었다.

인체의 몸통은 크게 세 부분으로 나눈다. 흉막은 하늘을 상징하여 공기를 다루는 폐와 태양을 상징하는 심장이 있고, 복막은 땅을 상징하니 초목에 해당하는 간과 흙을 상징하는 비장이 있고, 후복막은 바다를 상징하고 물을 상징하는 신장이 있고, 이 오장이 뿌리는 땅에 내려야 하므로 땅을 상징하는 복막 속에 폐는 대장을, 심장은 소장을, 간은 담낭을, 비장은 위장을, 신장은 방광을 두어 하늘도 바다도 땅과의 연관 관계를 맺고 있다.

이것이 삼초의 실체다.

한의학에서는 가슴에서 머리까지 상초, 가슴에서 배꼽까지를 중초, 배꼽 아래를 하초라고 한다.

다시 말하면 오부는 작은 주머니요, 육보는 큰 주머니인 셈이다.

이렇게 삼초기능을 극명하게 밝히고 나니 이제야 인체가 소우주라는 확신이 섰다. 정말이지 너무나도 뜻밖이고 이치에 합당한 발견이었다.

옛 의서에도 분명 오장에서 병인을 찾지 못하면 삼초를 살펴라 했는데 문제는 삼초가 어디에 있는 무엇인가? 가 난제였었다.

12. 인체호흡기전

모든 생명체는 천기(天氣)를 호흡하고 지기(地氣)를 먹어야 생명을 유지할 수 있다. 그래서 옛 사람들은 말하길 '생명은 호흡지간에 있다.'라고 했던 것이다. 사람도 예외는 아니라서 호흡을 해야 한다. 문제는 어떠한 시스템에 의하여 호흡이 이루어지는가? 이다.

먼저 폐호흡이 있다. 인체 호흡의 97%가 폐호흡으로 이뤄진다.

다음은 피부호흡이다. 피부호흡은 인체호흡의 2%를 담당한다.

마지막으로 장호흡이다. 장호흡은 인체호흡의 1%에 해당된다.

사람이 음식을 먹을 때 공기가 6이면 음식은 4의 비율로 이뤄진다. 이 비율이 어긋나면 음식이 장으로 내려가지 않는다.

서양인에게 쳇증이라는 병명이 없는 이유는 완식을 하기 때문이다. 여기에 반하여 동양인은 급식을 하므로 체하는 경우가 많고, 이를 반복하다보니 쳇증이 생기고, 몸에 쳇기가 나타나게 되어 있다. 오래된 쳇증을 적이라고 표현한다. 쳇기운이 많이 쌓여 있다는 뜻이다. 문제는 급식이나 부적성 음식을 섭취할 때 장세포가 긴장함으로써 음식과 공기의 비율이 맞지 않아 음식물이 식도나 장에서 정체하는 것이다. 여기서 인체호흡이 폐, 피부, 장순으로 하여 97:2:1이 된다.

문제는 각 호흡 중에 30%이상이 막히면 죽을 수 있다는 사실이다.

예를 들어 폐와 피부호흡이 정상이라면 99%가 정상이다. 그런데 1%인 장호흡이 막히면 사람은 죽는다. 왜 그럴까? 도미노 현상이다. 장호흡이나 폐호흡이나 피부호흡 중 어느 하나가 막히면 다른 두 호흡기관도 막혀 버린다.

결국 97 : 2 : 1이라는 비율은 숫자에 불과하고, 그 영향력을 1 : 1 : 1인 셈이다. 여기서 더 중요한 사실이 또 있다. 각 호흡에 의하여 인체에서 일어나는 일들이다. 폐호흡은 동맥순환을 원활하게 하고, 피부호흡은 정맥순환을 원활하게 하며 장호흡은 물질대사를 원활하게 한다.

만약 3가지 호흡중 어느 하나가 막히면 목숨은 끝난다.

예를 들어 동맥이 막히거나, 정맥이 막히거나, 장이 질식되어 음식물이 흡수되지 않는다면 어찌 살아 움직이겠는가? 인명은 在天(재천)이란 말이 바로 이 말이다.

13. 왜 서양사람들은 코가 클까?

일반적으로 서양인은 눈은 오목하니 들어가고 코는 높다. 반대로

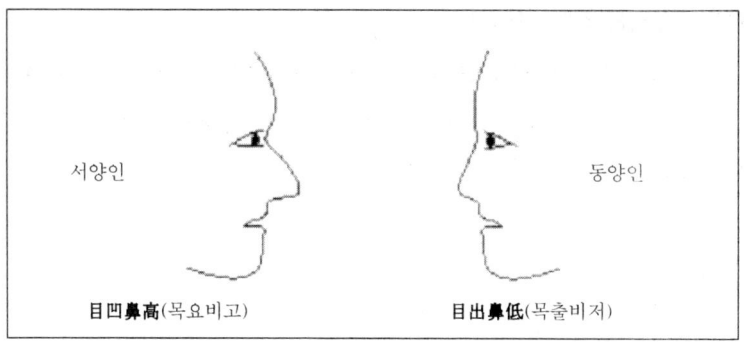

서양인　　　　　　　　　　　　동양인

目凹鼻高(목요비고)　　　　　目出鼻低(목출비저)

동양인은 눈은 튀어나와 있고 코는 낮다. 왜?

지구는 동서가 밤낮이 다르고 남북은 계절이 다르다.

남북은 적도를 기준하니 이의가 없겠고, 동서는 어디를 기준 하는가?

일반적 개념은 유럽과 북미대륙을 서양이라 하고 동양은 아시아를 일컬으며 그 외는 동양도 서양도 아니고 애매모호하게 되어 있다. 그것은 아니지 않는가?

서양은 인도의 동쪽 끝에서 인도양을 지나고, 아프리카를 지나고, 대서양을 지나 맥시코만 중앙점 정도로, 지구 자오선(인도 동쪽 끝 부분) 90°에서 서쪽으로 다음 자오선 90° (멕시코만 중심 과테말라)까지가 서양이다. 동양은 과테말라와 멕시코 국경지역부터 태평양을 지나고 말레이 반도를 넘어 뱅골만 중앙점 방글라데시까지 정도로, 역시 지구 자오선 90°에서 (멕시코부터) 동으로 태평양을 지나 다음 지구 자오선 90°까지(방글라데시까지)가 동양이다.

왜 그런가?

필자가 지구 역사를 새로 쓸만큼 위대한 사람도 아니고 그렇다고 세계제일의 부자도 아니고 그럼 무엇인가?

태양을 중심으로 태양을 공전하면서 자전하는 작용으로 공기의 밀도차가 발생함으로 그 차이에 의하여 동서양 동식물의 생태가 동서양을 표현해주는 것이다.

자 - 보라. 인도에서부터 사람들은 코가 크고, 나무나 풀, 짐승들도 같은 종이지만 몸집이 크다. 쥐도 토끼도, 난초도 서양땅에 서식하면 동양에 비하여 크다.

14. 서양인들이 거품목욕을 하는 이유는?

왜 서양인들은 동양인들처럼 때를 밀지 않고 거품목욕을 하는가?
혹시 아는 사람? 혹시 의사선생님들은 아시나요?
아무도 없나요? 아~ 역시 아무도 없군요!
그래요. 이 부분 역시 필자의 새로운 발견품목의 하나니까요……
피부조직의 다름 때문이다.
서양인들은 앞에서 밝혔듯이 공기밀도가 낮아 폐기능계가 모두 크고 약하다. 피부모공 역시 동양인에 비하여 훨씬 크다. 또 서양여자들은 출산 후 모공이 더욱 커지는 문제가 발생한다. 따라서 얼음을 씹어 먹으면서 피부에 얼음마사지를 해야 된다. 모공이 커지는 것을 막아야 하기 때문이다.
서양인들이 동양인들처럼 때밀이 수건으로 때를 민다면 어떻게 될까?
모르면 몰라도 가죽을 벗긴 듯 전신이 피투성이가 될 것이다.
손으로도 세게 문지르면 피부가 상한다. 그래서 그들은 샤워만 한다. 아주 여유로울 때 욕조에 물을 받아 비누를 풀고 몸을 담그는데 그들이 사용하는 거품비누는 때를 녹이는 작용을 한다.
동양인들이 그들의 흉내를 내는데 동양인들은 때가 녹지 않는다. 문질러야 한다. 무엇인가로 문지르지 않으면 때가 그냥 붙어 있다.
왜? 모공이 작기 때문이다.
그래서 일본인들이 때밀이 목욕관광을 오는 이유다.

15. 왜 여자들에게 '산후풍'이 있는가?

왜 여자들에게 산후풍이 있을까? 그것도 서양엔 없다는데!
그래서 병원에 가면 의사가 웃으면서 산후풍이 아니고 신경성질환이에요. 하고 친절하게 알려준다. 사실 현대의학적 질병목록에는 쳇증이나 산후풍이라는 병명은 없다. 그러나 한의원에 가면 '무조건 산후풍'이란다.
누구의 말이 맞는 걸까?
동양인 여자들은 임신을 했거나 출산경험이 있다면 무조건 산후풍이 생길까? 아니다. 냉성체질 여자들에게만 있는 특수질환이다.
냉성여인들이 출산을 하게 되면 짧게는 21일, 길게는 49일 동안 모공이 오그라든다. 그래서 산후 조리기간 동안 닭 잡고 미역국 끓이고 문풍지 바르고 불 땐 방에서 땀을 내는 것이다. 모공이 닫히지 말고 열려 있도록 하기 위해서다.
모공이 닫히면 어떻게 되는가? 산모의 모공이 닫히면 위험하다. 몸이 붓고 쑤시고 아프고 화상환자처럼 고통스럽다. 앞에서도 설명했지만 피부호흡이 안되면 정맥순환이 멈추게 된다. 그럼 죽음이다. 제 아무리 산후조리를 잘해도 냉성체질 여인들은 후유증이 조금씩 남아있다. 그런데 열성체질 산모들은 찬물에 목욕을 해도 산후풍이 없다. 더욱이 서양 여인들은 산후풍이 없다. 오히려 모공이 닫히는 게 아니고 반대로 커져서 문제다.
이 문제 역시 의학적 기전이 없으니 '장님 코끼리 만지기다.'
목소리 큰 놈이 이기는 게임이다.
산후풍의 원리를 발견하고 나서 세상에 이런 일이~ 했다.
그래서 건방진 생각인지는 모르겠지만 이를 필자의 호를 붙여

'공평증후군' 이라고 이름을 새로이 붙였다.

16. 인체질병의 90%는 심장기능에서 기인한다.

인체에서 질병이 발생되는 원인은 3가지로 요약할 수 있다.

첫째는 유전이다.

내 몸에 질병이 발생되면 먼저 생각해야 되는 부분이 부모님이나 조부모님 그리고 외조부모님의 건강상태를 살펴보아야 한다. 특히 내 혈액형과 같은 혈액형을 가진 분이 어떤 분인가? 를 살펴보면 대략적인 질병지도가 나타난다.

두 번째는 먹거리다.

내 몸에 맞는 먹거리를 먹었는가? 아니면 맞지 않는 먹거리를 즐겼는가? 에서 답을 찾을 수 있다.

용혈지향성은 열성체질인데 용혈성이 강한 음식을 즐겨 먹었다면 언제든지 질병이 찾아올 수 있다. 부적성 음식을 섭취하게 되면 사람이 피곤하게 되고 면역력이 약화되기 때문이다. 면역력이 약화된 상태에서는 어떤 질병이든 어떤 세균이든 쉽게 내 몸을 공격할 수 있기 때문이다. 때로는 부적성 음식 그 자체가 질병을 유발할 수 있다는 점도 간과해서는 안된다.

반대로 응고지향성인 냉성체질이 응고성이 강한 음식을 즐겨 먹게 되면 역시 면역력이 떨어지고 쉬 피곤하며 질병이나 세균의 침입이 용이해진다.

세 번째는 심장기능부전이다.

어떤 이유로 심장기능이 약해지면 언제라도 질병이나 세균의 침입이 용이해진다. 만약 심장기능이 기준치(25mA) 이상으로 강해진다면, 유전질환이나 부적성 음식 섭생에 의한 질병도 모두 해결될 수 있다. 하지만 심장기능이 기준치 이하로 약해진다면 무슨 병이든 막을 길은 없다.

  만약, 누구나 심장기능이 기준치 이상으로만 유지할 수 있다면 100세 이상까지도 건강하게 생활할 수 있다. 유전질환도 전혀 문제가 되지 않는다.

전제2. 우주의 변화와 그 현상

1. 동서양의 위치

동서양의 위치는 무슨 조건으로 정하는가?
자연과학에 의거 공기밀도 차이로 결정한다.
중국 베이징에서 올림픽이 열릴 때였다. 역도 경기장이다. 우리나라 선수가 금메달이 유력한 순간이었다. 아나운서와 해설사간 대화다.

"나머지 선수는 어떻습니까? 네 유럽선수가 있긴 한데 그의 최고기록이 우리선수와 비슷합니다. 하지만 우리 선수가 금메달이 유력합니다. 왜 그렇습니까? 유럽에서 최고기록은 동양에서 나오지 않습니다. 예를 들어 서양에서 최고기록이 100Kg이라면 동양에 오면 99Kg이하로 들게 되거든요. 그건 왜 그렇습니까? 아~ 그것은 공기무게 때문입니다."

이미 많은 사람들이 서양의 공기보다 동양의 공기가 더 무겁다는 사실을 알고 있다. 하지만 패턴 인식이 부족함으로 인하여 응용력이 없음을 아쉬워할 뿐이다. 그 공기의 무게 차이가 앞 지도에서 보는 바와 같이 인도에서부터 유럽, 아프리카와 북미 일부, 남미까지가 서양이며 공기밀도가 동양보다 약하다.

반대로 동양은 아시아 대륙의 인도동쪽 끝부분부터 북미대륙 대부분이 서양보다 공기밀도가 높다.

실제로 보면 인도에서부터 사람들의 코는 높다. 그리고 곡류 값에

⟨동양전도⟩

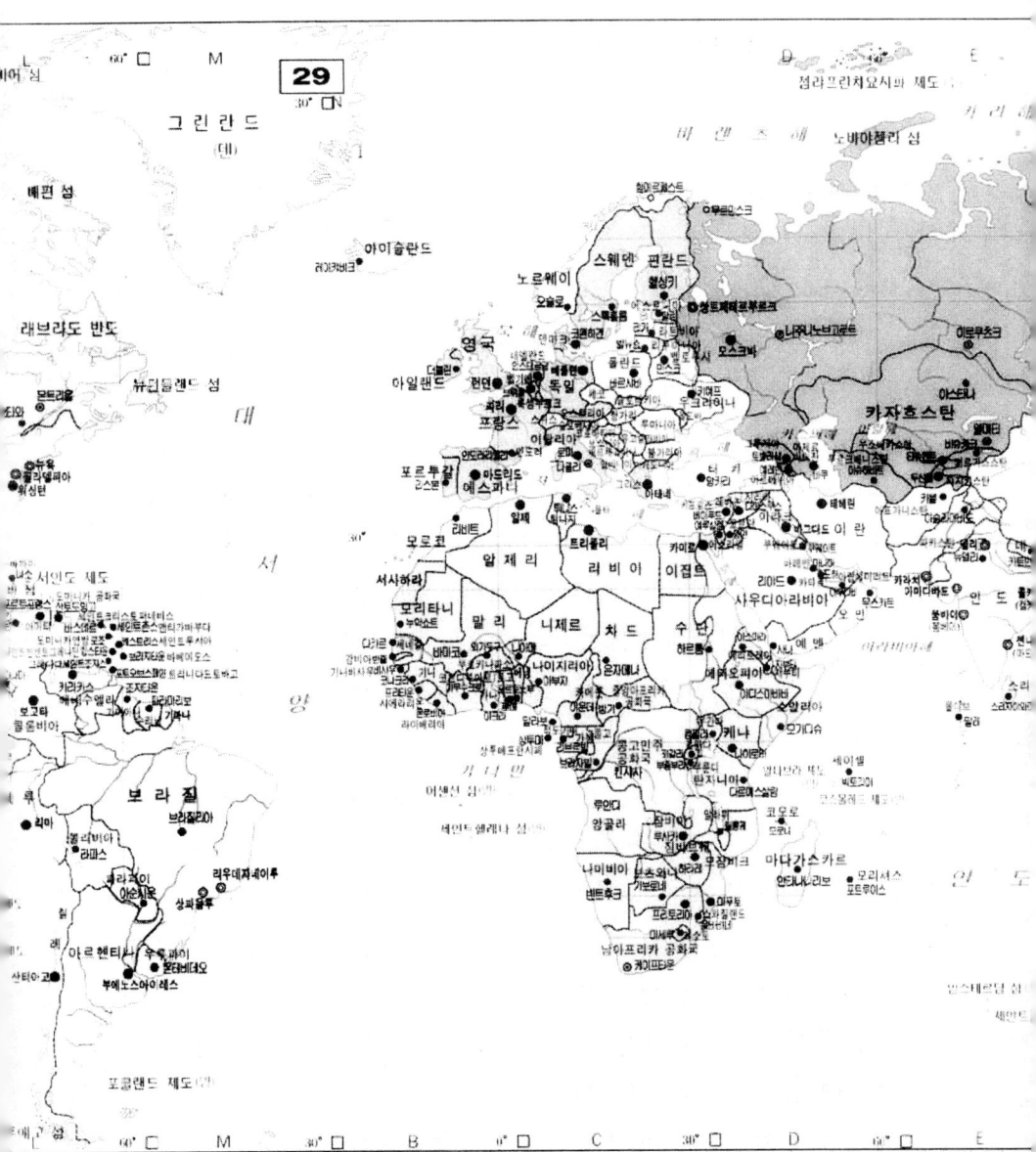

〈서양전도〉

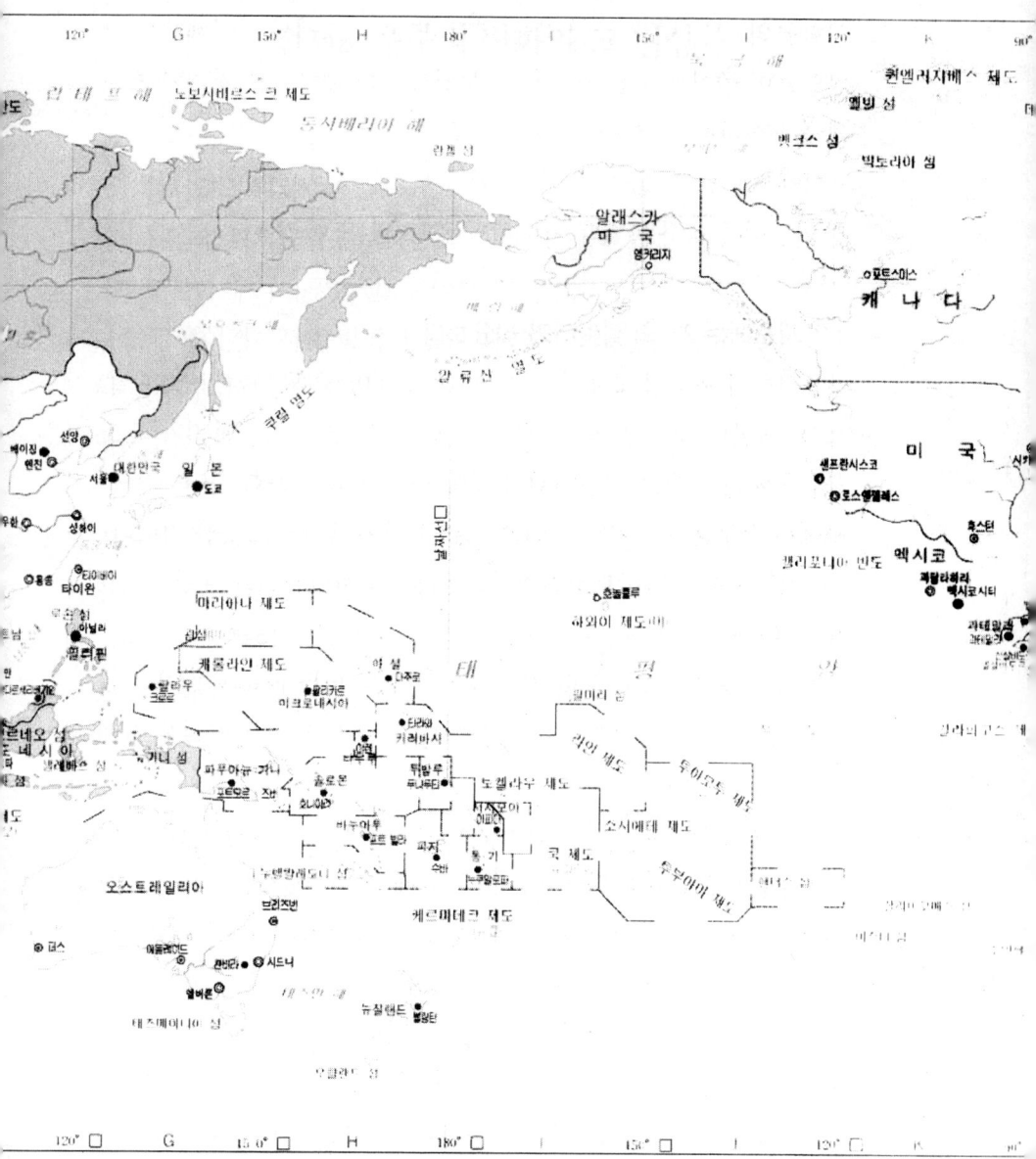

서도 알 수 있는 부분이 있다. 찹쌀을 예로 든다면 쌀, 보리, 밀 등의 값에 있어서 찹쌀이 제일 싼 곡식인데 반하여, 동양으로 건너오면 사람들의 코는 낮고 찹쌀 값은 제일 비싸다. 그래서 미국에서는 서양인들이 좋아하지 않는 그러나 동양인들이 좋아하는 찰기가 있는 쌀을 생산하여 동양으로 수출하고 있는 실정이다.

서양 사람들은 밀이 주식이고 쌀을 먹기는 하지만 찰기가 없는 소위 안남미(동남아 아열대 기후에서 지배 – 일명 통일벼)를 선호한다.

2. 지구에는 2개의 캘린더가 필요하다

우리들이 무의식 속에서 동지가 지나고 (1년중 해가 가장 짧은 날) 소한, 대한이 찾아온다. 그러나 지구의 남반구에서는 하지가 되고 북반구와는 반대로 찜통더위가 찾아온다. 인류의 문화 문명이 북반구에서 대부분 이뤄지다 보니 이러한 현상은 생각지도 못한 것이다.

북반구에서 '화이트크리스마스' 하면 남반구에서는 무엇이라고 해야 할까?

분명 12월, 1월, 2월은 한 겨울이다. 그러나 남반구에서는 6월, 7월, 8월로 한참 뜨거운 여름이다. 달력으로는 겨울인데 실제 날씨나 계절은 여름인 것이다.

그리고 북반구의 여름은 남반구에서는 한참 추운 겨울이다.

동양학적으로 이야기한다면 亥子丑(해자축) 겨울 절기가 巳午未(사오미) 뜨거운 여름이 되고 북반구의 巳午未 여름 절기가 남반구에서는 亥子丑 겨울절기가 되다보니 서로 어긋나는 꼴이 되었다.

날짜 변경선처럼 남반구에도 새로운 즉 6개월 뒤로 하는 캘린더가 필요하다.

초등학교시절 여름은 태양이 가까워져 덥고, 겨울은 태양이 멀어져 춥다고 배웠는데, 그것은 분명 선생님들이 잘못 가르친 오류가 분명하다.

만약 태양이 가까워져서 덥다면 남반구는 왜 추울까?

태양이 멀어져서 춥다면, 남반구는 왜 더울까?

여기서 필자는 또 하나의 새로운 발견을 하게 된다.

사계절이 나타나는 현상은 물론 태양의 남회귀선과 북회귀선을 왔다갔다 하는 과정에서 일어난다.

다음 장을 보자.

3. 지구에 사계절이 나타나는 원리발견

태양이 가까워져서 여름이고, 태양이 멀어져서 겨울이 아니고, 지구 대기권의 수축과 팽창에 의하여 태양광선의 초점이 지표에 가까워지면 여름이 되고 지심에 가까워지면 겨울이 된다.

그래서 태양을 향하여 100m 올라갈 때마다 1℃씩 낮아지는 것이

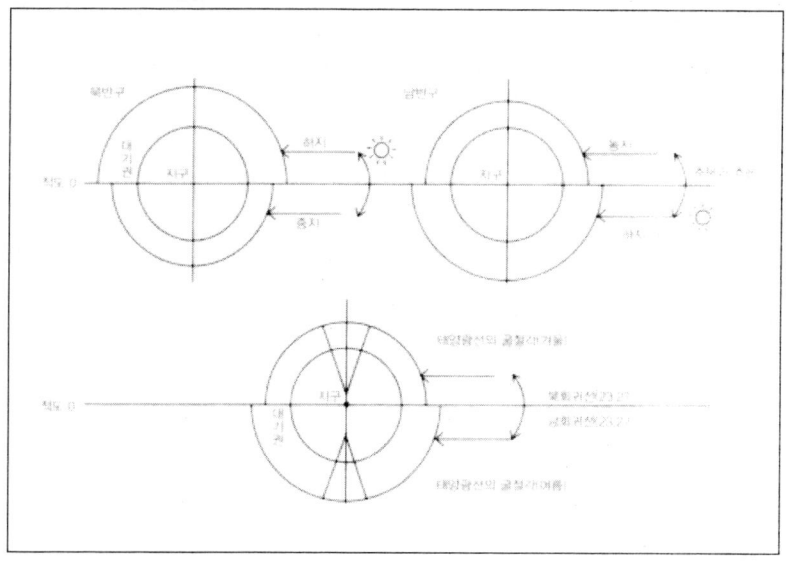

다. 이는 대기권에서 태양광선이 굴절되어 지구를 비추기 때문이다.

다시 말하면 대기권이 렌즈역할을 하고 있는 것이다.

4. 우주의 순환원리
우주의 순환원리는 필자가 지은 '우주변화의 원리이야기(六十甲子는 자연과학의 잣대다)'를 참고하기 바란다.

5. 지구에 365, 26일이 발생하는 원리
지구가 태양을 한 바퀴 도는데 걸리는 시간은 360일이 걸린다. 그런데 문제는 태양이 움직이지 않았을 때의 이야기다. 태양도 은하계를 돌아야 하므로 움직인다. 그 움직임만큼 지구가 더 돌아야 함으로 5.26일이 더 걸린다. 그럼 태양은 은하계를 한 바퀴 도는데 걸리는 시간은 약 72년에서 73년이 걸린다.

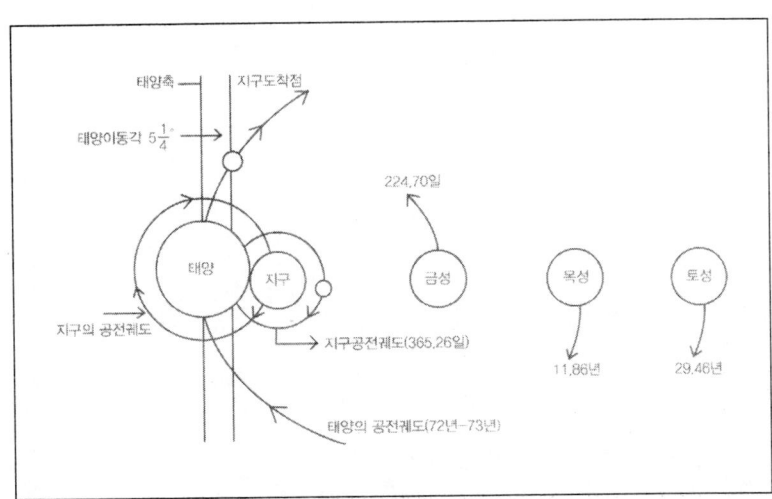

6. 자연의 정화작용에 관하여

지구에서 바다와 육지가 있는데 사람이 사는 곳은 육지입니다. 그 육지는 지구 전체 면적의 1/4이다. 그 중에서는 산이나 사막 등 사람이 살지 않는 곳을 빼면 1/4의 1/10도 안된다. 그곳에서 제 아무리 공해를 유발한다 한들 얼마나 되겠는가?

직접 공해에 부딪히지 않는 한 문제될 만한 일들은 일어나지 않는다.

그리고 낮에는 화독(공해)이, 밤에는 수독(습)이 번갈아 가며 중화시키는 덕에 아침이면 지구촌 어느 곳이나 맑고 상쾌한 공기와 바람을 만날 수 있다. 세상 모든 일에는 양날의 칼과 같아서 좋은 일에도 마가 깃들어 있고, 나쁜 일에도 행운이 깃들어 있다. 이를 두고 세상사 모두가 세옹지마라 한다.

동양철학에서 寅申巳亥(인신사해)를 역마살이라 부른다. 밤사이 어둡고 습했던 가운데 인시에 산바람이 일어나 수독을 밀어낸다. 巳시에 수독이 사라지고 신시가 되면 덥고 탁한 기운을 밀어내는 해풍(골바람)이 일어난다. 해시가 되면 화독이 사라지고 다시 수기가 밀려온다.

이와 같은 지구의 반복 운동에 의하여 자연은 정화되고 생명체는 건강과 생명을 유지하는 것이다.

산에서 풀과 나무가 있고 강에는 수초가 있고, 바다에는 해초가 있고, 그 바다는 밀물과 썰물로 인하여 끊임없이 정화작용이 일어나고 생명체는 안전하게 보존된다. 이러한 자연의 위대함이 어제와 오늘 그리고 내일을 만들어가는 것이다.

제 4부
혈액형 의학이란?

1. 생명학과 물리학

생명학이란 무엇인가?

생명학이란 생명생리에 관한 연구이며 관찰이다.

현대의학은 생명생리에 관해서는 관심이 없다. 왜? 현대의학의 출발점이 건강인의 통계치수를 기준으로 질병을 치료하기 때문이다. 이러한 이유로 건강인도 중환자 진단을 받을 수도 있고 중환자도 건강인의 진단을 받을 수가 있다. 이것이 현재 의료시장의 실제 상황이다. 이러한 실수를 줄이고 의료사고를 사전에 차단함으로써 의료인의 위상을 높이고 직무유기 의료인이 아닌 프로의료인이 되는 지름길이 바로 생명학이다. 생명학은 생명체 전반에 대한 접근으로 생명체의 발현에서부터 생명이 갖는 특성을 연구하고, 생명의 유지에 대하여 관찰하며, 생노병사에 대한 연구이며, 이는 의료인의 큰길을 가기 위함이다.

의자는 의료에 앞서 생명에 대한 경이로움과 존귀함과 소중함과 생명과 자연이 따로가 아님을 스스로 인식함으로써 말 한 마디가 환자를 위로하고 환자를 만지는 손길에 환자가 따스함을 느끼는 그러한 덕목을 갖출 때 비로소 다움의 의자가 아니겠는가?

이러한 생명학을 도외시하고 물질 물리학을 살아있는 환자에게 적용하는 것은 환자를 물건이나 물질 또는 돈주머니로 착각하기 쉽게 만든다.

물질물리와 생명생리는 그 원리 부터가 다르다.

1. 생리와 물리의 원리

생명생리에서의 물과 불의 작용

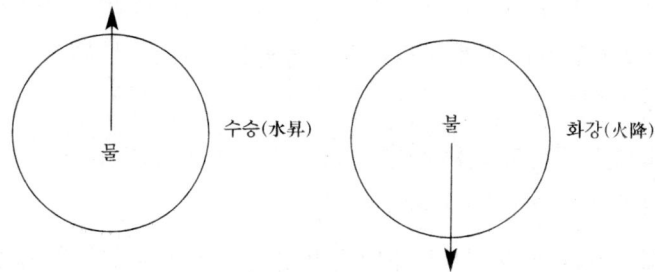

생명체는 풀이나 나무나 사람이나 같은 원리의 적용을 받는다.

초목은 뿌리에서 물을 가지고 잎으로 보내고 가지나 잎은 햇빛을 받아 뿌리로 내림으로써 생명을 유지한다.

사람도 예외는 아니어서 심장(火)은 위에 있으며 불기운을 아래로 보내고 신장(水)은 아래에 있으면서 물기운을 위로 보낸다. 이를 일러 수승화강이라 한다. 만약 이 작용이 멈추면 죽음이고 물질이 된다.

물질물리에서의 물과 불의 작용

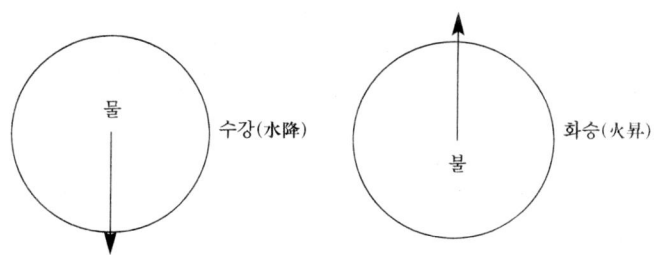

물리에서는 물은 아래로 내리고 불은 위로 오른다. 이를 일러 수강화승이라 한다.

2. 氣의 定義(정의)

동양학이나 한의학에서 주장하는 氣는 무엇인가?

동양학의 단점이라고 하면 단어의 경계가 불분명한 점이라 할 것이다. 그저 氣라는 경계가 없는 두루뭉술한 단어를 남녀노소 대대로 사용하고 있다.

특히 인체에서의 氣는 생명을 다룬다는 차원에서 그 경계를 극명하게 밝혀야할 책임과 의무가 있다.

인체에서의 氣는 외부로부터 생명을 보호하기 위한 인체에서 내뿜는 전자기파가 있고 체표에서 이해와 적아를 구분하는 氣分(기분)이 있고 좀더 내부로 들어가면 氣運(기운)이 있으며 좀더 들어가면 氣質(기질)이 있고, 그 안쪽에 생명을 유지하는 미세 電氣(전기)가 있다.

인체에서 체표 밖으로 내뿜는 전자가파는 우주와 교감하며 사물의 접근을 감지하는 센서(sensor) 역할을 담당한다. 짧게는 30cm에

〈氣〉- 인체 생명체와 우주기운과의 관계

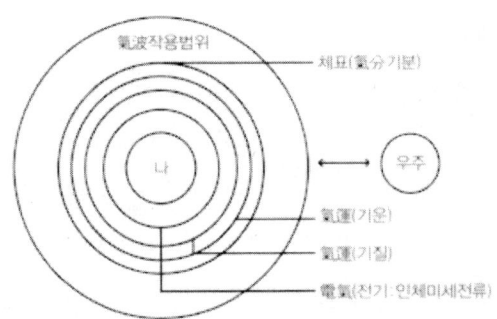

서 멀리는 30m까지이며 생사의 위기시에는 지구 반대편까지 기파가 전달된다.

2. 인체생리체계

인체생리체계는 天氣(천기) 운용체계와 地氣(지기) 운용체계로 나뉜다. 하지만 따로가 아닌 하나의 시스템으로 생명을 유지한다.

다시 말하면, 천기는 지기에 의하여 운용되고, 지기는 천기에 의하여 운용된다.

1) 천기 운용 체계

천기는 공기로써 전제에서 설명함과 같이 폐호흡과 피부호흡, 그리고 장호흡이다. 이 3가지 호흡은 서로 유기적 관계에 있고 하나가 무너지면 다른 두 기능은 자동으로 무너진다. 폐호흡은 동맥순환의 원동력이 되고, 피부호흡은 정맥순환의 원동력이고 장호흡은 물질대사의 원동력이 된다.

2) 지기운동체계

지기라하면 땅에서 생산되는 모든 먹거리를 일컫는데 크게 나누어 오곡백과가 있고, 가축이 있고, 강이나 호수, 바다에서 나오는 생선, 해초, 갑각류 등이 있고, 기타 산짐승이나 들짐승, 조류, 양서류, 곤충 등이 있다.

이들을 총칭하여 먹거리라고 한다.

3) 소화기계의 운용체계

사람이 살아가기 위해서는 하루 3끼니의 식사와 간식, 기호식품

등이 있다. 식사를 기준으로 소화기계의 운용체계를 살펴본다.
먼저 식사를 준비한다.
첫 번째 눈이 식탁을 살핀다. 먹어야 할지, 먹지 말아야 할지, 자신이 좋아하는 음식이 식탁에 있는지, 싫어하는 음식이 놓여있는지 등(검시)
두 번째는 코로써 냄새를 맡아본다. 좋은 향기인지, 싫어하는 냄새는 아닌지 등을 살펴본다.(검취)
세 번째는 좋아하는 것이나 새로운 것을 맛본다(검미). 맛보기에서 OK사인이 떨어지면 그 끼니는 맛있는 식사가 되고, NO사인이 떨어지면 그 끼니는 맛없는 식사가 된다.
네 번째는 저작작용을 하는데 혀가 바쁘다. 방아를 찧는 것처럼 이리 밀고 저리 밀어 침과 잘 버무린 다음 적당한 양을 나누어 목구멍으로 삼킨다. 이때 목젖과 편도가 독성검사와 이물질 제거에 나선다.
만약 독성이 감지되면 즉시 토하거나 내뱉게 된다. 목구멍을 이상없이 통과하게 되면 식도에서부터는 자동능에 의하여 처리된다.
음식이 위장으로 들어가면 위산을 분비하며 위산이 골고루 섞이도록 버무린다.
위장에서 위산과 음식이 잘 버무려지면 위 뒤쪽에 비장이 전신의 혈액 1/4을 끌어모아 비장을 팽창시킨다. 그럼 위장에 버무려진 음식물이 십이지장으로 밀려 내려간다. 이때 위장은 스스로 음식물을 십이지장으로 내려 보내지 못한다.
이때 사지에 있는 혈액이 비장으로 동원된 관계로 사지가 힘이 없고 나른해진다. 이 상태를 식곤증이라 한다.
십이지장으로 음식이 모이면 위에서 신맛으로 버무려진 음식물이 발효가 잘 되도록 십이지장액이 나와 짠맛으로 버무린다. 그리고 발효되기를 기다린다.

　십이지장에서 발효가 잘 되기 위해서는 반드시 담즙과 간즙, 췌장즙 그리고 십이지장액이 충분히 나와 주어야 한다.

　만약 그렇지 못하면, 2시간이면 끝나는 발효가 끝나지 않고 십이지장 안에서 부글부글 끓게 된다. 물론 소장의 공장으로 내려가야 할 음식은 12문이 닫혀있어 내려가지 못한다. 부글부글 발효가 되기 위하여 끓을 때 가스가 발생한다. 발생된 가스는 아래로 내려가지 못하고 위장으로 올라온다. 그럼 위장에서는 다시 음식물이 들어오는 줄 알고 위산을 분비한다.

　위에는 음식물은 없고 가스만 있기 때문에 분비된 위산으로 위벽이 상하게 된다. 이것이 위염이다. 여기서 가스가 더욱 발생되면 트

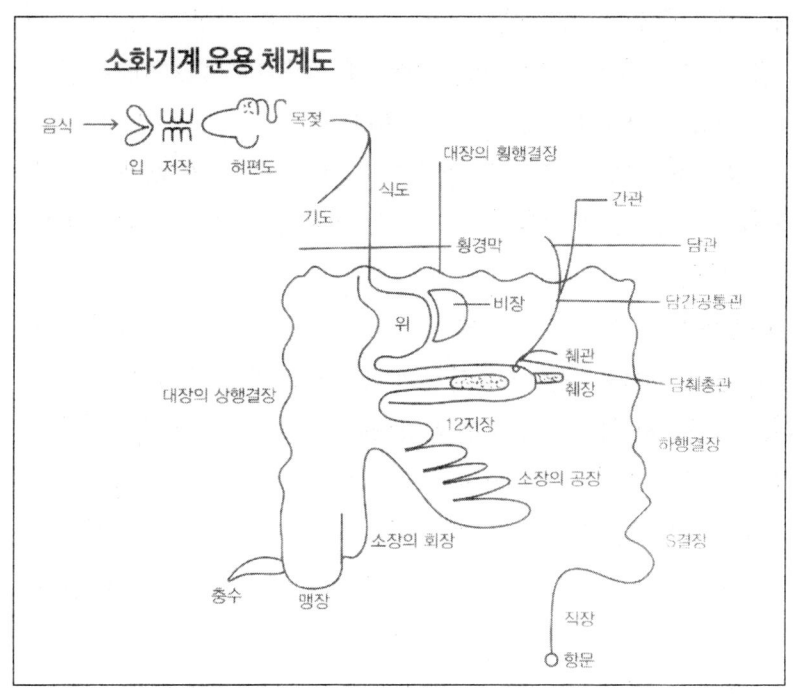

림이 나오기 시작하는데 이 트림을 타고 위산이 식도를 타고 입으로 나온다. 그럼 식도가 상하고 입에서는 신물이 나온다. 이때는 식도가 상하니 이를 식도역류증이라 한다. 이렇게 2시간 이상을 씨름하다가 소장의 공장으로 음식물이 내려가면 발효된 막걸리를 거르듯 물이 쏟아져 발효된 음식물을 희석시킨다. 희석된 음식물은 소장의 회장에서 발효된 7미크론 이하의 작은 알갱이를 물과 함께 흡수한다.

여기서 간의 중요성이 다시한번 확인되는 과정이 있다. 만약 몸에서 필요한 영양소가 있을 때 예를 들어서 골다공증의 몸일 때 칼슘이 필요한데 간에서 마중물격인 칼슘분해 효소를 분비하지 않으면 먹는 음식물 속에는 칼슘이 많이 들어 있어도 십이지장에서 발효시간에 칼슘분해가 안되었으므로 소장의 회장에서 영양소를 흡수할 때 칼슘은 흡수되지 않는다.

냉성체질은 우유분해효소인 낙타아제가 분비되지 않으므로 인하여 우유흡수가 안되는 것과 같은 이치다.

소장의 회장에서 영양소가 흡수되고 남은 찌꺼기가 소장의 마지막 관문인 충수돌기(막창자 꼬리)를 지날 때 고단백질(굳기름)이 이곳에서 분해 흡수된다.

대장의 맹장, 상행결장, 횡행결장, 하행결장을 지나면서 빨래 짜듯 수분을 제거한다. 수분이 제거된 음식물 찌꺼기는 S결장에 모여 쌓이고 신장에서 체압이 올라갈 때 압력을 내리기 위하여 변을 내보내라는 명령을 내리게 되면 우리는 변의를 느끼게 된다. 이렇게 하여 소화가 정상적으로 운용될 때 약 6시간 정도가 소요되며 한 끼니의 식사가 대변으로 나오게 된다.

이것이 우리 인체의 소화기계 운용체계이다.

4) 영양의 흡수체계

인체는 모든 system이 완전 자동화되어 있다.

그래서 사실은 사람이 인의적으로 몸을 걱정할 필요는 없다. 인체를 팔아서 먹고 살아야 하는 직업군이 문제다.

한 예를 들어보자. 여기 골다공증 환자가 있다. 물론 의사는 단연히 칼슘처방을 한다. 그럼 칼슘처방을 받은 골다공증 환자의 골다공증이 치유되는가? 의사가 칼슘처방을 하는 것은 골다공증 환자가 좋아질 것이라는 바램 때문이다.

이것이 바로 물리학 개념이라는 것이다.

골다공증 환자는 이미 오래전부터 칼슘이 들어있는 음식을 안 먹어서가 아니고 칼슘분해효소가 말라버린 탓이다. 마중물이 없는데 어찌 펌프에서 물이 나오길 기대하는가?

서울에 사는 K씨는 지방분해효소가 나오지 않는 관계로 계란이나 우유, 심지어 요구르트만 마셔도 팔다리가 쑤셔서 참을 수가 없었다. 얼마나 고통스러웠는지 대학병원은 기본이고 유명하다는 소문난 곳은 모두 찾아 다녔단다.

90년대 일이다. 필자를 만나고 한 달도 채 안되어 계란은 물론이고 고기를 먹어도 쑤시는 통증은 찾아오지 않았다. 그 관계로 가족이 모두 상담을 받을 일이 있었다. 마중물이 문제였다.

인체에서 무엇인가? 필요하면 인체 스스로가 마중물을 준비한다.

즉 필요한 영양소의 분해효소를 만들 수 없는 상황이 돼버린 것이다.

인체가 필요한 모든 영양소의 분해효소는 간에서 생산된다.

인체에서 간기능만 온전하다면 누구를 막론하고 영양부족이나 영양결핍은 일어나지 않는다.

5) 대소변의 배출체계

사람들이 흔히 생각하기를 소변이상은 방광에서, 대변의 이상은 대장에서 라는 생각을 많이 하고들 있다.

그런데 인체 생리체계는 전혀 그렇지가 않다.

인체는 인간의 상상을 뛰어 넘는 합리성을 지니고 있다. 배설해야 되는 대소변도 그냥 배설하는 것이 아니다. 우리가 일상생활에서 폐품을 재활용하듯 인체는 대변도 소변도 유용하게 활용하면서 배설한다.

즉 대변은 체압조절용으로 활용하고 소변은 체온조절용으로 활용한다.

풍선이나 타이어처럼 적당한 압력이 있을 때 탄력이 생기고 제 기능을 다할 수 있듯이 인체도 압력이 필요하다. 이 압력을 조절하고 장간의 기능구분을 위하여 존재하는 12괄약근이 있다. 구중궁궐에 12대문이 있는 것과 같은 이치다.

사람이 힘을 무리하게 사용하면 항문이 열려 변이 나와 버리는 경우도 있듯이 사람은 자기 체력에 무리하지 않고 맞는 힘을 사용해야 괄약근에 무리가 되지 않고 손상 받지 않는다. 그래서 사람이 따뜻한 곳에 있으면 장압이 높아져 변의가 발생한다.

또 소변은 체온조절에 필요하다. 추운 곳에 가면 소변이 마렵듯이 소변을 체온조절용으로 활용한다.

이와같이 대소변의 배설에는 신장기능이 주관함으로 대소변의 이상은 신장기능의 강약에 기인한다.

6) 남녀의 생리체계

'남녀 7세 부동석' 이라는 속담이 있다. 남자와 여자는 분명 같은 사람 임에는 틀림이 없다. 그러나 생리체계가 다르므로 생각, 사고방식, 행동 등 모든 면에서 남자와 여자는 다르고 대칭된다.

먼저 남자의 생리체계는 8이라는 공식이 적용된다.

8세가 되면 성장호르몬과 성호르몬이 분리된다.

16세가 되면 성징이 나타나고 아이를 임신시킬 수 있는 온전한 정자가 생산된다.

24세가 되면 성장이 멈추고 성장호르몬은 순환촉진 호르몬으로 바뀐다. 성장호르몬이 분비되는 흉선과 갑상선은 남녀가 같다.

32세가 되면 노화가 시작된다고 한다. 40세, 48세, 56세, 64세가 되면 성력이 떨어지면서 노인화가 되어간다.

여자의 생리체계는 7이라는 공식이 적용된다.

7세가 되면 성장호르몬과 성호르몬이 분리된다.

14세가 되면 성징이 나타나고 가임여성이 된다.

21세가 되면 성장이 멈추고 성장호르몬은 순환촉진 호르몬으로 바뀐다.

28세가 되면 노화가 시작된다.

35세, 42세, 49세가 되면 개인차이는 있지만 생리가 끊어지고 대신 남성호르몬 분비가 많아진다. 56세가 되면 노인화가 진행된다.

7) 음식의 적부적 관리체계

인간이 아직 동물적 생활 속에 있을 때는 본능적으로 다른 짐승들과 마찬가지로 좋은 것과 해로운 것을 스스로 가려 먹었을 것이다.

그러나 차츰 도구를 사용하고 문자를 사용하면서 기록을 남기게 되고 그 기록이 쌓여감에 따라서 본능은 퇴화되고 기록에 의지하게 됨으로써 좋은 것과 해로운 것을 구분할 수 없는 지경에 이르게 되었다. 이러한 이유들로 하여금 이제 즉석에서는 알 수 없지만, 그 해로운 것들이 쌓이고 쌓여서 피로와 과로가 겹치면 바로 질병으로 연결된다. 그나마 다행인 것은 오장의 기능이 정상일 때는 위장기관 위에서 독성이 발견되면 구토를 하게 되고, 위장기관 아래에서 독성이 감지되면 곧바로 설사로서 해결된다. 사람에 따라 차이가 있어서 위에서 독성이 감지되어도 설사가 나는 사람, 설사와 구토를 같이 하는 사람이 있다. 이 증상이 음식을 잘못 먹어서 일어나는 토사곽란인데 요즘 용어로는 식중독이다.

특이한 사항 없는 식중독에는 냉성체질은 끓인 물을 1분에 한 컵씩 계속 마셔주면 5분에서 10분이면 대개 멎는다. 만약 그렇지 않으면 탈수 현상이 일어날 수도 있다. 인체에서 독성이 감지되면 수분을 흡수해야 하는 대장에서 거꾸로 수분을 내보내서 장을 청소하는 자기방어 시스템이다.

그런데 맑은 물을 마셔주면 아~ 이제 몸에서 수분을 내보내지 않아도 되겠구나 하는 자가 인식으로 설사가 멎는다. 다만 이때 순수한 맑은 물이라야 한다. 보리차 등 무엇인가 조금이라도 들어간 물은 역효과가 난다. 그래서 병원에서 설사환자에게 보리차를 먹이는 관계로 쉽게 설사가 멎지 않는 것이다.

열성체질은 끓인 물이든 일반 생수든 맑은 물이면 된다.

오래된 일인데 서울의 L씨는 중국집에서 회식을 하고 집에 왔는데 잠자리에 들려는 순간부터 28번째 설사를 했다고 초죽음이 되어 있었다. 마침 아들 치료를 위해 아침일찍 들렀는데 그 이야기를 듣고 맑은 물로 정확히 1분에 한 컵씩 마시게 했다. 아들 치료가 끝나기 전에 알려왔다. 너무 배속이 편안하고 설사도 멎었단다.

만약 특이한 사항 즉, 어떤 독성 식약 때문이라면 먼저 해독조치나 위세척을 해야 하겠지만 응급조치를 했음에도 차도가 없을 시에는 오염물질이 중금속인지 화학성 인지를 먼저 확인해야 한다.

중금속이 원인이라면 감초 한 주먹(약 100g)을 물1되에 넣고 끓여서 5분 간격으로 한 컵씩 마셔주면 수은중독도 말끔하게 해독된다.

화학성일 경우는 쇠비름 생즙을 1시간마다 한 컵씩 3~5회 마셔주면 곧 정상을 되찾는다. 양잿물이나 농약, 방부제 등 어떤 화학성도 즉석에서 풀린다.

8) 인체의 정보 관리체계

우리가 일반적으로 생각할 때 모든 정보가 뇌에 저장되어 있는 줄 안다. 그러나 뇌에는 교환기가 있을 뿐이다. 육감(이목구비설신)을 통하여 정보가 입력되면 신장으로 집합된다. 신장에 집합된 정보는 중추신경을 타고 연수를 지나 교뇌로 교뇌에서 중뇌로 정보가 도착하면 대뇌코드에 꽂힌다. 다시 말하면 중뇌는 교환실이다.

몸에서 전화를 걸면 교환수(교뇌)가 몇 번을 대 드릴까요? 하면 100번이요 할 때 교환실에서 100번에 해당하는 번호에 코드를 꼽는다. 코드에 꼽힌 대뇌영역(100번)에서는 전화를 수신한다. 대뇌에서 여보세요 100번입니다 하면 이미 정보교환은 끝난다. 즉 운동영역은 소뇌로 생각영역은 중뇌를 통하여 교뇌로 교뇌에서 다시 연수로 연수에서 다시 중추신경을 타고 신장으로 신장에서는 심장으로 심장에서는 생각 결과를 언어영역으로 교환된다. 심장에서는 어떻게 생각을 하는가?

모든 정보는 몸에 저장되어 있고 생각은 혈액에서 추출한다.

만약 몸에서 교환수에게 100번을 요청했는데 교환실에서 101번에 코드를 꽂게 되면 생각영역으로 정보가 가질않고 행동 영역으로 나타날 수가 있다.

이것이 치매현상이다.

또 교환실에서 100번에 코드를 꼽아야 할 시간에 꽂질 않았다면 그것이 망각이다.

어린이가 심하게 놀래면 옷에 오줌을 싸고 나서 운다. 그것은 정보가 신장에 이를 때 이미 작용이 일어나 버린 것이다. 그리고 정보가 정상으로 진행 됐을 때 그때야 울게 되는 것이다.

또 하나 무엇인가? 불길한 예감이 들면 피부에 소름이 돋고 그 후에 등골이 오싹하고 그 후에 머리끝이 쭈뼛 선다. 이 현상이 바로 정보가 전달되는 과정임을 알려주는 것이다.

이것이 살아 있는 자에게 정보가 전달되는 정보체계이다.

9) 서양의 金性(금성)과 동양의 木性(목성)

동양학에서 서방금, 동방목이라는 말이 있다.

인의적으로 만들어낸 말이 아니다. 이유가 있고 이치가 있고 깊은 뜻이 있다. 다만 우주의 원리일 뿐이다.

'인장지덕이요. 목장지패' 라는 속담이 있다.

서양인은 금성의 속성을 지녀 날카로운 전면과 너그러운 후면이 있다.

동양인은 목성의 속성을 지녀 너그러운 전면과 잔인한 후면이 있다.

서양인은 사람들과의 관계에서 이익을 계산하고 동양인은 도덕을 논한다. 그러면서도 동양에서는 자식을 버리는 경우가 있고 서양에서는 그 자식을 입양하는 경우가 있다. 설사 고칠 수 없는 불구아이라도 자신의 꿈을 꺾어 가면서까지 입양하여 정성을 다 바쳐 기르고 보호하는 기사를 보고 감탄을 금할 길이 없었다.

물론 다 그렇다는 것은 아니지만 여기서는 성향이나 기질에 대하여 논하고 있다. 동양인은 급하고 서양인은 느긋하다. 이러한 기질과 성향이 질병을 치료하고 예방하는데 어떤 지표가 될 수 있다.

혈액형 의학에서의 관찰은 열성체질이 전자에 해당하고 냉성체질은 보편적으로 후자에 속한다.

10) 心家之身(심가지신)

흔히 사람들은 '세상사 마음먹기에 달렸다.' 라고들 하는데 분명한 것은 몸에 아무런 이상이 없을 때에 할 수 있는 말이다.

어디까지나 마음은 몸에서 나온다. 몸이 불편하면 마음도 불편하고 몸이 아프면 마음도 아프다. 몸이 불구가 되면 마음도 불구가 된다. 그래서 콤플렉스나 트라우마도 몸에서 비롯된다.

어떤 사람은 못 생겨서, 어떤 사람은 게을러서, 어떤 사람은 느려서, 어떤 사람은 이기적이라서, 어떤 사람은 과민성이라서, 어떤 사람은 신경쇠약이라서, 어떤 사람은 과잉반응이라서 주위 사람들로부터 따돌림을 당하거나, 기피인물이 되거나, 귀찮은 존재가 되어 마음에 깊은 상처를 받는다.

이럴 경우 사람들은 성격의 문제라든가, 마음의 문제라고들 이야기한다. 하지만 대부분 몸이 따라주지 않음으로하여 발생되는 성격 형성 또는 마음씀이 되는 것이다.

사실 부부사이라도 건강하지 않으면 서로에게 짐이 된다. 입으로만 사랑한다고 하는 것은 오래가지 않는다. 내 몸 간수가 되지 않으면 상대방으로 하여금 멀리 떠나게 하는 그리고 사랑이 원망으로 바뀌게 되는 것이다.

옛말에 '긴 병에 효자 없다.' 라는 말처럼 내 몸 간수가 안되면 상대를 사랑하는 것이 아니라 지옥을 체험하게 하는 결과가 되어 버린다.

또 하나 우리의 의식 중에 대단히 잘못된 부분이 하나 있다. 사랑의 태과다. 사랑의 태과가 생소하겠지만 바꿔 말하면 지나친 사랑이다. 사랑이 지나치다보면 상대를 지옥으로 그리고 내 인생을 대리하도록 강요하게 된다.

그럼 상대방 인생은 무엇이 되는가?

진정한 사랑, 참 사랑은 상대의 인생을 살도록 간섭하지 않고 관망하는 것이다. 그리고 설령 잘못된 길을 가더라도 스스로 되돌아와 바른 길을 가도록 해야 한다. 그러기 위해서는 절대 간섭이나 충고를 해서는 안된다. 다만 지켜보고 있다가 도움을 요청할 때 그때 슬쩍 도움되는 한 마디가 필요할 뿐, 때는 이때다 하는 생각으로 충고랍시고 긴 사설을 늘어놓으면 다시는 구조요청을 하지 않게 된다. 세상에서 가장 쉬운 것은 충고요, 가장 어려운 것은 실천이다.

필자는 환자를 상담할 때 걱정도 욕심이라고 말한다.

남편이든, 아내든, 심지어 자식이라도 올바른 길을 안내한답시고 자신의 삶에서 얻은 상식이나 지식으로 남을 충고하거나 간섭하게 되면 도와주는 것이 아니고 앞길을 가로 막는 장애물이 되어 버린다.

그래서 옛 어른들은 길을 갈 때 자식들은 앞에서 가게하고 어른들은 뒤따라오도록 한다.

우리는 너나할 것없이 '안돼, 하지마, 이것해, 저것해.' 하는 식의 명령뿐이다. 가정에서 일어나는 이러한 습관이 상식이 되어 사회를 지배하다 보니, 우리 사회가 타협이 어렵고, 논쟁이 불가능하고, 창의력이 빈약해졌다.

몸이 없는 마음은 존재하지 않는다. 오직 살아있는 몸에서만 마음이 나온다.

3. 동양과 서양이 다르다
동양과 서양은 우주이치상 대단히 상대적이다.
동양학 이론에 의하면 동방목(東方木), 서방금(金)이라 한다.
따라서 목과 금은 동서를 상징하고 상징한 만큼 그 성향의 유사성도 엿보인다.

2) 산후조리
여자가 결혼해서 아이를 낳게 되면 "산후조리"를 해야 한다.
문제는 동서양의 반대적 상대적인 방법의 차이점이다.
우리나라에서는 임산부가 아이를 낳게 되면 산모라고 명칭이 바뀐다. 산모는 아이를 낳은 날로부터 7×7일을 조리해야 한다. 문제는 한여름이라도 문풍지를 바르고 문 하나만을 사용해야 하며, 방에 불을 때고 따뜻하게 해야 하며 닭고기에 미역국을 끓여 뜨겁게 먹고 마시며 땀을 내야 한다. 바람과 찬물은 절대 금물이다.
왜? 왜 이런 전통이 생겨났을까?
필자도 독자제현들과 같은 생각으로 의문을 풀길이 없었다.
그런데 필자가 의학을 연구하고부터 얻은 정보인데 서양 여인들은 아이를 낳고 나면 얼음을 씹어 먹고 얼음으로 온몸을 마사지 해 준다? 하지만 그 누구도 동양의 산후조리법도 서양의 산후조리법도 그 이유에 대해서 아는 자가 없고, 오직 전통방식이라는 것 이외에는 아무런 단서나 정보가 없었다.
그런데 우리의 산후조리 방식에서 혹시나 산모가 바람을 쏘이거나 찬물을 묻히면 그 부위가 붓는다는 것이다. 그리고 훗날에 가서 산후풍이라는 질병이 발생한다는 것이다.

어떤 분은 병원에 가서 산후풍 이야기를 했더니 그러한 병명은 없고 그냥 신경성 질환이라고 하면서 약을 주더라는 것이었다. 그러나 약 먹을 때뿐 수시로 관절에서 찬바람이 일어난다는 것이다.

더욱 황당한 것은 한의원에 가면 어떤 한의사들은 아이 낳은 여자들은 무조건 산후풍이라고 한다. 정확한 원인을 알고 하는 진단이 아니고 의례적으로 관행적으로 산후풍이라는 진단을 하고 있었다. 그렇다고 낫는 것은 더욱 아니었다. 일명 날궂이 병이다. 비가 오려고 하거나 습도가 높아지면 의례적으로 몸 전신이 쑤시고 관절이 아프고 하는 것이 노인들의 신경통과 아주 흡사하다.

그렇게 고민하던 어느 날, 삼매중에 인체를 여행하는데 그 순간 답을 보게 되었다. 이 세상 그 누구도 상상할 수 있는 해답이 아니었다. 그러니 의사도 한의사도 연로하신 노인 분들도 그 누구도 알 턱이 없었다. 그 풀 수 없었던 수수께끼의 비밀은 산후산모의 피부 변화였다.

동양 여인들은 산후 49일간 피부 모공이 오므라드는 현상이고 서양여인들은 피부모공이 확대되는 현상에서 오는 자연의 섭리에 있었다. 그래서 동양에서는 피부모공이 오므라드는 현상을 방지하기 위하여 뜨거운 방에서 땀을 내어 모공이 막히는 것을 방지하기 위한 조치로 동양인의 오랜 경험에서 온 지혜였다.

반면 서양에서 산모는 피부모공이 커지는 것을 방지하기 위하여 얼음을 씹어 먹고 얼음 마사지를 해야 했다. 이 또한 서양인의 오랜 경험에서 온 지혜였다.

단 문제는 동양의 산모다, 만약 산후조리를 잘못하여 모공이 수축하게 되면 어떤 현상이 나타나는가? 화상으로 인하여 피부호흡이 안 되는 것과 같이 체내순환이 어렵게 된다.

앞에서 호흡에 대하여 설명했듯이 피부호흡이 원활하지 않으면 정맥순환이 느려지고 따라서 동맥순환 대사순환까지 도미노를 일으키며 체내 생명순환이 느리게 되면 몸이 붓고 관절과 근육에 통증이 발생한다.

또한 에너지 과다사용으로 몸은 늘 물먹은 솜 마냥 쳐지고 무겁다. 왜 에너지가 과다사용 되는가?

안 되는 것을 되게 하려는데 엄청난 에너지를 쏟아 부어야 하기 때문이다. 마치 과부하 걸린 기계의 모터처럼!

기능은 못하면서 전기소모는 많아지고 그 현상이 지속되면 모터가 타버리듯! 그런데 여기서도 또 다른 현상을 발견하였다.

동양여인이라 할지라도 열성체질은 산후풍이 없다는 사실이다.

어떤 한의사들은 주부들은 무조건 산후풍이 있다고 하는데 아니다. 만약 열성체질 주부가 산후풍이라면 그것은 산후풍이 아니고 식약의 독성 때문이다.

사람들이 흔히 하는 말로 몸보신할 때 "남자는 개, 여자는 흑염소"라는 이야기를 많이 하는데 실제는 그게 아니고 열성체질은 개, 냉성체질은 흑염소라고 해야 맞는 것이다. 또 산후조리에는 가물치라는 말이 있고, 이 또한 산모들이 많이 먹고 있는데 이는 대단히 위험한 일이다. 실제로 산모가 가물치를 고아먹고 응급실에 실려 가는 경우가 종종 있다.

가물치는 강한 냉성식품으로 냉성에게는 백해무익하고 열성에게는 기력을 보강하고 원기(면역력)를 돋구는데 매우 효과적인 민물고기이다.

2) 동서양비교표

	동양	서양
얼굴	눈이 나오고 코가 작다.	눈이 들어가고 코가 크다
체질	냉성체질이 많다.	열성체질이 많다
냠냠노소우선순위	노인→남자→어린이→여자	어린이→여자→노인→남자
산후조리	21~49일간 땀을 낸다	얼음 씹어 먹고 얼음 마사지
산후풍	있다	신경성이다
질병 초발생	변비가 만병의 근원이다	감기가 만병의 근원이다
모공	작다	크다
약한장기	선천적으로 신장이 약하다	선천적으로 폐가 약하다
위장병	쳇증	소화불량
건강관리	보약을 먹는다	운동을 한다
술중독	막걸리에 중독이 된다	양주에 중독이 된다
담배	담배 피우다 죽는 사람은 없다	담배 피우다 죽는 사람 많다
손사용	오른손잡이가 많다	왼손잡이가 많다
목욕	때를 불려서 때 타올로 민다	거품목욕으로 때를 녹인다
연필깎기	칼날을 밖으로 밀어 깎는다	칼날을 안쪽으로 당겨 깎는다
신체	작다	크다
재판	잘잘못을 가린다	저울질 한다
학문	철학적이다	물리학적이다
식사	급하게 먹는다(5~10분)	천천히 먹는다(1시간)
짐승	작다	크다
난초	작다	크다
노소관계	목장지패(木長之敗)	인장지덕(人長之德)
언어의 존칭	어두에 붙인다(감사합니다)	어미에 붙이다(고맙습니다)

3) 보약과 운동

동양과 서양은 일반적인 시각으로 보면 대평양을 중심으로 날짜 변경선이 있어서 동양의 오늘은 서양의 내일이고, 서양의 오늘은 동양의 어제로 날짜만 다를뿐 그 무엇도 다르지 않다.

마치 태양은 동에서 떠서 서쪽으로 기울고, 달은 서쪽에서 떠서 동쪽으로 기울 듯이 동양과 서양이 서로 다른 양상을 띠고 있다. 남녀가 다르듯이!

보약과 운동은 동서 공히 건강관리에 대한 방법인데 우리는 언제 어디서나 "건강" 하면 "보약" 이다. 그래서 보약에 대한 설도 가지가지이다.

밥이 보약이여, 가을 전어는 집나간 며느리가 돌아온다.

여름 아욱국은 문 걸어 잠그고 사위만 먹인다.

닭은 미주알, 오리는 혓바닥이다.

어두육미 또는 어두일미다.

약이라면 뭐니 뭐니 해도 산삼보다 더 좋은 것은 없당께!

백사는 죽은 사람도 살릴 수 있다는디…

일반적으로 한의원에 가면 십전대보탕에 인삼을 추가하고 녹용을 넣어 달여 준다. 그래서 인지 보약의 대명사는 녹용이다. 녹용은 사슴의 뿔인데 추운지방에서 오는 것일수록 비싸다. 강추위를 이기고 살고 있으니 열량이 풍부하다는게 그 이유다.

따라서 시베리아산이나 알래스카 산을 최고로 치고 있다.

그러면 건강관리에 대하여 서양은 어떤가?

운동이다. 서양풍경을 보면 남녀노소가 시간만 나면 뛰고 걷는 것이 습관이다. 특히 아침저녁으로는 대부분의 사람들이 조깅을 한다.

물론 필자는 아직 유럽등지의 서양을 가본일은 없다. 하지만 영화나 뉴스를 통하여 충분히 유추할 수 있는 내용이다.

그래서인지 언제부터인가 병원에서 의사들의 단골메뉴가 되었다.

"운동하세요? 운동 안하면 안 됩니다. 운동을 해야 근육량도 늘어나고 비만을 일으키는 지방도 줄고요. 거의 강압적이고도 명령조다. 요즈음은 이제 운동에도 처방전이 있다.

그런데 문제가 있다. 5장6부에 문제가 생긴 냉성체질에게는 운동이 독이라는 사실은 모르고 있다. 특히 냉성체질 중에서도 신장과 심장기능이 약한 사람들에게는 심각한 문제를 일으킬 수 있다.

등산이나 조깅, 산책 등 운동하다가 심장마비로 유명을 달리하는 사람들을 많이 보아 왔다.

또 요즘 의사들은 살찐 사람만 보면 무조건 살 빼고 오세요 살 빼지 않으면 치료 안돼요? 한다 물론 비만은 병이다. 문제는 의사도 살 빼는 방법은 물론 살찌는 원인에 대해서도 깜깜하면서 의학을 몰라서 찾아온 환자에게 살 빼고 오시라! 참 - 환자노릇도 쉽지 않을 것 같다. 동양과 서양은 본능적으로 체질적으로 습관적으로 사고개념이 달라서 하는 짓도 다르다. 이러한 모든 근원은 공기밀도의 차이에서 부터라는 사실을 알고 있을까?

4) 온천과 냉수마찰

그 옛날 필자가 어렸을 적 온천하면 온양온천과 동래온천만 생각했었다. 그래서인지 어느 부자 집 사람이 온천에 갔다 왔다면 무슨 천국이나 갔다 온 듯 모두가 부러워했다.

지금은 기술이 좋아서인지 실제로 온천수가 쏟아져서 인지를 잘 모르겠지만 어지간한 동네에는 다 있다. 옛날 목욕탕 수준처럼…

분명 온천이 많다는 것은 우리에게는 너무나 좋은 일임에 틀림이 없다. 때도 밀고, 피로도 풀고, 마사지도 받을 수 있고 온갖 호사를 다 누리고들 살고 있다.

특히 겨울철 효도관광이라고 하여 늙으신 부모님을 모시고 온천여행 다녀오는 것을 첫손에 꼽았다. 그것은 날씨가 추워져서 온몸이 수축하면서 일어나는 신경통 때문이었다.

그러나 서양에서는 추운겨울에 냉수마찰을 즐긴다고 한다.

특히 서유럽이나 러시아등지에서는 남자들이 호수에서 얼음을 깨 놓으면 여자들이 물속에 뛰어 들어 냉수목욕을 즐긴다.

왜? 이 또한 동양인과 서양인의 피부모공에 대한 차이 때문이다.

동양인은 겨울에 오므라드는 모공을 늘리는데 온천이 제격이고, 서양인은 겨울임에도 많이 수축하지 않는 큰 모공을 줄여 체내의 열 손실을 줄이는데 냉수마찰이나 얼음목욕이 도움을 주기 때문이다.

결국 해보니 몸에 이롭다는 것을 알게 된 그들만의 습관 된 행사들이다.

5) 사고(思考)의 근원이 다르다

오직 일만을 위해서 태어난 남자, 오직 사랑만을 받고 싶어 태어난 여자, 그 남자가 보는 여자? 그 여자가 보는 남자?

서로가 이해하기는 너무나 먼 당신이다.

돈 버는데 재미가 있고 돈 벌 때 희열을 느끼는 사람, 돈을 쓰는데 재미가 있고 돈 쓸 때 만 희열을 느끼는 사람 돈 버는 사람이 보는 돈 쓰는 사람? 돈 쓰는 사람이 보는 돈 버는 사람?

인간도 천층 만층 구만층이라는 말이 있다.

사람이라 해서 다 같은 사람이 아니다. 다 각자의 개성이 있고 취미가 다르고 기호가 다르고 목표가 다르고 하는 일이 다르고, 웃는 바가 다르고 우는 사연이 다르고 희열을 느끼는 바가 다르다.
　동양인이 보는 서양인? 서양인이 보는 동양인?
　문제는 사고의 개념이 다르다는 사실이다.
　우리가 사유(思惟)하는 근원에는 체면이라 하는 절대가면과 가면 뒤에 숨어있는 사리(私利)가 있다. 이 때문에 먼 옛날 조상부터 대대로 유전된 면면이 흐르는 치레가 있으니 바로 허례허식이다. 그리고 안목은 근시안이면서도 천년을 근심한다.
　여기에 반하여 서양은 어떠한가?
　서양인이 사유하는 근원에는 손익(損益)이라는 절대가치와 그 뒤에 공리(公利)가 숨어있다. 그래서 그들은 정정당당하고 집단을 위하여 희생할 줄 알고, 대를 위하여 소가 희생되는 것을 당연시 한다. 미래를 바라보는 안목 또한 원시안 적이며 사실적 현실주의다.
　이 또한 전반적으로 동양인은 심신장이 약한 반면, 서양인은 심신장이 강함에서 오는 차이라고 볼 수 있으며 이로 인하여 관점이 다르다는 점 간과할 수 없는 부분이다.

6) 불의(不義) 앞에서의 용기
　일본사람들이 세상에서 가장 두려워하는 사람들은 독일 사람들이라고 한다.
　일본은 독일과 함께 2차 대전을 일으킨 장본인들이다.
　전쟁에서 패한 일본인들은 독일인들과 함께 전쟁포로가 되어 소련에서 수용소생활을 함께 했다고 한다.
　그들은 늘 수용소 생활에 불만을 품고 생활개선을 요구하는데 그때마다 소련군은 총으로 대응했는데 총소리만 나면 일본인들은 언제 그랬냐는 듯 바짝 엎드려 쥐 죽은 듯 했다고 한다.

그러나 독일인들은 당당하게 요구조건을 이야기하는데 총을 쏴 쓰러지면 다음 사람이 말을 이어가고 또 쓰러지면 다음 사람이 죽을 수 있는 상황에서도 계속되어지는 장면을 목격한 일본포로들이 고향에 돌아가 이 이야기를 전하고 일파만파로 퍼져나가 오늘날도 일본 사람들은 독일사람 하면 먼저 겁부터 먹는다고 한다.

이처럼 서양인들은 사회정의를 위해서라면 서슴치 않고 개인의 희생을 감내하는 용기를 보이는 듯하다.

사실 일본하면 할복문화가 뿌리 깊게 박혀있다. 그래서 우리들은 무서운 용기로 받아들인다. 그러나 냉정하게 들여다보면 범죄은닉의 한 수단에 불과하다. 상사에 대한 충성심은 높이 살만하지만 그 또한 개인 간의 충성심일 뿐 사회정의와는 거리감이 있는 행위들임을 알 수가 있다.

아메리카의 서부개척시대를 묘사한 서부활극을 보면 유럽전역에서 모여든 사람들이 집단을 이루고 살아가면서 일어난 일상들을 담고 있다.

언제나 누구든지 그들은 무엇이든 결투를 벌여서 결판을 내야할 일이라면 약하든 강하든 도전장을 내민다. 그리고 상대가 도전을 받아들이면 정정당당하게 결투를 벌인다. 이러한 결투에서 벌어진 사건들은 법에서도 정당방위라는 명목하에 이유를 묻지 않는 듯하다. 하지만 뒤에서 뒤통수를 치는 등의 비겁한 행위에 대해서는 주위 사람들로부터 철저히 보복을 당한다. 물론 법에서도 용서를 받지 못한다.

그렇다고 서양인들이 세계적으로 정의로운가는 별개의 문제로, 그들의 세계에서 그들만의 문제 풀이라는 점임을 이해하기 바란다.

4. 진단

1) 진단 전제

① 정확한 혈액형을 진단에 앞서 알아야 한다.

환자가 상담실에 들어오면 다짜고짜 찾아온 이유와 병력을 이야기 한다.

모름지기 의사라면 환자의 이야기를 진지하게 들어줘야 하는데 그냥 듣기만 하면 치료에 도움이 되지 않는다. 환자의 이야기를 들으면서 또 다른 아픈 곳이 나올 때마다 이유와 대책을 메모해야 한다.

혈액형 의학에서는 환자의 병력을 들으면 수학문제를 푸는 식으로 해결이 가능하기 때문이다.

② 실제의 생년월일시를 물어 사주(四柱)를 뽑는다.

4주는 분명히 밝히건 데 자연과학이다. 4주를 앞에 놓고 환자의 병력을 들으면 절로 답이 나오는 경우가 참 많다. 왜?

환자의 성격과 적성, 환경상황이나 심리적 상황까지도 질병과 연관되어 있는 고로, 질병발생의 원인도 찾을 수 있고 질병치료의 열쇠도 찾을 수 있는 인생사용설명서이기 때문이다. 암호를 잘만 읽을 수 있다면

③ 체질을 알고 환자의 외형진단과 진맥을 했을 때 질병전이 상황이나 질병의 깊이를 알 수 있으므로 매우 중요한 과정이다.

④ 인체의 발병 질환 중 좌우동형은 심장기능저하증이고 한쪽 질환은 디스크에 의한 질환이며 횡격막 이상에서의 질환은 심장과 연관된 질환이고, 횡격막 아래의 질환은 신장과 연관된 질환이 일반적이다.

⑤ 혈액형 의학적 치료는 예방과 치료가 동시에 이루어지며 근본

적 치료와 예방과 면역력 강화에 중점을 둔다.
⑥ 진맥에 있어서 일반 한의학에서 사용하는 왕숙화의 7표8리9도 맥이 아닌 편작의 맥진법을 원칙으로 삼는다.
편작의 맥진법은 진맥 전에 체질을 알아야 맥에 의한 인체 내부의 상황을 파악할 수 있다.
⑦ 혈액형 의학은 아직 공식적으로 정부(보사부)의 인가를 얻지 못한 관계로 洋診韓治(양진한치)를 기준 한다. 즉 환자의 신뢰도 때문에 병원진단을 참고하여 혈액형의학적으로 치료하되 상황에 따라서 병원치료를 병행할 수 있고 치료 중에도 병원검진을 할 수 있고 치료 후 병원에서 치료를 확인할 수 있다.
좋은 예로 간염의 경우 치료 후 병원검진에서 간염이 치료된 사실을 확인된 바가 많다.

2) 진단에 대하여 진단 전 환자카드 기록내용

① 혈액형
자신의 혈액형이 불분명할시 진단이 불가능하므로 혈액형검사를 통하여 혈액형을 정확히 확인한다.
② 환자의 실제 생년월일, 시간을 묻고 4주를 뽑아 놓는다.
필요하면 배우자 또는 부모님의 사주도 참고한다.
③ 환자와 환자의 병력과 현재의 질병에 대하여 듣고 물으며 질병의 진행과정을 체질공식과 일치하는지 확인한다.
④ 체형진단을 통하여 병증의 정도를 체크한다. 1차로 기준체형인지 역반응체형인지를 체크한다.
⑤ 진맥을 통하여 기준질병과 역반응질병을 구분하고 신축맥, 부정맥, 난맥, 대맥, 조탁맥 등을 체크한다.

만약 대맥이나 조탁맥 등이 잡힐때는 4주와 운세를 반드시 확인해야 한다. 만약 수명이 3개월 이내면 식단표만 제공하고 약이나 침, 기타의 어떤 행위도 제공할 수 없다.

만약 환자가족과 평상시 친밀하여 혈액형 의학을 믿고 확신하는 관계라면 앞으로 환자의 생명상황에 대한 충분한 설명을 하고 치료에 임할 수 있다.

⑥ 촉진(경락지압)을 통하여 몸의 좌우균형과 5장의 강약 등을 체크하고, 팔과 다리 관절 등에 대해서도 체크한다.

디스크 같은 경우는 교정(카이로프라틱)을 통하여 증상의 깊이나 치유기간을 예측할 수 있다.

⑦ 종합진단 결과를 환자와 가족들에게 충분히 설명하고, 상담진행을 환자나 가족 등이 결정하도록 한다.

3) 혈액형이 곧 체질을 결정한다.

혈액형의 특성을 살펴보면 열성체질과 냉성체질의 다름에 대하여 극명하게 알 수 있다.

먼저 열성체질에 대하여 알아보자

열성체질은 혈액형 O형과 AB형이다

특성은 용혈지향성이며 냉 기운을 좋아하고 열 기운을 싫어한다. 그러므로 활동을 하게 되면 냉 기운을 소모하고 열 기운은 발생되어 쌓인다. 그러므로 섭생에너지는 냉 기운이 많은 음식이 필요하다. 이를 냉성식품이라 한다. 예를 들어 냉 기운이 강한 먹거리를 소개하면 보리밥, 밀가루음식, 팥, 현미, 흑미, 메밀, 녹두, 귀리, 녹차류, 오리고기, 개고기, 가물치, 오징어 문어, 낙지, 한치 등이 있고 칼슘과 비타민 K가 많은 식품이다.

열성체질은 서양인의 70%에 해당하므로 일명 서양체질이라고도 한다. 또 열성체질은 음식을 싱겁게 먹어야 한다. 소금 등의 짠맛은 열성체질이 섭생하게 되면 열을 발생하므로 각별히 주의해야 한다. 열이 쌓이면 급격히 면역력이 저하될 수 있기 때문이다.

선천적으로 열성체질은 폐와 간 기능이 약하므로 열성 식약은 섭생금기다.

여기에 비하면 냉성체질은 어떨까?

냉성체질은 혈액형 A형과 B형이다.

냉성체질은 선천적으로 응혈지향성으로 열 기운을 좋아하고 냉 기운을 싫어한다. 그러므로 활동을 하게 되면 열 기운을 소모하고 냉 기운은 몸에 쌓이게 된다. 이를 중화시키고 면역력을 높이기 위하여 열나는 식약이 필요하다. 이를 열성식품이라 한다.

예를 들어 열 기운이 많은 식품을 소개하면 인삼류로 홍삼, 백삼, 건삼, 흑삼, 장뇌, 산삼 등 모든 삼류 또는 그 부산물과 오가피, 영지버섯, 벌꿀류로 봉침, 꿀, 화분, 프로폴리스 등의 꿀벌에 의하여 생산된 일체의 제품과 그 부산물이 들어간 식품들, 소, 양, 노루, 사슴 등이나 그 성분이 들어간 먹거리들 일체, 그 부산물 일체, 복어, 부자 등과 그 성분이 들어간 일체의 식약품들 마지막으로 짠맛 즉 소금이 있다.

요즈음은 소금도 구운 소금, 죽염, 자죽염, 백금 등 똑같은 소금이지만 제조방법만 다른, 그렇지만 소금이란 본질은 변하지 않는다. 소금이 물리학적으로는 차다. 그래서 빙상 장 같은 곳에서는 빙질을 강화하기 위하여 소금을 뿌리고 얼음을 매끄럽게 손질하여 빙질을 좋게 만든다. 냉성 체질이 많은 동양인에게는 필수식품이다. 그래서 젓갈류가 발달한 이유가 여기에 있다. 또 과자나 사탕처럼 죽염류를 소지하고 다니면서 수시로 입에 소금을 넣는 사람들이 많은데 냉성 체질이라면 소화 작용도 돕고 면역력도 향상되어 일석이조라 할 만 하다.

따라서 동양에는 냉성체질 분포가 70% 정도로 일명 동양체질이라 고도 한다. 혈액형의학에서는 섭생을 절대 중시하는데 그 이유는? 음식이 인체를 만들기 때문이다. 부적성 음식을 먹게 되면 부실한 몸이 되고 질병을 불러들이며 적성음식을 먹게 되면 건강한 몸이 되 고 질병을 치료 예방할 수 있기 때문이다.

4) 사주팔자(四柱八字)의 암호를 해독해야?

먼저 한국철학에 대하여 간단히 짚고 넘어갈까 한다.

기독교 등 서양종교가 이 땅에 들어오면서부터 우리 사회는 사대 주의가 심각한 수준까지 와 버렸다. 미안하지만 한국철학 즉 4주8자 는 자연과학이다.

인간이 살아가는데 필요한 모든 학문의 기초가 곧 자연과학이란 점을 잊지 않았으면 좋겠다. 대단히 유감스러운 일이 또 있다. 철학 관을 수십 년 운영해온 동양철학 전문가들이 8자에 대해서는 이러 쿵저러쿵 말이 많은데 정작 앞에 있는 4주에 대해서는 모두가 벙어 리 신세들이다.

필자는 말하기를 혈액형의학은 인체사용설명서요, 우주변화의 원 리는 인생사용 설명서라 한다.

그럼 먼저 사주(四柱)라는 네 기둥에 대하여 알아보자

첫째 연 기둥은 무엇인가?

연 기둥은 팔자 본인의 가정형성과 인생을 살면서 생지 즉 주거지 를 어디에 정해야 되는 지를 알려주는 암호이다.

인간은 태어난 탯자리에 팔풍(八風) 작용이 일어나니 길방과 흉방이 정해진다.

둘째 월기둥은 무엇인가?

월기둥은 본인의 운명과 생로병사의 장단을 알려주는 암호가 된다. 월기둥은 절기를 뜻하는데 한 생명이 태어나는데 절기에 맞는지 맞지 않는지 태어난 새 생명이 살아갈 환경 중에서 가장 중요한 가정에 해당된다.

셋째 일기둥은 무엇인가?

일기둥은 운명의 절반을 차지할 만큼 큰 비중을 차지한다.

4주8자의 기준이 일간(日干)에 있기 때문이다. 따라서 4주8자의 핵심은 월지(月支)와 일간의 관계라고 말할 수 있다. 운명의 강약이나 수명의 장단, 인생의 길흉 대부분이 월지와 일간 관계에서 이루어지기 때문이다. 또 하나 일간은 그 사람의 성격을 닮고 있으며 월지는 그 성격을 유지하는데도 관여한다.

즉 갑을(甲乙) 목(木) 일간으로 태어난 사람은 측은지심이 강하여 남의 안 된 꼴이나 불쌍한 사람을 보면 그냥 치나 칠 수 없는 착한 성격을 지니게 된다.

병정화(丙丁火) 일간으로 태어난 사람은 예의지심이 강하여 남녀노소 불문 예절에 밝다. 또한 설단생금으로 언변에 타고난 재주가 있다.

무기토(戊己土) 일간으로 태어난 사람은 신의지심이 강하여 신용을 제일주의로 살아가는 성격을 지니게 된다. 가족인 부모형제라도 신용이 없으면 멀리한다.

경신금(庚辛金) 일간은 의리지심이 강하여 불의를 보면 참을 수 없는 성격으로 올바른 삶을 추구하는 운명의 소유자다. 따라서 의리

빼면 시체다라는 말을 많이 듣는다.

임계수(壬癸水) 일간은 지혜지심이 강하여 주위에서 멍청한 꼴을 보기 힘들어 한다. 그만큼 두뇌가 총명하고 많이 알기 때문에 참견하기를 서슴치 않고 조언을 잘한다. 이러한 기본 특징들이 체질에 따라서 변하기도 하고 월지에 따라서 변하기도 하지만 본질은 살아 있다.

그래서 지나침을 부족함만 못하다라는 말처럼 역으로 인이 지나치면 손해가 많고 의가 지나치면 악행을 일삼게 되고 지혜가 지나치면 남을 속이게 된다고 했다.

4주8자의 암호는 분명 인생의 사용설명서에 해당한다. 문제는 잘 풀어서 잘 활용만 한다면 이 세상 그 누구도 인생을 성공으로 끌고 갈 수 있다는 점을 밝히면서 이는 의사가 환자를 치료하는데 잊어서는 안 되는, 특히 요즘처럼 심리질환이 많은 또 스트레스가 많은 사회구조 속에서 의사가 알아야 할 항목으로 여겨진다.

5) 환자에게 병력을 듣는다.

환자는 몸과 마음에 피로, 과로, 스트레스, 사고, 고민 등이 겹치고 쌓여서 질병이 되어 몸과 마음에 자유를 잃고 구조를 요청하는 사람이다.

따라서 환자는 자신의 몸과 마음에서 일어나는 모든 사건들을 그 누구보다 더 잘 알고 있다. 그래서 환자는 자신의 질병에 대하여 진실을 털어 놓으려고 한다.

이때 의사는 처음부터 끝까지 환자의 이야기를 경청해야 한다.

그리고 의사는 암호 같은 환자의 이야기를 해석해야 한다. 그러기 위해서는 의사가 인간의 몸과 마음을 이해할 수 있는 모든 역량을 두루 갖추어야만 한다.

하지만 안타깝게도 현실은 그 와는 거리가 멀다. 우선 의사가 인간의 몸을 읽을 수가 없고, 인간의 마음을 읽는다는 것은 꿈도 꿀 수 없는 상황이다 보니, 환자의 발걸음은 더욱더 무겁기만 하다.

필자가 40여년을 의학을 연구하다 보니 병원은 분명 슈퍼마켓이라는 생각을 떨쳐 버릴 수가 없다. 의사는 최고의 상품을 진열해야 하고 환자는 자신에게 필요한 상품을 선택해야 한다. 이게 정상적인 의료마켓이다.

환자는 어쨌든 자신을 안아주고 쓰다듬어주고 다독여 주기를 갈망한다. 위로와 격려를 받고 싶은 것이다. 그러나 의사가 그럴 능력을 보여줄 아량도 시간도 없으니 안타까울 뿐이다. 한 예를 들어 환자가 소화불량이나 위장병으로 왔다면 어떻게 할 것인가?

혈액형 의학에서는 체질을 알면 원인과 치료방법이 즉석에서 나온다. 열성이라면 간을 치료하면 되고, 냉성이라면 심장을 치료하면 되고, 그 대신 적성 식약을 권하고 부적성 식약을 금기시킨다.

이렇게 하면 원인치료는 물론 재발도 되지 않는다.

이처럼 치료와 예방이 동시에 이루어지는 수학적 치료법이 곧 혈액형의학이다. 이미 정해진 화학주기율표처럼 환자의 병력을 듣고 표에 의하여 대입만 시키면 해답은 그 자리에서 나오게 되어 있다.

문제는 환자의 병력을 얼마나 경청했느냐?에 따라서 오답이 나올 수도 있고 습관을 들이고, 약을 먹고, 치료를 받는 시간은 환자에 따라 좀 더 걸리는 경우도 있을 수 있다.

6) 체형진단

인체의 체형은 기본체형과 변이 체형이 있다.

단 사고 등으로 인하여 절단되거나 수술후유증 등으로 변형된 체형을 별도로 한다. 체형진단에서 남녀노소의 질병 찾기는 같은 방식이다. 즉 열성체질 체형과 냉성체질 체형은 선천적으로 다르다.

① 기본체형
　A. 열성체형　　　　　　　　　B. 냉성체형

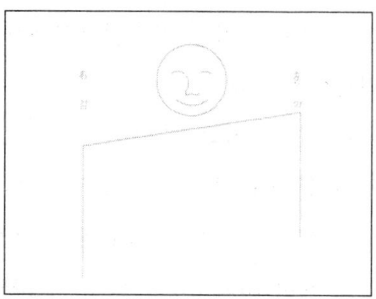

열성체질은 선천적으로 폐기능과 간기능이 약함으로 인하여 우측 어깨가 조금 높게 올라간다. 약하다고 하는 것은 곧 크다는 의미다.

그래서 보편적으로 열성체질은 우측이 약하고 좌측이 강하다. 물론 예외도 있다. 따라서 책이나 가방 등은 왼손에 드는 사람들이 대부분이다.

일반적으로 이럴 경우 무거운 물건을 들어서 한쪽이 쳐져 있는 상황으로 이해들을 하고 있지만 전혀 그렇지가 않다.

이와 반대로 냉성체질은 선천적으로 심장기능과 신장, 비장기능이 약하므로 왼쪽 어깨가 올라간다. 이러한 원리를 모르기는 의사나 한의사나 일반인이나 다 같은 수준이다.

또 사람들은 한쪽이 안 좋으면 직업병 이야기를 많이들 한다.

사실 직업병이란 의사들의 핑계거리(의사는 습관적으로 치료가 되지 않을 것까지 계산하여 모든 불치의 원인은 환자에게 뒤집어씌울 목적 하에) 일뿐 직업병은 없다고 감히 이야기 할 수 있다. 왜냐면 세상을 살아가는 사람들 중에 직업이 없는 놀고먹는 사람들이 과연 얼마나 될까? 거의 모든 사람들은 나름의 직업을 갖고 평생 살아가고 있다. 물론 평생 직업 없이 살아가는 사람들도 있기는 하다. 그렇지만 직업 있는 사람이나 없는 사람이나 아픈 것은 똑같다. 직업이 없다고 하여 밥을 안 먹고 사는 것도 아니니까?

사람이 살다보면 피로가 쌓여도 풀지를 못하고 어쩔 수 없어 무거운 물건을 들 수도 있다. 하지만 그때그때 풀어주면 아무런 문제없이 잘 살고 건강하게 지낼 수 있다. 그러나 그게 잘 안될 뿐이다.

젊어서는 젊은 혈기로 이정도 쯤이야! 이겨내야지~ 하면서 질병을 만들고, 나이가 좀 들면 먹고 살기 바빠서~

시간이 있을 때는 돈이 없고 돈이 있을 때는 시간이 없고, 핑계대기는 누구나 다 같다. 그래서 하는 말, "망우리 공동묘지 가봐라 핑계 없는 무덤이 단 하나라도 있는가?" 100살을 먹고 죽어도 척을 건다 " 라는 말들은 " 잘되면 내 복이고, 내 노력이고 내 머리가 좋아서이고, 못되면 조상탓 한다 "라는 말이나 다 같은 말이다.

② 변이체형

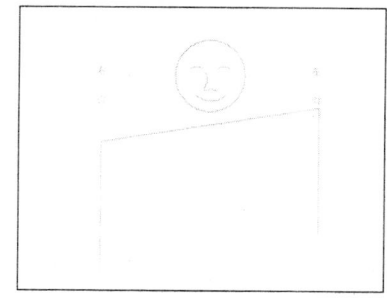

A. 열성체질

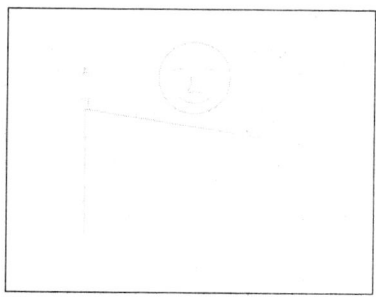

B. 냉성체질

위 그림은 변이체형이다.

변이체형이라 함은 질병이 5장을 두루 전이되어 2차 전이를 시작했다는 뜻이다. 혈액형의학에서는 현대의학이나 한의학과 달리 생소한 단어가 많이 사용된다. 인체에서의 질병은 한곳에서 발생하여 죽을 때까지 그 곳에 질병이 머물게 되는 것이 아니고, 5~10% 정도의 기능이 상실되면 다른 장 기관으로 질병을 전이시킴으로서 생명 안전과 연장을 도모하여 스스로를 지켜 나간다.

즉 열성체질은 최초 폐기능에서 질병이 발생하여 간으로 간에서는 다시 비장으로 비장에서는 다시 신장으로 신장에서는 다시 심장으로 심장에서는 다시 폐기능으로 질병을 전이 시키는 활동을 계속 반복한다. 이렇게 하여 심장기능까지 질병이 전이되면 체형이 위 그림과 같이 바뀐다. 逆脈(역맥)이 뛴다.

냉성체질도 역시 같은 수순으로 질병이 전이 된다. 다만 냉성체질은 최초질병의 시작이 신장기능에서부터 시작된다. 신장기능에서 질병이 발생됐는데 치료를 하지 않으면 심장기능으로 질병을 전이시킨다. 심장은 또 폐기관으로 전이시키고 폐기능에서는 다시 간기능으로 전이시키고 간은 다시 비장기능으로 비장은 다시 신장기능으로 전이시킨다. 이 상황까지 질병이 전이되면 위 그림처럼 체형이 바뀐다.

냉성 체질 역시 역맥이 뛰게 된다.

여기까지가 외형 체형진단이다.

만약 여기서 혈액형체질을 모른다면 기본체형인지, 변이체형인지, 정상맥인지, 역맥인지, 알 길이 없고 그렇다고 치면 질병의 깊이도 알 길이 없어 치료는 사실상 불가능해진다. 그럼 어떻게 하는가?

한방에서건 양방에서건 응급처치만 할 뿐이다.

그 유명한 진통제!

7) 진맥

한의원? 하면 한의원 대명사가 진맥이다.

하지만 그 진맥이 환자에게 직접 도움을 주지 못한다는데 문제가 있는 것이다. 물론 한의사의 밥벌이인 보약을 파는 데는 매우 유용하게 쓰인다.

한의학에서 주장하는 맥은 왕숙화의 7표8리9도맥이라는 24가지의 맥을 가지고 병증을 분류하는 것이다. 그래서 병증이 겉에 있는지 속에 있는지 삼초에 있는지를 추리하는 것이다. 그런데 필자의 진맥법은 한의학의 아버지라 불리는 편작의 저서 "난경"이라는 책속에 먼저 음양체질을 분류하고 맥을 짚어야 병증을 바르게 살필 수 있다는 내용이 나온다. 환자에게 그 맥법을 적용한 결과 3000년을 기다렸다는 듯 일치하고 있었다. 그래서 혈액형의학에서는 편작의 음양맥법을 기준으로 삼는다.

진맥을 할 때는 환자가 편안한 상태에서 침대에 뉘인 다음 좌우 척관촌(尺關寸)에 2, 3, 4指의 끝을 대고 맥을 느껴본다.

왼쪽 손목에서는 신장, 간, 심장의 기능을 살피고 오른손목에서는 삼초와 비장 그리고 폐 기능을 살핀다.

여기서 먼저 체질을 알지 못하면 진맥의 의미가 없다. 즉 기준이 없으므로 한의사 개인의 맥을 짚게 되는 것이다. 그렇게 되면 가는

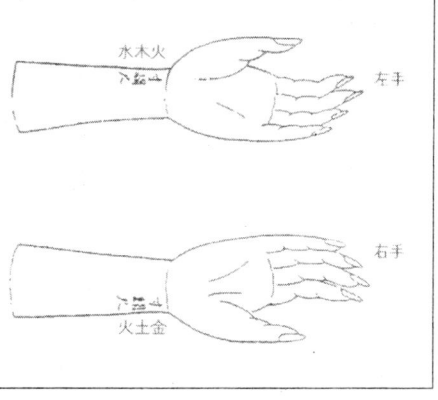

한의원마다 한의사가 다르므로 다른 맥이 나올 수 밖에 없다. 마치 장님들이 코끼리를 만지듯?

맥의 기준은 현대의학에서처럼 1분에 몇 번 뛰는가가 아니고 1호 1흡에 각2회씩 뛰는 것을 기준하여 1호흡에 4회 뛰는 것을 기준 삼는다.

그래서 우주의 작용과 인체가 일치하는 맥은 1분에 18호흡, 맥 72회가 정상이다. 하지만 개인차가 워낙 심하므로 혈액형의학에서는 각 개인의 생체리듬에 맞는 맥을 찾는다.

열성체질 맥은 1호흡에 4~3회 뛰는 것을 기준하고,

냉성체질 맥은 1호흡에 4~5회 뛰는 것을 기준 한다.

다음은 열성 체질맥이 1호흡에 3~2회가 뛰는 것과

냉성 체질맥이 1호흡에 5~7회 뛰는 것은 이미 질병이 깊이 침투한 상태를 나타내는 맥상이다.

또한 열성체질맥이 1호흡에 4~5회 이상 뛰는 것과

냉성체질맥이 1호흡에 4~3회 이하로 뛰는 것은 이미 질병이 5장 전체로 전이되었다는 의미다.

이쯤되면 병원이나 한의원에서는 치료가 쉽지 않고 꾸준히 치료해도 효과는 더딜 뿐이다. 이를 역맥(逆脈)이라 한다.

역맥이 뛰는 환자는 기본적으로 신장과 심장에 기능부전이 있음을 시사한다. 신장과 심장의 초기나 중기의 기능부전은 의학적으로 진단이 불가능하고 말기 기능부전은 의학적 진단이 가능하다. 하지만 이 상황이라면 회생불능 상태가 된다. 예를 들면 "허열성 심장병"인 경우 심장기능부전이다. 이 경우도 의학적 진단은 어렵고 신장인 경우는 기능부전 진단이 나오면 곧 투석을 해야하기 때문에 겨우 알 수 있는 정도이다.

이외에 대맥 경맥(신축맥) 부정맥, 조탁맥, 지맥, 난맥, 급맥 등이 있다.

여기서 대맥이나 급맥은 체압이 높거나 조율이 불가능할 때 뛰는 맥이고 부정맥은 신장기능 부전인데 병원에선 심장체크만 하다가 투석을 하게 되는 맥이고, 지맥은 심장기능부전일 경우에 뛰는 맥이거나 저혈압시 뛰는 맥이며 경맥은 손등이나 손바닥에서 잡히는 맥인데 과거에 심히 놀랬거나 충격을 받았다든가 쇼크, 기절 등의 경력을 지녔을 때 뛰는 맥이다. 예를 들어 물에 빠졌거나 불에 놀랬거나 어렸을 적 경기(驚氣)를 했거나 간질 등의 난치병을 앓고 있을 때 뛰는 맥이고 조탁맥은 위급할 때 즉 여명이 3개월 이내일 때 뛰는 맥이다.

이러한 맥 중에 손등이나 손바닥에서 잡히는 경맥의 소유자는 대부분 조속히 치료하지 않으면 당뇨나 암 뇌출혈 등의 난치병으로 발전될 가능성이 매우 높다.

8) 촉진

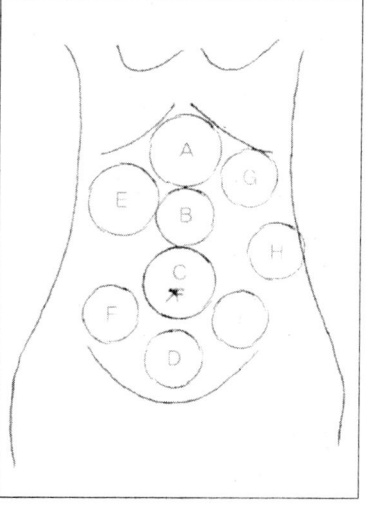

복부촉진부위

촉진은 환자의 몸을 만지거나 눌러서 통감이 있는 곳의 병증을 찾아내는 방법이다.

A~ 위염이나 만성 위장병, 위가 부었을 때 매우 민감하게 반응하거나 아프다.

B~ 위장과 간기능, 그리고 대사나 전기의 흐름이 원활하지 않을 때 딱딱하거나 통증

C~ 전기의 흐름이 원활하지 않고 5장의 조화가 이루어지지 않으며 적이 쌓이고 오래된 병증

D~ 좌우 신장기능이 조화롭지 못하거나 여성일 때 자궁의 이상

E~ 간 기능의 저하나 간염, 담석증일 때 민감한 반응이거나 통증 또는 압박감을 느낀다.

F~ 맹장의 이상이나 여성일 경우 우측 난소의 이상일 수 있다.

G~ 비장의 문제일 때 압박감이 있거나 위장이 부었을 때 연관통 일 수 있다.

H~ 신장기능계(신장, 방광, 요로) 결석이 있을 시 민감하게 통증을 느끼지만 만지지 않아도 그 부위가 아프거나 우리하거나 무겁게 느껴지면 결석 가능성이 높다.

I~ 변비가 있거나 여성일 경우 좌측 난소에 이상이 있을 수 있다.

J~ 폐, 심장, 간장에 이상이 있을시 또는 체했을 때 압박이나 통증을 느낀다. 심장병이나 심장기능부전일 경우는 평상시 또는 잠잘 때, 힘들 때 이곳이 찢는 듯 아프거나 콕콕 쑤시거나 조이는 느낌이 심하다.

K~ 이 부위는 좌측신장에 이상이 있을 시 압박이나 통증을 느낀다. 그리고 부어 있을 경우 좌신 이상인데 좌신 이상이 오면 몸이 천근만근 무겁고, 의욕이 떨어지

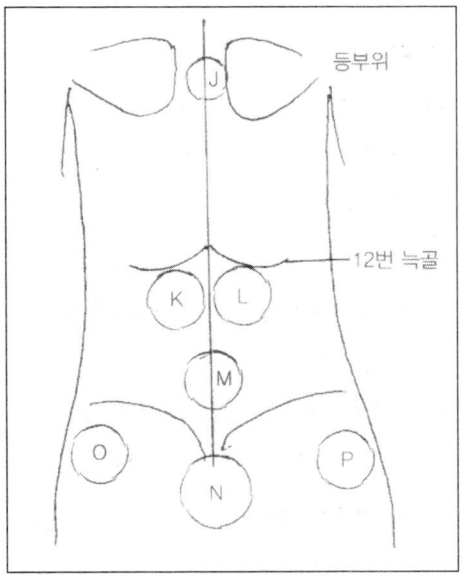

며 매사가 심란해진다.
L~ 이곳은 우측신장을 진단하는 곳인데 이상이 있을 시 심장이 두근거리며 깜짝깜짝 놀라기도 하고 가슴이 벌렁거리기도 하며, 특히 냉성체질들은 안절 부절하기도 한다. 덧붙인다면 좌신장은 천일수(天一水)라 하여 체내 수리(水理)를 담당하고 우신장은 지이화(地二火)라 하여 심장박동작용을 담당한다.
M~ 이 부위는 요추 3, 4, 5번으로 신허요통일 때 통증을 많이 느끼는 곳인데 허리디스크일 때도 통증을 느낄 수 있다. 사람이 따라서 디스크가 심해도 통증을 느끼지 못하는 사람도 있다.
N~ 이곳은 천골이다. 디스크나 요통이 심하거나 골반염증이 심하면 이곳이 몹시 아프다. 많이 붓기도 하고 걸음걸이가 무거워진다.
O~ 허리 디스크로 인한 좌골신경통이나 좌측 고관절 이상 또는 여자들이 임신하거나 출산시에 무리가 되어 "환도뼈가 시다"는 말들을 많이 하는데 그곳이다.
P~ 이곳은 앞과 반대쪽으로 역시 방향만 우측일 뿐 증상은 같다.

9) 종합진단 결과 설명

환자의 혈액형을 알아서 체질을 결정하고 4주를 뽑아 성격이나 환경을 파악하고 환자의 하소연을 듣고 진맥을 한 다음 촉진까지 마치면 환자의 발병원과 치료 프로그램이 머릿속에 그려진다.
이 그림을 바탕으로 환자 또는 보호자 함께 그림 설명을 해 준다.
혈액형의학에서는 그 동안의 경험을 바탕으로 초기치료를 100일로 잡는다.
질병은 나을 때까지 치료를 받는 것이 원칙이지만 환자마다 개성이 있고, 각자 치료를 받아들이는 정도도 천차만별이라 환자 스스로 선택하도록 맡긴다.

　최소한 기초치료만이라도 받아 놓으면 스스로도 치료가 얼마든지 가능하기 때문이다

5. 양진한치(洋診韓治)가 답이다.

1) 6불치(六不治)
一不治(1불치) 驕姿不倫於理(교자불륜어리)~ 환자가 교만할 때
二不治(2불치) 輕身重財(경신중재)~ 몸보다 재물을 중시할 때
三不治(3불치) 衣食不能適(의식불능적)~ 의식주가 불능 부적일 때
四不治(4불치) 陰陽竝藏氣不定(음양병장기부정)~ 생활습관이 난잡할 때 (도박, 음주, 작첩 등)
五不治(5불치) 形羸不能服藥(형리불능복약)~ 기력이 쇠진하여 복약이 불가능 할 때
六不治(6불치) 信巫不信醫(신무불신의)~ 의술을 믿기보다 무당이나 종교를 맹신할 때

　六不治(6불치)는 3000여 년 전 편작이 남긴 말이다.
　아직 혈액형의학은 세간에 많이 알려지지도 않은 상태이기도 하지만 정식으로 아직은 정부와 의학계에서 인정을 하지 않는 상태이기 때문에 현대의학 시스템에 젖어있는 사람들의 생각을 쉽게 바꿀 수 없어서, 병원진단을 위주로 상담하고 있는 실정이다. 하지만 미래 언젠가는 의학계가 인정한다 할지라도 인체의 정보를 정확히 알 수 있는 방법은 현대의학이 으뜸이므로 근본적인 치료는 안 된다 할지라도 협치로써 보다 더 안전하고 보장된 치료를 받을 수 있을 것으로 기대하고 있다.

過	失
① 환경의 변화를 느끼지 못할 때	① 자연과 상응하고 있는 인체의 음양이치를 알지 못할 때
② 보사를 알지 못할 때	② 원칙을 모르고 권위나 만용을 부릴 때
③ 맥의 흐름(생체리듬)을 알지 못할 때	③ 사회생활 지역, 기후, 음식, 정신상태 등을 참작하지 않는 진단과 대책
④ 환자의 정신 전환능력이 없을 때	④ 불확실한 진단과 치료
⑤ 발병원인을 알지 못할 때	⑤ 치료법을 참답게 배우지 못하고 참답게 쓰지 못하는 것
관찰의 문제점	치료기술의 문제점

2) 의사의 5과 5실

예로부터 전해지는 의사의 5과5실을 표로 만들었다.

그렇다 의사는 의술의 프로여야 한다. 직업이니까! 하지만 의술을 제대로 배울곳이 없다. 인류역사에서 아직 인체에 대한 정확한 정보가 없으니까!

제대로 된 의사가 되고 싶어도 생각뿐 배울곳이 없으니 안타까울 뿐이다. 필자도 이렇게 큰소리치며 글을 쓰고 있어도 의술환경이 허락하지 않아서 마음만 자꾸 무거워진다.

3) 환자의 5과실

① 치병의 의지력 결여(말을 물 있는 곳까지 끌고 갈 수는 있어도 물을 먹일 수는 없다.)

세상에서 둘도 아닌 딱 하나 밖에 없는 내몸을 내 스스로 귀하게 여기지 않는다. 세상 모든 걸 다 갖고 싶어 온갖 욕심을 다 부리면서 정작 갖고 싶은 것들이 내게로 몰려와도 누릴 수 있는 내 몸이 병들면 다 무슨 소용이겠는가?

 사람들은 욕심만 채우면 몸이 병들어도 돈만 있으면, 병원에만 가면 다 해결되는 줄 알고 살아간다.

 그럼 부자가 왜 죽겠는가? 그럼 의사는 왜 죽겠는가?

 사람이 살아가는데 있어서 최우선 순위가 내 몸 건강 챙기는 것이다. 이 세상 99.99% 사람들이 이것을 망각하고 불행한 삶으로 씨름하다가 사라져 간다. 부모형제 사랑하는 가족들이 이처럼 허무하게 사라져가도 단 며칠만 지나면 다 잊어버리고 또 쳇바퀴를 돌린다.

② 사물에 밝지 못하고 믿지 못하는 것

 옛 사람들은 참으로 많은 지혜를 요구했던 것 같다

 아무나 사물에 밝을 수 있는 게 아니다. 의사도 아닌 환자에게 사물에 밝지 않는다고 지금 질타를 하고 있다. 또한 믿지 못한다고 했는데 이처럼 지식이 풍부한 현대인들도 7~80이 넘는 노인들도 불혹(不惑)을 모르는데 옛 사람들은 환자에게 까지 너무나 많은 것을 요구했던 것 같아 입이 쓰다.

③ 의사에 대한 존경심 결여

 그렇다 의사를 존경하는 것은 결국 누구를 위한 것인가? 옛날에는 군사부(君師父)일체라 하여 극존칭의 대상 이었다. 하지만 지금은 군사부가 조금만 잘못하거나 말실수라도 할라치면 전국 도처에서 들고 일어선다. 방송신문은 말할 것도 없고 여기저기서 고발까지 당한다. 의사를 존경하라는 말은 원칙적으로는 맞는 말이다.

 그러나 의사는 군사부도 아니고 돈이나 권력이라면 몰라도 의사에게 존경심이란 찾기 힘들 것 같다. 물론 존경하는 분에게 치료를 받게 되면 분명 치료는 훨씬 잘 될 것이다. 그리고 의사가 훌륭해서가 아니라 내 몸이 을이라서 의사인 갑을 존경하는 척 하는 것이지, 진심으로 의사를 존경하는 환자가 몇이나 되겠는가?

④ 인색
오랜 세월 환자를 상담하다 보면 "팔자대로 산다"라든가 "생긴대로 산다"라고 하는 말들이 새삼스레 피부에 와 닿는 느낌이 들 때가 참 많다. 약값을 안내려하거나 깎는 사람, 치료비를 안내려하거나 깎는 사람, 상담료는 무조건 안내려 하는 사람, 상담만 받아도 돈을 내는 사람, 미리 약값을 내는 사람, 약 한봉지나 치료한번, 침 한번 맞는데도 가족과 상의하는 사람 시시콜콜 따지는 사람, 간판이나 자격증부터 찾는 사람 등 참 다양하다.
6불치에도 나오지만 자신의 몸보다는 자신이 가지고 있는 돈을 더 중요시 하는 사람들은 보기 민망할 만큼 고통스러워하면서도 그 고통을 즐기는 것처럼 보였다.
그리고 보면 사람마다 자기만족 즉 "자기 희열"이라는 것이 분명히 있다.
어떤 사람들은 돈을 보고 희열을 느끼는 사람이 있는가 하면, 어떤 사람들은 권력을 보고 희열을 느끼는 사람, 어떤 사람들은 자식들을 보고 희열을 느끼는 사람, 어떤 사람들은 명예를 보고 희열을 느끼는 사람들이 있는가 하면 반대로 무엇을 보든 울화가 치밀거나, 걱정근심을 하거나 불평불만을 일삼는 사람들이 있다.
그래도 무엇이 되었든 하나를 보고 희열을 느끼는 사람들은 다른 아홉이 힘들어도 잘 참아내고 건강하게 살아가는 모습을 많이 본다.
그래서 사람들은 "저 놈은 나쁜 짓만 골라 하는데도 잘 사는 것을 보면 하늘도 믿을 것이 못 된다" 라고들 한다.

제아무리 악행을 저지르고 인색해도 딱 하나 희열을 느끼는 부분이 있다면 그 사람은 행복한 사람이다. 단, 인색한 사람들은 이웃 간 지인들 간 평판이 좋지 않을 뿐!

⑤ 절제능력의 결여

사람이 살아감에 있어서 건강하게 살고 싶은 사람, 행복하게 살고 싶은 사람, 부자가 되고 싶은 사람, 벼슬을 하고 싶은 사람 등 나름의 소망을 품고 살고 있다. 그런데 그 소망들마다에 절제를 요구하는 사항들이 있다.

예를 들어 부자가 되려면 돈은 벌되 쓰지 않는 습관을 들여야 하고, 맛있는 것도 참고, 배고파도 참고, 신발이 떨어져도, 옷이 헤어져도 사는 것을 참고 아껴야 부자가 되는 길이다.

이처럼 환자도 건강하게 살기 위해서는 의사가 시키는 대로 먹지 말라거나 하지 말라거나 먹으라거나 하라거나 하는 등의 건강규칙을 잘 지켜야 한다.

그런데 그 규칙을 안 지킨다거나 선별해서 마음에 드는 부분만 지킨다면 건강을 회복하기가 쉽지 않다.

절제란 하라는 것을 하고, 하지 말라는 것은 하지 않는 것이 절제이다.

사실 절제가 쉬운 것은 아니다. 습관을 바꾸는 일이기 때문이다. "세살 버릇 여든 간다" 라는 속담처럼 자신도 모르는 무의식 속에서 습관적으로 나오는 행동이기 때문에 스스로도 화가 나는 경우가 많다.

한번 두 번 한 가지 두 가지 안 지키다 보면 에라- 모르겠다 하는 심정이 되기 일쑤다.

사람이 세상을 살면서 무엇을 이룬다라고 하는 것은 쉬운 게 하나도 없다. 부자가 되는 것도 명예를 얻는 것도 권력을 얻는 것도 건강을 얻는 것도 고통을 참고 이겨내야만 가능한 일이다.

양생(養生)의 도를 보면 스스로에게 나쁜 짓을 하지 않고 좋은 짓을 길들이는 것이라고 했다.

4) 플라시보 효과(위약효과)

① 상사병

우리들 누구나 잘 알고 있는 상사병(相思病)이라는 질병이 있다. 사전에 보면 "연정에 사로잡혀 생기는 병"이라고 정의되어 있지만, 연정이 아니어도 자식이나 부모가 너무나 보고 싶고 그리워서 병이 될 수도 있다.

그런데 그 보고 싶던 그리운 사람이 눈앞에 나타나면 금방 죽어가다가도 아무렇지도 않은 듯 멀쩡해지는, 상식으로는 이해할 수 없는 일들이 우리 주의에는 비일비재하다.

물론 객관적으로 냉정히 판단해보면 심리학적으로 정신질환의 일종이다.

우울증, 조울증, 자폐증, 공황장애 등 요즈음 정신질환이라고도 할 수 없는 유사질환들이 너무나 많다. 그리고 누구나 경험할 수 있는 질환이다.

혈액형 의학에서 보면 신장과 심장의 기능부전에서 시작되는 질병중의 하나이지만 현대 의학적으로는 심리치료와 함께 신경안정제를 꾸준히 복용해야 하는 난치성 질환이다.

이러한 질환에도 반드시 원인은 있게 마련이다. 그 원인만 찾아 해결할 수 있다면 치료는 생각보다 간단하지만 대부분 해결 불가능한 일 들이다.

부모님이 돌아가시거나 사업에 실패하거나 배우자를 잃거나 생명에 위협을 느끼는 협박을 당하거나 왕따를 당하거나 하는 등이기 때문이다.

② 불쏘시개

옛날 그 유명한 한의학의 아버지라 불리우는 편작이라는 명의가 살고 있었다. 그런데 어느 날 편작이 멀리 출장을 갔는데 집에 환자가 찾아왔다. 편작의 부인이 선생님은 멀리 출타중인데 "다음에 들리세요"라고 했는데 언제 오시냐고 재차 묻자 "와 봐야 오는 것이지 기약이 없으니 언제 오실지는 알 수 없습니다"라고 말하니, 환자가 하소연 늘어놓는데 "그럼 잠시만 기다리세요" 곰곰이 생각해보니 딱히 아는 것도 없지만 줄만한 약재도 잘 모르는 터라 혼자 속으로 "그래 이것도 약이 될지 몰라" 하고는 부엌에 쌓아둔 불쏘시개를 작두로 곱게 썰어서 약봉지에 담아 보냈다.

그런데 문제는 그 환자가 그 약을 달여 먹고 병이 나았다는 소문이 나자 사람들이 줄을 서게 되었다. 어느날 편작이 집에 와보니 기가 막힌 사건이 벌어지고 있는 것이었다.

감초대가 만병통치라니? 실은 불쏘시개가 감초를 캐고 버린 감초대 였던 것이다.

③ 아침방송

몇 년 전 경동시장 한약 상가에 아침 여러 상점에 제일 많이 앞에 쌓아놓고 파는 한약재는 아침방송에 나온 한약재란다.

남편은 한약재 도매상 앞에서 전화를 기다리고, 부인은 방송에서 나오는 약재를 전화로 알려주면 남편은 남보다 먼저 그 약재를 사다가 가게에 쌓아 놓는 것이다. 그런 그날은 종일 그 약재만 사간다는 것이다. 그래서 아침방송에 나온 한약재는 그날 경동시장에 동이 나고 없다.

　요즈음은 아침방송에 어떤 약재가 어디에 좋다고 하면 전국이 들썩거린다. 아는 시골 사는 부모형제나 그 약재 생산이 많이 되는 시골 농협에 전화통에 불이 난단다.

　2년 전인가는 "자소엽"이 전국에서 불티가 났다. 필자가 사는 곳까지 야단법석이었으니까 필자가 사는 곳에 그 1년 전쯤 "개똥쑥"이 또 불티가 났다. 어린 묘목을 하나 화분에 심어서 5000원씩 파는데 없어서 못 팔았다.

　어떤 욕심 많은 아주머니 한분은 아끼다가 다 버리는 해프닝을 벌이기도 했다 이게 바로 플라시보 효과다

④ 산삼
　산삼 하면 우리사회에선 이야기 거리가 참으로 많다.
　산삼이 백년이 넘으면 동삼(童蔘)이 되어 이리저리 옮겨 다니며 의로운 사람 눈에 뜨이도록 한다든가 또 산삼이 천년이 되면 사람 흉내를 내고 다닌다는 등 도깨비 이야기만큼이나 많았던 것 같다.

　그러니 죽은 사람도 살아난다는 등의 이야기들이 날아다닌다. 요즈음은 잘은 모르지만 산삼을 캐는 사람들이 꽤 많은 것 같다. 필자를 찾아온 상담자들도 산삼을 먹었다는 사람들이 더러 있다. 그렇지만 건강이 썩 좋아 보이지 않는 이유는 무엇일까? 혈액형의학의 관점에서 보면, 열성체질은 산삼을 먹었다면 안죽고 살아 있는 것만으

로도 행운으로 알아야 할 것이다.

　반대로 냉성체질이 산삼을 먹었다면 분명 획기적으로 건강이 회복되고 20대 전 후반의 청년들만큼이나 탄력이 넘쳐야 옳다.

　그러나 산삼을 먹었다는 사람들을 많이 만나 보았지만 아직 생기발랄한 사람을 본 일이 없다.

　결국 산삼의 희소성 때문에 소문이 소문을 낳았지 않았나 싶다.

⑤ 인삼살인무죄(人蔘殺人無罪)

　본초강목에 보면 약성을 분류하여 놓았는데 상약, 중약, 하약이 그것이다. 상약은 다복 구복이 가능하고 양동작용을 한다 라고 되어 있다. 즉 혈압이 높은 사람은 내려주고 혈압이 낮은 사람은 올려준다. 이 정도로 극찬을 하고 있다.

　그래서 예로부터 인삼은 사람을 죽여도 죄가 성립되지 않는 것이다. 필자가 연구한 결과를 이야기하자면 열성체질이 인삼이나 홍삼, 산삼, 장뇌, 오가피 등을 먹게 되면 인삼 사포닌이라는 성분이 적혈구를 파괴시켜 많이 먹은 사람은 피가 연분홍색으로 변해버리는 사람도 있다. 식물속에 들어 있는 사포닌 성분은 70여종으로 도라지나 더덕, 잔대 등에도 많이 들어있다. 하지만 인삼사포닌은 인삼류와 오가피에만 들어있다.

　따라서 열성체질이 인삼류를 많이 먹게 되면 많이 먹을수록 많은 질병을 안고 고통으로 세월을 보내야 한다. 하루라도 빨리 인삼독을 해독하지 않으면 위험하다. 그 대신 냉성체질들은 인삼을 꾸준히 먹게 되면 면역력향상에서부터 만병을 고칠 수 있는 기초가 된다.

　여기서 냉성체질 중 인삼을 먹을 수 없는 사람이 있다. 인삼차만 한잔 마셔도 얼굴이 달아오르고 가슴이 답답하고 숨이 차는 경우는 심장기능부전으로 일주일 정도 치료를 하게 되면 그 다음부터는 그러한 증상이 사라지는데, 만약 한의원에 가게 되면 열이 많아서 그런 것이니 인삼류를 먹으면 안 된다고 이야기 한다.

⑥ 대황구인무공(大黃救人無功)
방약합편을 보면 독초편 첫머리에 대황이 나온다.
性味微苦性寒(성미미고성한)하고 破血瘀(파혈어) 快膈通腸 積聚除(쾌격통장적취제)라고 되어 있다.
이 말은 성질은 차고 맛은 조금 쓰며 어혈을 파하고 격체를 내리고 장을 통리시키고 적취를 제거한다 라고 되어 있다.
필자가 애용하는 약초중의 하나인데 간단히 이야기하면 "만병통치약"에 가장 가깝다. 하지만 그 누구도 대황의 공을 인정해 주지 않는다. 대황으로서는 억울하기 짝이 없을 것이다. 하지만 어쩌겠는가? 이것이 세상인심인 것을! 속담에 "재주는 곰이 부리고 돈은 되놈이 번다" 라는 격이다.

5) 환자가 의사보다 더 많은 의학지식을 쌓아야 스스로를 지킬 수 있다.

① 침통을 흔든다.
어쨌든 옛날 의사들은 환자를 진맥하고 나서 머릿속에 치유프로그램이 그려지면 침통을 흔들어서 침을 골랐다고 한다. 하지만 치유프로그램이 그려지지 않으면 "미안합니다, 다른 용한 의원을 찾아보시지요?" 하고 환자를 내보냈다고 한다.
왜 침통을 흔드는가?
한의학에 이런구절이 있다. "一針二灸三藥(일침이구삼약)이다"라는 구절인데 이 의미는 환자를 치료하는 순서다. 구급방의 순서이기도 하다.

인체에 질병이 침입하는 데는 먼저 기가 막혔다고 보는 것이다. 이때의 기는 미세전류 즉 전기다. 그래서 기를 통하게 하는 데는 침보다 빠른 것이 없기 때문이다. 우선 체내 소통을 시켜서 치료가능성을 타진해보는 방법이기도 하다.

침으로 소통이 안 되면 염증이 심하다는 증거이므로 두 번째 뜸을 놓는다. 그래도 염증이 깊어 소통되지 않으면 침과 뜸을 병행한다. 이것이 화침(火鍼)이다. 침을 염증이 예상되는 곳까지 놓은 다음 침자루에 쑥을 비벼 붙이고 불을 붙이면 쑥이 타면서 침자루에 불이 붙고 그 열기가 침을 타고 들어가 염증을 말린다. 이 효과는 놀라움을 자아내게 한다.

다음 세 번째 기가 부족해서 질병이 침입했으니 약을 써야 한다. 이때의 기는 기운이다. 환자의 체력이 약해서 질병에게 졌다는 뜻이다. 결국 침뜸약을 병행하는 결과가 된다.

침통을 흔드는 것은 잠깐이지만 어디서부터 어떻게 치료를 시작할까?를 궁리하는 것이다.

② 직업의 비밀

옛날 어느 고을에 짚세기(신발)장사를 하는 부자(父子)가 살고 있었다. 그런데 밤새워 삼은 짚세기를 아버지와 아들은 한 짐씩 짊어지고 시장에 나가서 파는데 아버지는 금세 다 팔고 여유를 부리는데 아들은 항상 해질녘까지 가야 겨우 팔게 되는 것이었다. 그래서 늘 아들은 아버지에게 그 비결을 좀 가르쳐 달라고 졸랐으나 "다음에 가르쳐 줄게" 하면서 미루었다. 그렇게 세월은 덧없이 흘러서 아버지가 임종을 앞두게 되었다. 속이 타는 아들이 아버지! 그 비결은 요？하고 물으니 "털털털…" 하면서 숨을 거두셨다. 그래서 아들은 아버지가 삼은 짚세기와 자신이 삼은 짚세기를 앞에 놓고 등잔불 밑에서 유심히 살펴보았다. 어느 순간 어~ 하면서 고래를 갸우뚱하고 짚세기를 한 짝씩 들고 이리저리 비교를 해보니 아~ 하 이것이었구나! 털! 아버지는 능숙한 솜씨로 짚세기를 삼으면서 털까지 제거하였으나, 아들은 아버지에게 질세라 삼는 데만 급급했지 털 뜯는 데는 미쳐 손이 가지 않았다. 그래서 아버지 짚세기는 매끄럽고 깨끗해 보이니 금세 팔리고 아들 짚세기는 지저분해 보이기 때문에 빨리 팔리지 않았던 것이다. 세계적으로 400여개가 넘는 직업이 있다고 한다. 그 각각의 직업마다 숨은 노하우가 있다. 그것이 직업의 비밀이다. 그래서 절대 감추고 싶은 비밀은 특허를 신청하여 권리를 인정받아 일정기간 안심하고 영업을 진행할 수가 있다.

그런데 의학은 어떤가?

의사 면허증으로 그 비밀을 보호 받는다. 약사도 면허증으로 보호를 받는다. 하지만 약은 특허로 보호 받는다. 하지만 요즈음은 그 보장된 보호범위가 조금씩 허물어져서 이제는 의사도 약사도 "벌거숭이 임금님"처럼 되어 버렸다. 천만 다행인 것은 그래도 법이 보장하는 "면허증" 때문에 안전이 보장되고 있는 점이다. 앞으로 얼마만큼의 보장기간이 이어질지는 그 누구도 판단하기 어렵다. 요즈음은 은행도 날로 위협받고 있는 입장이니까?

③ 환자는 의사의 선생님

식당을 차리면 손님은 요리사의 코치가 된다. 맛이 있다. 없다에서 부터 간이 맞다 짜다, 싱겁다 등 손님들은 전국을 다니면서 먹어

본 입맛과 음식 맛에 대하여 요리사가 듣기만 하면 조언을 아끼지 않는다. 그래서 하나 둘 단골손님이 나타나면 기하급수적으로 손님이 많아져 문전성시를 이루게 된다.

어떤 직업이든 조언을 해주는 사람, 경험담을 들려주는 사람 등 그 중에 실제 유명한 지난날의 요리사도 있을 수 있다. 문제는 주방장이 또는 요리사가 그 조언을 듣고 요리를 하느냐? 하지 않느냐? 인데 조언한 손님은 그 결과를 보기 위하여 반드시 다시 찾아온다. 만약 자기의 조언이 먹혔다면 다음에는 손님까지 모시고 오면서 여기 조리사 솜씨가 보통이 아니라면서 자기 가게인 양 칭찬을 쏟아 놓는다. 필자도 환자들로부터 많은 것을 배웠다. 어떤 분은 자기의 부모님이 남기신 처방전이라며 고이 간직했던 처방집을 전해주신 분도 있었다.

의사가 귀만 열고 있다면 선생님은 많다. 사실 모든 환자들이 의사의 선생님이자 코치다. 옛 성인들은 "삼인행(三人行)이면 필유일인사(必有一人師)"라고 했는데 일본인들은 후절을 바꾸어 필유이인사(必有二人師)라고 한단다.

사실 사람은 누구를 막론하고 누구에게나 배운다는 자세로 겸손해질 때 스스로에게 돌아오는 이익이 끊임없이 줄을 잇는다.

④ 1:1000

사람이 일생을 살면서 하는 일 중 가장 쉬운게 있다면 그것은 주의 사람이나 자식에게 들려주는 충고다. 그런데 또 가장 어려운 일이 있다면 그것은 그 충고를 실천하는 일일 것이다.

그렇다 병은 자랑하라는 옛말도 있지만 병을 자랑하면 병은 하난데 약은 천가지가 넘는다. 천가지의 약을 가지고 한 가지씩 한 달만 복용해 본다면 83년이 넘게 걸린다. 모두가 자신이 경험한 바를 이야기 하는데 문제는 기준이 없이 "어떤 사람이 무슨 병인데 무엇을 먹고 나았다더라" 라는 식이니 수천수만가지가 나올 수 밖에 없다. 이러한 경우 의사나, 신문사나, 방송국이나, 병원단체나 아니면 정부기관에서 정리 즉 교통정리를 해줄 필요가 있다.

필자가 직접 경험담을 이야기 해볼까 한다.

1990년도 한 친구가 알로에를 열심히 먹었더니 당뇨병이 나았다는 연락이 왔다. 그래서 자네 혈액형 뭔가? 하고 물었다. 그랬더니 뜻밖에도 A형이라는 것이다. 혈액형의학에서는 용납할 수 없는 상황이 벌어진 것이다.

그래서 다음날 충주를 내려가 그 친구를 만나 보았다. 그 친구는 전직이 신문기자라서 벌써 인근 대학교수와 공동으로 프로젝트 하나를 진행중이라고 했다. 그래서 이야기만 듣고 혹시 서울에 오는 길이 있으면 내 사무실에 한번 들르라고 당부하고서는 서울로 올라왔다.

그리고 몇 달 후 대학병원이라면서 전화가 왔다. 왜? 병원이냐고 했더니 혈뇨가 심해서 입원중이란다. 그런데 숨이 차서 움직이기가 많이 불편하다는 것이다.

그래서 이렇게 말했다. 일단 퇴원하거든 꼭 한번 다녀가게! 하고 끊었다. 며칠 후 친구가 사무실에 들렀다. 그런데 3~40분 거리를 그것도 전철을 한번 타면 되는 거리를 3시간 넘게 걸려서 도착했다. 필자의 궁금증을 풀기 위해서 제일 먼저 혈액형 검사를 했다. O형이었다. 그럼 그렇지 A형이 알로에를 먹고 당뇨가 나았다면 필자가 몇십 년 연구한 혈액형 의학을 접고 건설현장으로 나가야 할 판이다. 자네 혈액형이 O형 일세 그러니 알로에가 자네 당뇨를 멎게 한 걸세! 했더니 자기는 군번줄에도 A형인데 무슨 소릴 하느냐고 의아해 했다

. 그 친구는 아직 완전하지 않은 혈뇨와 심장기능부전을 치료받고 열흘 째 되는 날 관악산 등산을 다녀왔다. 어떤 사람이든 무슨 병이든 무엇을 먹고 나았다면 반드시 그 사람의 혈액형이 함께 있어야 한다. 그 환자가 먹는 음식이나 식품이나 약초가 그 환자를 도와줄지는 체질과 부합되었을 때만 가능성이 있기 때문이다.

⑤ TV는 혼란을 싣고…

요즘 TV는 정말 "불가능이 없다"라는 표현이 적절한 것 같다. 각 채널마다 100세건강은 기본이고 매일 쏟아지는 만병통치약은 왜 그리도 많은지?

만약 진시황제가 지하에서 이 TV를 시청하고 있다면 아마도 통곡을 하고 있지 않을까 싶을 정도다.

분명 불특정 다수에게 보내는 메시지는 맞는데 시청자들이 무엇을 얼마나 알고 있기에 전제나 기준은 하나도 없고 카더라 통신처럼 정보만 쏟아내는지 알 길이 없다. 그것도 채널마다 경쟁적으로 쏟아 놓는다. 그러면서도 책임을 지겠다는 단어는 없다. 그리고는 반드시 전문의와 상담하라 한다.

국민들 모두 건강보험에 가입되어 있고 모두가 병원을 의지한다. 그런데 환자는 늘어만 가고 불치병은 또 왜 그렇게 많은지?

TV에서는 꼭 내가 앓고 있는 증상과 비슷한데 치료가 잘되는 것처럼 방송을 내 보낸다. 시청자들은 방송에 출연한 의사가 있는 병원을 어떻게도 그리 잘 찾는지 기본으로 예약이 6개월 아님 1년이 밀려 있다고 한다.

그래서 "앓는 이 죽겠다"라는 옛말이 있는 모양이다. 시술만 해도 다 나을 것처럼 분위기를 띄우고 수술만하면 살 것처럼 분위기를 띄우고 의사가 전하는 대로 하지 않으면 금방이라고 죽을 것처럼 분위기를 띄운다. 환자들은 혼란스럽기만 하다.

⑥ 인터넷은 지식의 바다

　요즈음은 초등학생도 옛날 공자님이나 맹자님보다 지식이 많고, 그 활용 또한 높다. 길을 가다가 길을 물으면 잠시만요? 하고는 핸드폰을 꺼내 길을 가르쳐 준다. 참 세상 좋네!라는 말이 절로 나온다. 정말 좋은 세상이다. 인류 역사와 세상에 존재하는 지식, 기술 모두가 인터넷 속에 다 들어있다. 학교도, 병원도, 약국도 필요없을 만큼 무한정보가 인터넷 속에 다 들어 있는데 나에게 필요한 정보를 선택하는 데는 내 판단이 중요하다. 정보는 널려 있는데 어떤 것을 선택할 것인가 하는 문제는 완전 내 몫이다.

　특히 건강에 관계되는 약초나 비타민, 미네랄, 건강식품 그리고 약국에서 취급하는 각종 약품들의 정보까지 즐비하기는 한데 무엇을 선택할 것인가는 쉽지가 않다.

　"바다는 배를 띄울 수가 있지만 삼키기도 한다" 라는 속담이 있다. 선택여하에 따라 내가 살수도 있고 내가 죽을 수도 있다라는데 생각이 미치면 선택은 더욱 어려워진다. 결국 소비자가 무한한 지식을 갖추고 있어야만 선택이 자유롭다. 의사보다, 약사보다, 어떤 특정 전문가 보다 훨씬 앞선 지식이 아니면 선택이 어렵다. 결국 전문가에게 협조를 구해야 한다. 그런데 그 전문가마저 선택에는 자신이 없다. 예를 들어 내가 지금 수술을 해야 하는데 어떤 의사에게 수술을 해야 할까를 고민한다면, 인터넷을 치면 수술의 대가라는 명의들 목록이 주르륵 나온다. 내가 과연 이 명의목록을 보고 내 수술 담당 의사를 선택할 수 있을까? 딱 한사람만 나와 있다면 선택의 여지가 없다. 하지만 두 사람도 아니고 여러 사람이 있다면 어떻게 선택하는가이다. 결국 아는 사람을 통하거나 소문을 쫓아갈 수밖에 없다.

아니면 나에게 수술을 권하는 의사나 아니면 그 의사가 추천해주는 병원의사를 찾을 수밖에 없다. 그렇다면 굳이 인터넷을 왜 뒤지는가? 물에도 익숙하지 못한 사람이 바다에 뛰어들면 어찌되는가? 위험할 뿐이다. 현실은 말로 이루어지는 것이 아니다. 행동으로 이루어지는 것이다.

⑦ 누구를 믿어야 하나요?

"복불복"이라는 말이 있다. 20세기 중반 종교학자들이 모여서 오랜 토론 끝에 나온 결론이 있다. "세상에서 배울 것은 많아도 믿을 것은 하나도 없다"가 결론이었다. 인생살이에는 원래 모범답안이 없다. 사람이 살다보면 믿는 것도 믿지 않는 것도 피하는 것도 부딪히는 것도 모두가 내 운명이고 내 복이다. 행운을 만나도, 불행을 만나도, 행운을 붙드는 것도 불행을 피하는 것도 모두 내 탓이다.

세상을 살면서 호연을 만나는 것도 악연을 만나는 것도 죽는 것도 사는 것도 모두 내 몫이다. 내가 급하다고 해서 누가, 부모님이, 형제가, 자식이, 배우자가 대신해 줄 사람은 하나도 없다. 내가 평생 아프다고 해도 누가 대신 단 한시간, 아니 1분만이라도 대신 아파줄 사람이 있는가? 그래 아파주고 싶은 사람은 많을 것이다. 그러나 아파줄 방법이 없다. 내가 숨이 막힐 때 누가 나대신 숨을 쉬어줄 수 있는 사람이 있는가? 역시 없다. 그럼 내가 숨이 막힐 때 그것은 누구의 몫인가? 내 자신의 몫이다. 핑계를 대는 일은 옛날이야기이다. 지식의 바다를 유영하는 작금에 있어 내 몫에 대한 책임을 남에게 떠넘기려 하는 것은 시대착오적인 발상이다.

⑧ 협치가 답이다.

필자는 의학이라는 학문과 의술을 연구하면서 내내 생각한 바가 있었는데 그것이 협치다. 의사와 환자가 협력한다거나 양의사와 한의사가 협력한다면 치료가 훨씬 더 잘되지 않을까? 하는 생각을 떨쳐버릴 수가 없었다. 물론 의사의 권위가 떨어질까? 그래서 환자가 한 두 마디 거들면 무안을 주는 것인가? 꿩 잡는 게 매라고 치료만 잘해주면 명의 아닌가? 환자들이 잘 낫는다면 그 병원이 문전성시가 될 텐데? 꼬리에 꼬리를 무는 생각들이 언제고 머릿속을 떠나질 않았다. 환자가 하고 싶은 말을 할 수 있도록, 귀를 열고 들어주는 의사가 되어 무엇을 어떻게 했으면 좋겠다고 하면 안 되는 이유를 환자가 알아듣도록 설명을 하고 이해를 시키는 그러한 관계가 된다면 좋지 않을까?

환자는 의학에 대해서 모르니까? 무식하니까? 하는 생각으로 무조건 환자의 입을 틀어막으려고만 하는 그런 막무가내식 의사가 아니었으면 얼마나 좋을까? 물론 정해진 시간에 정해진 환자의 수를 채워야 월급을 받는데 지장이 없는 의사의 입장도 한편 이해는 되지만 권위와 명령만 하는 전근대적 습관에서 이제 좀 벗어나면 안 될까? 그리고 진료수가는 택시 미터기처럼 정하면 되지 않을까? 아니면 진료상담사를 별도로 두고 충분한 논의를 거친 후에 상담사가 의견을 의사에게 전달하는 방식은 어떨까?

만약 단방약이나 민간요법을 병행하고 싶다면 환자의 상태에 도움이 될지를 생각해보고 도움이 된다면 권하고 안 된다면 안 되는 이유를 이해되도록 설명을 해주는 의사! 단방약이나 민간요법에도 조예가 없으면서 아는 척 그렇게 하려거든 병원에 다시는 오지마세요 하고 막사발 깨는 소리나 꽥 지르고 환자를 무안하게 만들고 위로받고자 병원에 오는 환자의 마음을 짓이겨 버리는 그런 의사가 이제는 없었으면 좋겠다는 생각!

환자는 분명 의사의 밥줄이다. 그럼 환자는 의사의 하나님 아닌가? 그런데 왜? 환자를 무시하고 집에 하인이나 종처럼 무조건 명령만 듣고 실행하는 로봇처럼 되기를 바랄까? 한마디 하면 기어오른다고 생각할까? 의사권위가 추락한다고 생각할까? 혹시 환자가 의사보다 좀 더 아는 척하면 의사의 체면이 구겨진다? 의사가 환자를 진료하는 과정을 가만히 살펴보면 실제 겪을 일은 없지만 일제 강점기에 형사가 죄인 취급하는 모양과 흡사했다.

그래서 필자는 그런 생각도 해봤다. 서양의학이 조선말에 들어오자 일제치하가 되어 그 잔재를 고스란히 의사들이 물려받았나? 아니지 의사뿐만 아니지! 우리나라 모든 공무원이나 부자들, 권력가들도 똑 같은 모습이지! 일제의 압박을 증오하고 저주하면서도 그 잔재는 하나도 버리지 못하고 일인들이 한국인들을 무시하고 짓밟고 하던 그 악행들을 그대로 흉내 내고 있지는 않은지! 답답할 때가 참으로 많다.

왜 오순도순이 안될까? 물론 심리학적으로 분석해보면 인간의 본성이 잔인하다 특히 동양인이 서양인보다 더 잔인하고 그 가운데서도 우리들이 좀 더 잔인하다. 우리들 몸속에 유전된 그 잔인성이 어디에서 왔을까? 3000년 동안 약소국가로 존재해온 그 밑바탕에서 생겨난 분노의 표출인가? 필자가 인생을 살아오면서 느끼는 한국인을 대표하는 한국인의 심리를 가장 적나라하게 표현한 영화 "완장"이라는 영화라고 생각한다. 잘못된 생각일까? 우리들끼리 계급장 떼고 오순도순 협력하고 협치 한다면 세상에서 가장 행복한 나라 행복한 백성이 될 수도 있을 텐데?하는 많은 아쉬움이 남는다.

6) 혈액형의학의 치료 기술들

① 전제
가. 질병과 건강의 개념
질병이란 무엇인가?

 질병의 시작은 무의식속에서 자신도 모르게 자신의 몸을 만지는 것이다. 즉 자기도 모르게 자신의 손이 몸 어딘가를 만지는 것이다. 이 상태가 좀 더 발전하면 의식적으로 손이 간다. 여기서 좀 더 안 좋아지면 자신의 몸 어딘가를 느끼게 된다. 아 그곳에 코가 있었네~ 어내 다리가 참 길구나! 이쯤에서 좋아지면 다행인데 좋아지지 않고 이제부터는 신경이 쓰이게 되면 무엇인가 문제가 생기기 시작한 것이다.

 더욱 안 좋아지면 가끔이 아니고 이제는 매일 신경이 쓰인다. 이쯤 되면 가족들이나 주위에서 자주 만나고 보는 사람들은 혹시나 하면서 한마디씩 하게 된다. 뭔가 인상이 달라지기 때문이다. 주위에서 한마디씩 듣게 되면 스스로 질문을 하게 된다. 뭐지? 병원에 가봐야 되나? 에이 괜찮겠지! 하면서 차일피일 시간을 보낸다. 사람마다 액션이 다르다. 바로 병원으로 가는 사람, 약국부터 찾는 사람, 가족이나 지인에게 묻는 사람, 다 다르지만 어쨌든 자신의 몸에 이상이 생겼다는 사실을 인지하게 된 셈이다.

 일단 병원이나 약국을 찾았다면 스스로 질병을 인정한 셈이 된다.
 그럼 건강이란 무엇인가?

 건강이란 스스로가 스스로를 잊어버리는 것이다. 내가 누군지 어떻게 생겼는지 무엇을 하는지 아무것도 모르고 못 느끼는 것이다.

 자신의 손가락이나 발가락이 있는지 없는지 밥을 먹었는지조차 못 느끼고 하루하루가 지나간다.

정말 신기하다. 이 상태가 건강한 사람이다. 만약 여기에 매일 거울을 보는 사람이 있다고 한다면 그 사람은 건강하지 않는 사람이다. 왜냐하면 얼굴에 콤플렉스가 있거나 남의 눈치를 보는 심장 약한 사람이기 때문이다. 거울은 스스로가 스스로를 볼 수 있는 유일한 눈이다. 사람들에게 만약 거울이 없다면, 이세상 그 누구도 자신의 얼굴, 자신의 모습을 볼 수 있는 기회는 영원히 없을 것이다.

스스로가 스스로를 잃어버리고 살고 있다면 그것은 건강한 상태이고 스스로가 스스로를 잘 알고 이목구비, 손발, 가슴, 배, 허리 등을 늘 점검한다면 그것은 건강하지 않는 상태라고 말 할 수 있다.

나. 쳇증이라는 동양인만의 질병

쳇증은 현대 의학적으로 "소화불량" 이지만 서양인에게는 없고 동양인에게만 있는 질환이다. 쳇증은 심장기능이 약하거나 신경성, 신경쇠약증이 있는 사람에게 흔히 나타나는 질환이다. 또 음식을 급하게 먹는 습성 때문에 발생되기도 한다.

보편적으로 식당에 가서 식사를 하다보면 음식을 주문하고 나올 때까지 기다리는 시간은 10분에서 30분정도 걸린다. 중국집에 가면 자장면 같은 경우 5분이면 나온다. 그런데 먹는 시간은 5분에서 10분이면 끝난다. 자장면 같은 경우는 2~3분이면 다 먹어 치운다. "서양 사람들과 식사를 해보면 40분에서 한 시간 정도 걸린다. 숟가락을 놓는가 싶으면 다시 들고 이제나 저제나 하고 기다리게 된다.

이러한 식습관 때문에 우리에게는 쳇증이라는 질병이 있다. 왜? 급하게 먹는 식습관 때문이 대부분이다. 그리고 한번 체한 사람은 자주 체하게 되어 있다. 급하게 음식을 먹게 되면 건조한 식도에 갑자기 음식이 들어가면 횡격막이 긴장하여 식도를 조이기 때문이다.

또 어떤 이유로 긴장을 하면 횡격막도 따라서 긴장하므로 음식물이 위장으로 내려가지 못하고 식도에 쌓이게 된다. 그럼 장호흡이 안 되므로 위염이 발생된다. 그래서 급체로 죽는 사람이 있는 것이다.

옛날 우리 조상들은 자녀들 시집 장가보낼 때 선이라는 것을 보는데 대부분 사윗감이 처녀 집으로 가서 선을 보이고 식사를 대접받았다. 이때 사윗감과 장인 될 사람이 겸상을 하게 되는데 사윗감의 숟가락이 처음 어디로 가는지에 따라 합격인가? 불합격인가가 결정된다.

먼저 간장을 조금 떠서 입을 적신 다음 밥을 먹는다면 대체로 합격이다. 왜? 내딸 과부 만들지는 않겠다고 판단하는 것이다. 그러나 밥그릇으로 먼저 숟가락이 간다면 그 사람은 불합격이다. 잘 체할 수 있기 때문이다.

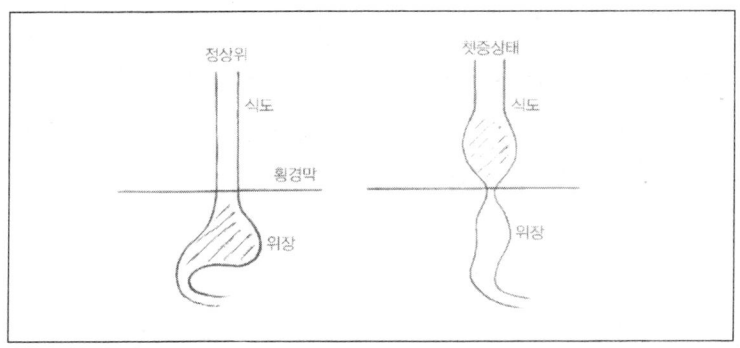

다. 인체 출혈 기전

인체에서 출혈이란 상처나 사고 등으로 인한 외부 출혈과 내부출혈이 있다. 내부 출혈은 장소에 따라 출혈명이 붙여진다. 외부와 내부 사이에서도 출혈이 발생한다. 코피, 각막출혈, 청압(귀고막)출혈, 뇌출혈, 피하출혈, 신세관출혈, 식도출혈, 잇몸출혈, 대장출혈, 항문출혈, 위출혈 등이 일반적이다.

출혈이란 십중팔구가 혈관출혈이다. 출혈되는 혈관은 99%가 모세혈관출혈이 시작이다. 뇌출혈을 제외한 모든 출혈은 출혈량에 따라서 생명에 위험이 따르는 것은 맞지만 체압을 떨어뜨리므로써 오히려 건강에 생명의 안전에 도움을 주는 경우도 있다. 문제는 뇌출혈인데 뇌출혈은 뇌압이 높아서 발생하는데 그곳에 혈액까지 고이는 것은 뇌압을 더욱 상승케 하여 죽음에 이르거나 뇌사를 일으킬 수도 있다. 대부분 출혈은 심장기능약화에서 기인한다. 혈관도 심장기능계에 소속되는 때문이다. 예를 들면 고혈압환자가 중풍되는 확률은 일반인에 비하여 최고 5배지만 심장질환자는 최고 18배로 높다는 사실로도 심장기능의 중요성은 충분히 이해할 수 있을 것이다.

실제로 피하출혈의 경우 부딪히는 일없이 몸의 이곳저곳에 멍이 생겼다 사라졌다를 수시로 반복되는 사람이 어떤 치료를 해도 소용없었는데 심장 뜸치료를 하자 온몸에 생기던 멍이 사라졌다. 여러 사람들에게서 똑같이 멍이 사라졌다. 따라서 뇌출혈의 예방은 혈압을 낮추는 일도 중요하지만 뇌압을 떨어뜨리고 심장기능을 강화시키므로 가능하고 안전을 도모할 수 있다.

라. 신경통은 곧 날궂이병!

생명체는 식물이나 동물 다 같이 생명의 위기가 닥치면 본능적으로 취하는 행동이 있다. 바로 종족보존이다. 잡초는 왜 강한가? 밟히기 때문이다. 언제 그 생명이 끝날지 모르기 때문에 살아있는 동안에 씨앗을 맺는다.

일반적으로 알고 있는 잡초도 계절별로 다르고 종별로 다르다. 망초라고 하는 풍년초도 꽃은 같은 꽃인데 철별로 나오는 모양새가 다르다. 한 가지 잡초를 뽑아내면 그 주위에 같은 잡초가 다시 나오는데 그 잡초를 관찰해보면 놀랍게도 2~3cm정도밖에 자라지 않았는데 아직 꽃도 피지 않았는데 열매가 달려있다. 경이롭다고 할 수 밖에 없다. 생명의 세계는?

　인간도 전혀 예외는 아니다. 인간도 하나의 생명체이기 때문이다. 그래서 전쟁터나 흉년이 들게 되면 어린이들이 많아진다. 인간도 종족보존을 해야 하니까? 옛 어른들께서 하신 말씀이 있다. "흉년에 굶어 죽어도 종자는 베고 죽는다." 왜? 이 또한 죽어가는 사람들이 살아남은 자들을 위하여 배가 고파도 씨앗을 남기는 이유는 동정도 은혜도 자비도, 인심도, 사랑도 아무것도 아니다. 오직 자기 자신도 알 수 없는 본능의 실행일 뿐이다.

　자~ 비가 오려고 하면 습도가 높아진다. 습도가 높아지면 생명체는 특히 동물들은 몸통이 답답해진다. 왜? 습 알갱이가 피부 호흡구를 막고 있기 때문이다. 습 알갱이가 피부 호흡구를 막게 되면 생명체는 자연본능에 의하여 위협을 느끼게 된다. 이 위협에 의하여 동물들은 교접을 하게 된다. 젊은이들은 교접을 하고 싶은것도 아니고 하려고 하는 것도 아니다. 보이지도 않고 알 수도 없는 어떤 힘에 의하여 자연능이 실현되는 것이다. 이와는 상대적인 노인들은 즉 생산능력이 없는 사람들은 전신에 통증을 느끼게 된다. 온 몸이 무겁고 관절마디가 아프고 저리고 쑤시고 갑자기 기분이 나빠지고 우울하고 고향생각이 나기도 하고 옛날이 그리워진다.

　이것이 습도 높은 날의 동물들이 겪는 수난이다. 청개구리도 이러한 이유로 습도가 높아지거나 비가 오려고 할 때 어김없이 울어댄다. 이러한 현상을 일반적으로 신경통이라 하고 노인들의 날궂이병 또는 일기예보라고 말들을 한다. 왜 습도가 높으면 온몸이 쑤시는지 젊은이들은 알 수 도 없지만 이해할 수도 없다. 다만 그때가 되어보기 전에는, 그런데 이 날궂이 병과 무관한 부류가 있다. 서양인이나 동양인 중에서도 열성체질의 사람들은 습알갱이에 의하여 피부호흡구가 막히지 않으므로 이러한 증상들이 나타나지 않는다.

마. 탕화상과 욕창

사람이 살다보면 이런 일 저런 일들이 참으로 많다. 어린아이들을 키울 때면 의례 겪는 일들이 부주의로 인해서 뜨거운 물이나 그릇, 불 등에 의하여 탕화상을 작게 혹은 크게 입는 경우가 참 많다. 탕화상이 체표면적의 30%가 넘으면 생명이 매우 위험하다. 탕화상으로 인하여 생명이 위험해지는 경우는 두 가지로 요약할 수 있다. 하나는 체표면적의 30%가 넘을 때와 또 하나는 탕화상에 의한 열기가 신체내부로 유입되는 경우이다. 체표가 30% 탕화상을 입게 되면 왜 생명이 위험해지는가? 그것은 피부호흡이 줄어들어 정맥순환이 느려지고, 그 순환속도가 계속해서 줄어들기 때문이다. 결국 정맥순환이 느려지면 동맥순환도 따라서 느려지고 장호흡과 대사순환도 순차적으로 느려져서 결국 생명을 잃게 되는 것이다.

이와 유사한 질환이 동양의 냉성체질 여인들이 겪는 산후풍이다. 산후풍도 산후조리의 잘못으로 인하여 피부호흡에 문제가 발생하는 것이기 때문이다.

그럼 대처방안은 무엇일까?

첫째는 피부호흡을 확보해야 한다. 피부호흡을 확보하는 일은 병원에서 하는 방식은 오히려 피부호흡을 더 많이 막히게 한다. 바셀린을 덧칠해서 붕대로 감아 놓으면 질식사와 같은 결과가 나온다. 화상이 심한 경우는 무조건 싸매는 것은 금물이다. 화상도 화상이지만 최단시간 화상으로 인한 열기제거가 최우선이다. 화상의 열기제거만을 위한다면 얼음으로 몸을 감싸면 될 것이나 밖으로 뽑아내지 않으면 안 된다. 얼음으로 감쌀 경우 그 열기가 몸속으로 들어가면 체내세포가 질식하여 생명이 더 위험해진다. 일단 화상이 심할 경우는 알로에나 오이를 갈아 즙을 내어 10분 내지 5분 간격으로 계속 마시게 해야 한다. 그리고 알로에나 우분고를 바르거나 붙여서 열기를 제거해야 한다. 열기가 체내로 유입되지 않고 피부에 있는 열기를 신속하게 제거한다면 아무리 중화상을 입어 생명이 위험한 사람도 수일 내로 위험으로부터 벗어날 수 있다. 항간에 떠다니는 민간요법도 원리를 잘 알고 사용하면 좋은데, 대부분 "카더라" 통신으로 더욱 위험할 수 있다는 점도 유의해야 한다.

  30여 년 전 필자가 화상에 특효약을 만들어 가지고 화상 전문병원 의사를 만난 적이 있었다. 화상의 기전도 모르면서 민간요법은 믿을 것이 못된다면서 자기는 민간요법 중 소주를 사용해 보았다면서 필자의 제안을 일거에 거절했다. 그래서 어떻게 사용했느냐고 물었더니 화상부위를 소주에 담갔다고 했다. 더 할말이 없어서 병원을 나왔는데 화상에 대한 개념이 없었다.

  화상부위를 소주에 담그면 열기가 체내로 들어가 훨씬 환자를 위험하게 만든다는 사실을 전혀 모르는 상식이 부족한 의사였다. 화상부위에 소주를 흘려서 휘발성이 강한 힘을 이용하여 피부에 있는 열기를 제거해야 하는 것이다. 밖으로 제거되어야 할 열기가 소주에 막혀 밖으로 나가지 못하고 오히려 체내에 들여보내는 결과가 된다면 피부상처도 낫지 않을뿐더러 오히려 생명을 위독하게 만드는 결과를 낳는다.

  화상에는 휘발성이 강한 물질을 이용하여 피부열기를 최대한 빠른 시간에 제거할 수만 있다면 의식이 없는 중화상 환자도 살려내는 데는 별 어려움이 없다.

탕상도 원리는 같지만 병원에 오래 누워있는 환자들의 욕창도 화상과 똑같은 현상으로 간단히 치료될 수 있는데 병원에서는 뼈가 나올 때까지 소독만 하고 있다.

바. 빈혈과 현기증

30여 년 전만 해도 빈혈?하면 밤에 물 한 컵에 못을 한두 개 넣어두었다가 아침에 그 물을 마시라고 병원에서 내리는 의사처방 이었다. 이유는 철분부족이다. 붉은 혈액은 철분에 의하여 생성되므로… 빈혈이 있으면 어지럽다. 주위가 돌고, 집이 돌고, 하늘이 돈다. 온 세상이 노랗고 중심잡기가 힘들다. 이를 한의학에서는 현기증이라 한다. 한의학에서는 두현도 있고 목현도 있다. 빈혈은 근본적으로 열성 체질인에게 더 많이 자주 일어나는 증상인데 부적성 식약복용으로 적혈구가 파괴되므로 빈혈이 발생할 수 있다.

냉성체질은 신장과 심장의 기능부전으로 빈혈이 올 수 있고 부적성식약섭생으로 적혈구가 뭉쳐 순환장애로 빈형이 될 수도 있다. 하지만 요즈음은 어지럼증은 병원에 가면 주된 원인을 이석증(耳石證)으로 진단한다고 한다. 필자에게 상담하는 대부분의 환자들이 이석증치료로 고생들을 많이 했다고 털어 놓는다. 그런데 현기증의 직접적인 원인은 식약섭생에 있어서 부적성섭생에 의한 점액질부족이 대부분으로 점액질 보충으로 빈형, 현기증, 어지럼증, 두현, 목현 등이 해결되었다. 점액질이 풍부한 음식으로 찹쌀을 비롯 차조, 찰수수, 찰옥수수, 어묵, 고구마잎, 마 들이 있고 약재로는 유근 백피, 백규화근이 대표적이다.

사. 알레르기 기전

알레르기를 우리말로 두드러기이고 한의학용어로는 피부소양증이다. 알레르기는 의학적으로 각종 주사나 섭취 등에 의해 체질이 변하여 그 물질에 대해 정상이 아닌 과민한 반응을 나타내는 일이라 했다.

두드러기는 기진맥진하여 몹시 피곤할 때 발생하는 것과 음식불의 부적합성 쳇중의 후유증, 주사나 약물의 부적합성에 의한 생체의 거부반응의 표출로 보는 것이 가장 타당하다.

알레르기는 개인차가 많아서 여러 가지 먹거리에서도 알레르기 반응을 보이는 경우가 있다. 하지만 알레르기 반응의 주원인은 체력의 약화와 간기능의 약화로 인해 해독능력의 결여 심장기능의 약화다. 폐기능의 약화도 빼놓을 수 없다.

초기 알레르기 반응을 교정하지 않으면 아토피피부염이 된다. 사람에 따라서 천식이 되기도 하고 비염이 되기도 하는데 동시에 나타나는 경우도 있다. 가끔은 아토피피부염이 어린이의 경우 태열이나 습진으로 진단되는 경우도 있는데 아토피피부염이 맞다. 오진할 수 있는 이유는 신생아라도 피부가 짓무르기 때문이기도 하고 신생아라서 태열이라고 오인하기도 한다. 신생아 때부터 태열이나 습진이 발생하는 이유는 유전 때문이다.

아이들의 좋은 점이건 나쁜 점이건 100% 유전이란 점을 반드시 염두에 두어야 한다. 그리고 알러지나 아토피나 원인은 약물중독이나 식중독 또는 심하게 채한 경험이 있는 경우에 발생한다. 치료는 역순이다. 즉 약물중독이나 식중독이전의 상태로 되돌려 놓으면 치료는 끝난다. 이것이 과학이기 때문이다. 치료는 해독과 부적성 음식이나 약물의 복용금지 그리고 심장과 폐기능 간기능을 위주로 기능회복을 유도하면 말끔하게 해결된다. 비염이나 천식 눈 알러지 또한 기전은 같다.

⑧ 식약동원(食藥同源) 이란?

식약동원이란 음식이나 약이나 근원은 한가지란 뜻이다. 한약은 같다고 할 수 있지만 양약은 그렇지는 않다.

그럼 한약은 왜 동원인가?

쉽게 설명하면 음식에도 약성이 있다. 문제는 약성의 강약의 차이다. 그리고 용도에 따라서도 식이 약되는 경우와 약이 식이 되기도 한고, 약이 차가 되기도 하고, 약이 식수가 되기도 한다. 이를 두고 식약이 동원이라고 하는 것이다. 예를 들면 보리밥과 엿기름가루(맥아분말)를 비벼 타박상이나 유종을 치료하면 약이 되는 것이다. 또 끓인 물과 참기름으로 장폐색증을 치료할 수 있다. 또 소금과 계란 노른자로 절골이나 타박 멍든 데를 치료할 수 있다. 또 맑은 물로 탈

체질	체질에 맞는 음식	체질에 맞지 않는 음식
냉성체질 A형, B형	인삼, 녹용, 로얄제리, 염소, 노루, 사슴, 복어, 옻, 부자, 꿀, 영지버섯, 소주, 양주등의 증류주.	생수, 약수, 냉수, 쥬스, 녹즙, 알로에, 보리, 메밀, 현미, 커피, 녹차, 개, 오리, 가물치, 팥, 우유, 맥주, 막걸리 등의 발효주.
열성체질 O형, AB형	생수, 약수, 냉수, 쥬스, 녹즙, 알로에, 보리, 메밀, 현미, 커피, 녹차, 개, 오리, 가물치, 팥, 우유, 맥주, 막걸리등의 발효주.	인삼, 녹용, 로얄제리, 염소, 노루, 사슴, 복어, 옻, 부자, 오가피 영지버섯, 소고기류, 꿀류, 25도 이상의 술(증류주)

- 좋은 식품은 생명력을 강하게 하고 건강하게 한다.
- 탄산음료는 체질에 관계없이 좋지 않다.
- 돼지, 오리, 닭고기는 반듯이 날 양파와 함께 복용해야 좋다.
- 훈신체(매운맛: 마늘, 생강, 고추)는 누구에게나 좋은 식품이다.

수에 이르는 설사를 멈추게 할 수 있다. 또 데쳐서 나물로 먹는 쇠비름을 농약이나 가성소오다(양잿물), 방부제중독 등을 치료한다. 이 외에도 많다 인삼이나 녹차, 초석잠, 정향, 계피, 감초 등의 약초를 차로 사용할 수도 있고 음료수로도 활용할 수도 있다.

필자는 1985년부터 인간의 3대 불사약을 지정한 바 있다.

첫째는 생명본능에 의하여 무조건 마셔야 하는 공기요, 둘째는 하루 3끼를 먹어야 정상적으로 삶을 유지할 수 있는 식사요, 셋째는 필요에 따라 혹은 수시로 마셔야 하는 물이다.

즉 공기, 물, 식사는 인간의 3대 불사약이다.

이 3대불사약을 유효적절하게 잘만 활용한다면 일반인보다 10년 이상 젊게도 살 수가 있고 질병 없이 건강한 몸을 유지 가능하다. 이 가능성에 대한 정답이 필자가 제시한 체질적성 식단표와 같다.

 2) 심리상담치료
 가. 듣는다

세상에는 의외로 하고 싶은 말을 하지 못하고 사는 사람들이 많다. 객관적으로 보면 말도 안 되는 소리다. 너무도 쉬운 일이 말하는 것 아닌가? 그렇다 속된말로 "절로 터진 입이다" 벙어리도 아닌데 왜? 말을 못하는가? 인간관계에서는 하고 싶은 말을 할 수 없는 경우가 너무나 많다. 우리가 흔히 하는 말로 아이들을 훈계할 때 "거짓말하지마라" 라는 말을 남녀노소 누구나 다 사용한다. 그러면서 그 자리에서 다른 사람과 이야기할 때나 전화라도 받을 때면 얼굴색하나 변하지 않고 아무런 생각없이 습관 된 거짓말을 줄줄이 늘어놓는다. 훈계당한 아이가 들을 때는 아마도 어이가 없을 것이다. 우리는 너나없이 거짓말을 밥먹듯하고 살아간다. 왜? 인간관계 속에서 할 수 없는 말이 너무나 많기 때문이다.

이게 습관이 되다보니 아이를 훈계하는 자리에서 조차 무의식적 거짓말이 튀어 나오는 것이다.

이렇다보니 부부간이나 고부간, 시댁식구들과의 대화나 처갓집 식구들과의 대화는 90%이상 거짓말뿐이다.

TV나 뉴스를 보면서 도둑이나 횡령, 사기, 상해, 살인, 기타 등등의 사건들을 보면서, 하는 말들을 들어보면, 모두가 천사다, 도둑이 도둑놈을 욕하고, 사기꾼이 사기꾼을 욕하고, 뇌물 먹은 놈이 뇌물사건을 보고 분개한다.

모두가 다 "나 빼고"다.

하물며 마음의 병을 앓고 있는 환자는 그런 류가 아니다. 억울함을 스스로 변호하거나 진실을 이야기해야 함에도, 항변이라도 해야 하는 마당에서 말을 못하고 꾹꾹 참는 것이다. 이처럼 참다가 병을 얻는 사람, 참다가 폭발하여 나쁜 사람으로 인생이 전락되어 버린 사람도 많다. 그래서 치료라는 관점에서는 무조건 환자의 이야기에 귀 기울여 들으면서 진심으로 동의해 준다. 대개는 이렇게 한참 듣다보면 대부분 눈물을 펑펑 쏟아 낸다. 그럼 그 순간 절반은 치료가 된다.

사람들은 남의 말을, 특히 마음의 상처가 많은 환자들은 들어만 주어도 치유가 된다는 사실을 모르고 산다.

"임금님 귀는 당나귀 귀다" 하는 이야기나 같은 쉬운 일인데 쉽게 풀 수 없는 어려운 일이다.

나. 生子不有(생자불유)

흔히 자식들이 말은 안 듣고 속을 썩이면 하는 말 "새끼를 몸(껍데기)을 낳지 속을 낳나?" 고들 한다. 그렇다, 껍데기를 낳지 속을 낳는 것은 아니다.

문제는 소유욕이다. 내가 낳았으니 내 것(소유물)이다. 내가 낳은 자식이니 너는 무조건 내말을 들어야 한다. 라고 하는 것은 자식의 인생은 없고 부모의 인생을 대신 살라고 하는 것과 같은 말이다.

장강의 물도 새물에 밀려난다는 말이 있다. 가만히 생각해보라, 당신도 부모님의 말씀대로 인생을 살아 왔는가?를!

공부 못했던 사람일수록 자식을 낳으면 "공부해라"라는 말을 입에 달고 산다. 일찍이 노장께서는 생자불유라고 했다. 자식은 낳되 소유하지 말라는 뜻이다. 타고난 인생이 다르기 때문이고, 시대가 다르기 때문이다.

요즘 5~60대가 자식이나 손자에게 배우지 않으면 안 된다.

컴퓨터를 비롯해서 인터넷, 스마트폰까지~

옛날에는 무조건 어른들에게 배웠지만 이제는 어른들이 아이들에게 배워야 한다.? 이제는 분명하게 생명과 물질에 대한 구분을 해야 한다.

자기가 가진 물질이야 자기 마음데로 사용해도 누가 시비할 사람은 없다. 그러나 자식이나 손자, 배우자 그 누구도 간섭하고 시비하는 시대는 이미 오래전에 지나가 버렸다. 만약 자식이나 손자 또는 배우자가 도와달라고 요청하기 전에는 위험한 길을 가든, 위험한 선택을 하던, 불을 보듯 뻔한 일일지라도 그냥 두어라.

스스로 엎어지고 넘어지고 상처투성이가 되어도, 스스로 깨우치고, 스스로 살아가는 법을 터득할 수 있도록 지켜봐 주는 것이 지혜로운 자가 할 일이다.

그래서 어른을 모시고 길을 갈 때는 앞에서 가고, 어린이들과 아님 자식들과 길을 갈 때는 뒤에서 따라가야 함을 잊어서는 안 된다.

욕심을 조금만 버리고 이성을 붙들고 있노라면 그것이 보인다.

다. 본인과 가족관계 상담

필자가 40여 년 간 본격적으로 한국철학을 연구한 결과는 놀랍게도 참담 그 자체였다. 지금까지 작명을 하고, 사주를 뽑아 운명을 상담하고, 궁합을 보고, 택일을 하고, 음택 양택을 논했던 그 많은 사람들이 무엇을 했는지 무슨 짓을 했는지 말문이 막힐 뿐이다. 그것도 자자손손 그 많은 논객 설객들이 설단생금만을 위하여 살았었나? 하는 생각을 하면 정말이지 얼굴을 들 수가 없다.

여기서의 핵심은 부부관계이다.

그동안 수 만 명의 사주궁합을 뽑아보니 대략 70%는 이핑계 저핑계로 못 죽어서 살아가는 관계이고 겨우 20~30%만 큰 불만 없이 살아가는 정도였다.

무엇이 문제인가?

첫째는 사회공동체에서의 일원으로 살아가는 의식수준의 저급이었다. 무엇때문일까? 말로는 "우리"라고 하면서 "나"라고 하는 私(사)에 얽매여 역지사지가 불가능하고 경쟁자라는 의식이 들면, 눈앞이 캄캄한 눈뜬장님이 되어버렸다.

언제부터 였을까?

필자의 추론에 의하면 고조선(대주선인국)이 멸망하고부터 시작되어 결정적인 계기는 이씨 조선이 건국되어 유교를 국교로 정한 이후부터로 추정된다. 무려, 장장 3,000년이라는 세월 속에서 다지고 또 다져진 인과의 업보다.

둘째는 六十甲子(60갑자)라고 하는 우주의 잣대를 중국것인줄 잘

못알고, 또 잘못 사용한 결과로 추정된다. 왜?

단군세기를 보면 "古記云 王儉 桓雄母 熊氏王女 辛卯 五月 二日 寅時生"이라고 적혀있다.

하지만 중국역사에 六甲(6갑)의 최초 기록은 BC 183년 丙寅年(병인년)으로 되어 있다고 하는데, 어찌 감히 비교를 할 수 있다는 말인가?

우리것을 스스로 우리 것이라고 말 못하는 세태가 참으로 유감스럽기만 할 뿐이다. 셋째는 3000년이라는 변방 약소국가로, 국민으로 살아오면서 온갖 표현 불가능한 설움과 압박과 갖은 고초를 겪으면서 터득한 연명지계로 여겨지니 더더욱 안타깝다.

보라 2000년 전 유럽은 문자가 없었고, 로마제국이 유럽을 통치하면서부터 겨우 문자를 쓰게 된 유럽이, 지금은 세계를 좌우지하고 있질 않는가?

중국도 마찬가지다. 3000년 전에는 국가도 역사도 없었던 민족이었다.

고조선의 멸망으로 지방 군현이었던 곳에서 하나둘 왕을 자처하고 나서면서 겨우 BC500년경부터 국가다운 면모를 갖추고서 경쟁을 시작하여 BC225년 진시왕이 여러 제후국을 합병 통일하여 천하 통일이라는 이름하에 역사가 시작되지만 20여 년 만에 다시 혼란에 빠져 초한시대를 맞게 되고, 초한이 다투기 8년만에 재통일되어 중국이 자랑하는 전한, 후한이라고 하는 한나라 400년 역사가 드디어 시작된 사실이다. 그럼 그전 중국 땅에 있었던 여러 나라들은 무엇인가?

그 나라들은 고조선 치하의 제후국들이었다.

이와 같은 연고로 인하여 의식저급하고 사에 얽매인바가 되어 행복을 잃어버리고 낙을 읽어버린 슬픈 민족으로 전락하게 된 것이다.

이제 한국철학의 본질을 찾아서 행복과 낙의 의미를 찾아나가야 할때가 아닌가 싶다. 그럼 앞으로 우리 사회가 행복과 즐거움을 찾아가는 길은 무엇인가?

의식 수준의 향상과 더불어 인간과 인간의 관계에서 궁합을 맞추는 일이다.

의식수준의 향상은 역지사지, 배려, 더불어 사는 삶의 습관과 생명사회의 이치에 부합하는 의식세계로의 지향이다. 밖에서는 "좋아"가 안에서는 "절대안돼" 하는 "나 빼고식"이 아닌 안에서나 밖에서나 하나같이 "나도 함께하는 의식의 지향"이어야 한다.

궁합은 일간을 기준으로 보는 것이다.

지금까지의 대부분의 역학자들은 상생상극법으로만 궁합을 봐왔다. 궁합은 상생 상극과는 거리가 멀다.

4주중에서 日柱(일주)의 天干(천간) 즉 日干(일간)을 기준으로 보는 것이 궁합의 요체인데, 甲己合(갑기합), 乙庚合(을경합), 丙辛合(병신합), 丁壬合(정임합), 戊癸合(무계합)은 최상의 궁합으로 항상 처음처럼 서로 사랑하고 아끼는 관계에 변함이 없는 궁합을 말한다.

일반적인 역할자들의 이론으로 보면 모두 상극 관계이다.

다음으로는 일간의 음양이 다른 것을 좋은 궁합으로 보는 것이다.

예를들면 갑을, 갑정, 갑신, 갑계, 을갑, 을병, 을무, 을임, 丙乙, 丙丁, 丙己, 丙癸, 정갑, 정丙, 丁戊, 丁庚, 戊乙, 戊丁, 戊辛, 戊己, 己丙, 己戊, 己庚, 己壬, 庚丁, 庚己, 庚辛, 庚癸, 辛甲, 辛丙, 辛戊, 辛壬, 壬乙, 壬己, 壬辛, 壬癸, 癸甲, 癸丙, 癸庚, 癸壬 등이다.

이렇게 만나면 서로 크게 불만없이 잘살아간다.

그렇다면 왜? 이토록 궁합이 중요하다고, 궁합에 얽매이는가?

인간은 누구나 살아 있다면 몸에서 전자기파가 방전된다. 몸을 보호하는 일종의 방전이다. 이 기파는 몸을 위하여 이로움과 해로운 것을 구분하고 맞는 사람과 맞지 않는 물건이나 사람을 구분한다.

예를 들면 궁합이 맞지 않는 사람과 함께 있게 되면 시간이 지루하고, 피곤하고, 힘들며 괜히 짜증이 난다. 이러한 현상은 비단 남이나 이성과의 현상만이 아니고 가족 즉 부모형제건 친척이건 동성이나 이성 모두에게 적용된다.

그래서 옛말에 "보태줘도 미운 놈 있고, 뜯어가도 예쁜 놈 있다"라는 속담이 맞는 것 같다. 비록 눈에 보이지는 않는다 할지라도 말이다.

또 하나 중요한 사실은 법원에 제출하는 이혼서류에 그 사유 대부분이 "성격차이"다. 그럼 "성격차이"란 무엇을 의미하는가?

서로가 서로에게 청개구리형이 되는 것이다.

미운짓을 하면 당연 밉겠지만 예쁜 짓을 하면 그 예쁜 짓 때문에 더욱 미워지는 것이다 왜 그럴까? 기파가 서로 싸우기 때문이다. 눈에 보이지 않는 이 우스꽝스러운 전쟁이 곧 성격차이인 것이다.

친구들 관계에서도 만나기만 하면 으르렁 거리면서 싸우는 사이가 있다. 열 번을 만나도 오랜만에 만나도 반드시 싸운다.

이처럼 가족 관계에서도 궁합을 알고 참고한다면 가정의 평화에 대단히 유용하게 활용할 수 있을 것이다.

원래 사랑하는 관계란 바라보고, 격려하고, 칭찬하고, 보태주고, 도와주는 것이다. 여기에 대가나 조건은 없다. 하지만 대가를 바라거나 조건을 단다면 그것은 사랑이 아니고 "거래"다. 더군다나 충고나, 간섭, 관리, 명령 등은 하인이나 종, 속 노예관계에서만 있을 수 있는 일이지, 사랑과는 거리가 먼, 관점이 다른 내용이다.

라. 적성검사

인간은 누구나 태어나면서 적성과 소질을 갖추고 태어난다. 여기서 소질은 유전적 의미가 강하고 적성은 성장하면서 길러지는 환경적 의미가 강하다.

이 세상 부모들은 누구를 막론하고 자식에 대한 걱정근심이, 경우에 따라서는 자신보다 더 큰 비중을 차지할 수도 있다. 따라서 가능한 한 자식들에 대한 관심을 줄일 것을 당부한다.

관심이 지나치다 보면 간섭을 하게 되기 때문이다.

그 대신 냉정하게 객관적으로 입장을 바꾸어 생각하는 습관을 길들이도록 주문하면서 소질과 적성에 대한 4주 상담과 함께 자식들의 진로와 미래직업선택에 대한 전반적 상담을 진행한다.

그리고 학생일 경우 동행을 권한다.

지금까지 많은 학생들을 상담한 결과는 대단히 만족스럽다.

상담받은 학생들은 대부분 성적이 오르고, 긍정적이며, 세상을 이해하는 자세가 갖추어졌다. 이러한 결론은 상담 받은 학생들로 부터의 반응이다.

대부분 너무 좋았다는 것이다. 이러한 반응은 곧 부모들의 심리를 보다 더 편안하게 안정된 컨디션 조절에 까지 영향을 미쳤던 것이다.

또 하나 짚고 넘어가야할 중요한 사실, 태교에 대한 이야기다.

사람들은 태교에 대하여 대단히 중요하다고들 이야기 한다. 그것은 사실이다. 그런데 문제는 태교라고 하는 것은 부모님들의 직업이나 취미생활과 직결된 다. 하나의 예를 든다면 태교에 음악이 좋다고 하여 누구나 음악 감상을 하는 것은 아니다. 음악에 대한 조예가 있거나 직업이거나 취미가 있기 전에는 임산부가 음악을 즐겨 듣지 않는다는 점이다.

덧붙여 소질은 부모님들이 미쳐 직업이나 취미가 아닌, 마음속 깊이 간직하고 표현해보지 못한 꿈이 있을 경우에 그 부모님들의 사이에서 태어난 아이들은 그 꿈의 소질을 가지고 태어나 그 꿈의 실현자가 되는 경우이다.

그래서 사람들은 이러한 돌연변이적 출생에 대하여 의아해 한다.

일반적으로는 "콩심은 데 콩 나고 팥심은 데 팥 난다" 라는 속담을 벗어나기 힘들다는데 대하여 나도 알고 당신도 안다.

하지만 분명 "개천에서 용 난다" 는 속담이 있듯이 그 용은 존재한다.

이는 인간의 마음이, 생각이, 정신이, 미련을 버리지 못하고 응집되어진 그 기운이 2세를 통하여 전달되고, 그 2세는 그 기운을 전달받아서 부모님과는 전혀 다른 소질을 가지고 태어난다는 사실이다.

필자는 이러한 추적상담을 통하여 "4주 유전" 이라는 사실을 알아내고 스스로 얼마나 놀랬는지 모른다.

마. 세상을 재는 잣대?

사람이 살아가는 세상에는 언제든 무엇이든 무슨 일이든 잣대가 반드시 있어야 한다. 또한 그 잣대에도 기준과 전제가 필요하다. 그래야 인간관계에 있어서 다툼이 없고 공존의 평화를 유지할 수가 있다. 하지만 우리사회는 이 잣대가 무시되고 있는 실정이다. 문제는 이 잣대가 공공기관이나 정부에서조차 무시되기 일쑤라는 점이다.

그럼 우리사회가 즐겨 쓰는 잣대는 무슨 잣대인가? 개인의 잣대다?

대부분 사람들은 자기기준 잣대를 들이민다. 이러한 자기 잣대를 언제 어디서나 들이민 관계로 언제나 우리들 사회전체가 불란의 씨앗을 안고 살아가고 있다.

　문제는 또 있다. 자기잣대에 추가로 감정의 잣대까지 들이댄다.

　이러한 옳지 못한 잣대 활용법 때문에 층간소음이나 주차 문제 등 아주 사소한 시비로 인하여 살인까지 일어나는 어처구니없는 사건 사고가 끊이질 않고 비일비재로 일어나는 실정이다. "우째 이런 일이!" "우짜면 좋노!?"

　우리 사회가 경제적으로는 선진국이 확실한데, 사회 의식적으로는 세계 120여개 국가중에 제일 마지막 순번이 아닐까 싶다. 정말 한심천만한 일이다.

　우리사회에 상존하는 이 5천 만 개의 잣대를 하나로 통일하는 방법은 있는 것인가? 이 난감한 우리의 의식구조를 어떻게 해야 수정할 수 있을지? 수정할 수는 있는 건지 너무나도 안타깝다.

　이 잘못된 의식구조는 조금씩 양보한다거나 역지사지로 이해를 구해서는 언감생심, 이루어 낼 수 있는 일이 아니다.

　이 잘못된 의식구조로 인하여 우리가 지불하는 사회적 비용을 계산한다면 아무리 줄잡아도 우리국민 총 소비의 절반은 넘을 것이다.

　분쟁, 소송 다툼, 질병, 과시소비, 시간낭비, 이혼, 별거, 고아, 사기, 갈등, 오해, 왕따, 집단행동, 정쟁, 정신질환 등 사회 구석구석 필설로써 표현하기 실로 부끄럽기 짝이 없다.

　우리 사회가 건강해지기 위해서는 무엇보다 먼저 해야 할 일들이 있다. 교육이다.

　교육은 교육이되 학교교육이나, 인성교육이나 도덕, 종교, 교육 등이 아니다.

　우주이치와 생명생태학 그런 인간살이 교육이다. 그것도 남녀노소 구분 없이 모두가 배워야 한다. 정말이지 절실하게 배워야 할 일이다.

  우리가 스스로 잘못된 의식구조 때문에 주고받는 스트레스로 인하여 발병되는 사회적 비용은 제쳐두고 개인적인 한 가정을 예로 들어보자.

  여기 부모와 아들, 딸 4식구가 살고 있는 집이라고 생각하자.

  이 네 식구 중 어떤 한사람이 우울증에 시달리고 있다고 가정하면, 이 가족은 생지옥속의 삶이 되고 만다. 자식 중 한사람이건 부모중 한사람이건 관계없이 네식구 모두 우울해지고 만다.

  일파만파란 단어가 적합할 것 같다. 생활전반에 걸리지 않는 구석 없이 경제적 정신적으로 언제 끝이 날지 알 수 없는 삶이 죽기보다 싫을 만큼 고통과 고난으로 지속된다. 그뿐인가?

  자녀들이 결혼하고 또 자식을 낳는다면 그 고통과 고난은 대를 이어서 지속되는데 그 정도가 갈수록 심해진다는 사실이다. 왜?

  현대 의학적으로 고치는 방법이 없고 약물로써 잠시 정신신경을 억눌러 푸는데 불과하기 때문이다. 그것만인가? 너와 나 잘 알고 있는 약물중독이나 그 피해 부작용은 어떻게 감당하는가? 그렇다고 약을 끊으면 더욱 악화되어 나타난다? 이 끝없는 지옥과의 전쟁! 어떻게 할 것인가?

  이 무서운 우리의 의식구조를 진단하는데 혈액형 의학적으로 보면 하나는 교육(우주이치, 생명생태학, 인간살이)의 부재와 또 하나는 심장과 신장의 기능저하로 인한 과잉반응과 방어, 그리고 스트레스다. 그래서 세상에 없는 우리 민족만이 겪는 화병이라는 질병이다. 서양의학에서는 존재하지 않는 질병이지만 한의학에서는 그것도 구체적으로 나와 있다. 6울이라는 것인데 기울, 습울, 열울, 담울, 혈울, 화울이 그것인데 울체라고도 한다.

3) 食藥치료

혈액형 의학에서는 사람이 살아가는 모든 생활사 자체가 예방이고 치료이며 건강관리다.

필자는 처음 의학을 정의하면서부터 잠자는 시간과 3끼니 식사와 간식 그리고 차를 마시는 시간을 활용하여 건강의 자유를 누리는 방법에 대하여 연구하고 노력해왔다.

천만다행으로 소기의 목적을 아직 완전하진 않지만 8~90% 이루었다는 생각으로 宇理(우리) 생활건강 연구회 "라는 이름으로 많은 사람들을 상담한 결과가 뜻밖으로 만족할만한 내용들이었다.

따라서 이 결과물들을 이제 세계인들과 공유하기 위하여 혈액형 의학을 총 정리하는 중이다.

식약동원이란 말처럼 음식이 약이고 약이 음식이며 음식이 약이 될 수 있고 약이 음식도 될 수 있다는 사실에 대하여 건강을 잃고 병원 이곳저곳을 전전하면서 몸의 자유를 찾아 이땅을 헤매는 모든 환우들을 위하여 이 글을 바친다.

가. 전제

앞에서도 여러 차례 강조한 내용이지만 주의사항이 있다.

첫째, "내가 무슨 질병인데 무엇을 먹고 좋아졌다" 라는 식은 대단히 위험하다. 왜 그럴까? 그것은 체질 때문이다. 즉 열성체질은 용혈지향성으로 용혈성 식약은 섭생해서는 안 된다. 다시 말하면 열성체질은 용혈성 식약으로 인하여 질병이 발생하였으므로 용혈성 식약이 섭생되는 경우 몸이 좋아질 수 없기 때문이다.

예를 들면 한쪽에서는 독을 **빼내는** 작업(치료)을 하고 있는데 한쪽에서는 독을 집어넣는 작업(발병)을 한다면 백년하청일 것이기 때문이다.

  일찍이 서양의학의 아버지로 불리는 히포크라테스는 "환자에게 해로운 짓을 하지말라" 라는 말을 남겼다고 전한다. 바로 여기에 대한 답이다.

  둘째는 질병의 90% 이상이 심신장의 기능저하로 인하여 발병되므로 심신장의 기능회복을 위한 치료가 우선되어야 한다는 점이다.

  셋째는 심신안정을 위한 치료가 전제되어야 한다.

  넷째는 기혈교정치료가 전제 되어야 한다.

  다섯째는 환자의 소화기계에 문제점이 없어야 하는데 만약 문제가 있다면 동시치료가 이루어져야 한다.

  이를 다시 정리하면
- a. 식약적성 섭생
- b. 생기혈 뜸치료
- c. 심신안정
- d. 기혈교정
- e. 소화기계 점검이라는 전제하에 치료가 이루어져야 근본적으로 건강의 자유를 얻고 누릴 수 있다.

나. 고혈압

  혈압이 높다고 하는 것은 혈액이 탁하다는 증거다. 혈액이 탁 한데는 두 가지 큰 원인이 있다. 하나는 부적성 음식의 섭생이다. 부적성 음식 중에서도 예로부터 풍을 유발한다는 닭고기와 돼지고기, 오리고기가 그것이다. 이유는 이 세가지 고기는 기름입자가 커서 쉽게 신장 기능을 약화시키고 혈액을 탁하게 만든다. 혈액이 탁해지면 신장도 힘들지만 심장이 혈액을 멀리 보내기 위해서 많은 에너지를 소모하게 된다. 그럼 사람이 쉬이 피곤해진다.

또 하나는 혈액을 걸러주는 신장 기능의 저하다. 꾸준히 부적성음식을 섭생하게 되면 신장 기능은 자연스럽게 약화된다. 약회된 신장은 신장기관계에 영향을 미치고 그 여파가 부신에 미쳐 부신은 심장박동 호르몬을 감소시킨다. 그럼 부정맥이 나타나기 시작한다. 부정맥이 나타나기 시작하면 고혈압 환자는 좀더 위험해진다.

치료는 역순이다. "결자해지"란 말이 있다.

부적성 음식 섭생을 중단하고 적성음식으로 바꾸어야 한다.

다음에는 혈액을 맑게 하는 음식을 더 많이 섭취해야 한다.

그리고 신장과 심장기능을 강화해야 한다. 신장은 약으로써만이 기능회복이 가능하고 심장은 生氣穴(생기혈)에 놓는 뜸만이 기능을 향상시킬 수 있다.

의학적 통계에 따르면 고혈압환자가 뇌졸중으로 쓰러질 확률은 일반인에 비하여 최고 5배 이지만 심장질환자는 최고 18배라고 한다. 그렇다면 고혈압보다는 심장기능을 관리하는 편이 좀 더 안전하다.

다음은 고혈압에 매우 좋은 단방 약초들이다.

단방약초

토사자, 현삼, 치자, 목별자, 표고버섯, 해조류, 미역, 측백엽, 은행, 마, 마늘, 둥글레, 율무, 종려나무잎, 창포, 곤약, 산조인, 상기생, 메밀, 감국화, 대계(엉컹퀴뿌리), 잔대(사삼), 결명자, 구기자, 백질녀, 지골피, 익모초, 하고초, 단삼, 우슬, 청상자, 호랑가시나무, 산사, 지유초, 낙화생경엽(땅콩잎), 골담초근, 냉이, 인진쑥, 감나무잎, 갈근(칡뿌리), 더덕, 황기, 두충, 상근백피(뽕나무 껍질과 뿌리껍질), 산수유, 동충하초, 음양곽, 오미자, 육종용, 황련, 지황, 양파 등

다. 간염

간염은 왜 걸리는가?

가장 큰 원인은 부적성 음식의 섭생이다. 왜?

간은 몸에 해로운 음식이나 약이 들어오면 해독하거나 지방을 끌어모아 독성을 포장해서 몸안 이곳저곳 안전하다고 생각되는 곳에 쌓아둔다.

하지만 자신의 몸에 해로운 음식이나 약이 무엇인지를 모르기 때문에 계속 부적성 음식이나 약초등을 섭생하기 때문에 간이 더 이상 버티지 못하고 스스로를 보호하는 상태가 간 비대증이다. 여기서도 멈추지 않고 계속 부적성 음식이 유입되면 간세포에 무리가 되어 염증이 발생된다.

이 염증이 악화되면 간경화나 간암으로 돌변한다.

앞에서 설명한 "전제"는 인체에서 발생 가능한 3만 7천 5백여종의 질병을 예방하고 치료하는 바탕이다.

여기서 매 질병마다 좋은 약초를 설명하지만 체질에 맞지 않으면 곧 독초가 된다는 사실도 명심하지 않으면 건강이라는 자유를 누리기 힘들다.

인간이 먹고 마시는 음식과 약들이 하나같이 양날의 칼이란 점도 잊어서는 안될 것이다. 밥도 떡도, 고기도 가리지 않거나 과식하면 틀림없이 질병을 얻게 된다는 사실도 명심할 일이다. 간염에 걸리지 않는 방법이나 간염을 치료하는 방법은 어찌 보면 매우 간단하다. 부적성 음식 섭취를 멈추는 일이다.

문제는 그 부적성이 무엇이냐? 하는 것이다. 믿기지 않겠지만 필자가 의료사상 최초로 초과학적 방법으로 체질을 분류하고 그 체질에 적성과 부적성을 분류하였다. 이 분류법만 지킨다면 굳이 많은

투자를 하지 않고도 큰 병원을 의지하지 않고도 안달복달 불안에 떨지 않고도 여유만만하게 건강을 지킬 수 있다는 사실에 대하여 주목할 필요가 있을 것이다.

다음은 간염에 특별히 좋은 단방 약초들이다.

간염 단방약초

표고버섯, 석지갑(돌나물), 포공영, 청상자, 계관화, 사매(뱀딸기풀), 황백피, 오미자, 마치현, 뽕나무잎, 컴프리, 호박꽃, 천화분, 괴루인, 인동덩굴, 차전, 백출, 개망초, 민들레, 난화(모감주화), 결명자, 아마, 하고초, 적소두, 고수피, 진피, 삼백초, 산장(꽈리), 청포, 인진, 금전초, 치자, 호황련, 꼭두서니, 절국대 등

라. 위장병

위장병은 심장기능이 약한 동양인에게 유독 많은 질병이다.

특히 냉장고가 출현하고부터 동양인들의 위장병은 급증했다는 보고도 있다.

이유는 많지만 생활습관에서도 위장병 발생률이 높은 것 같다.

급식, 폭식, 과식, 편식, 식사시간의 불규칙 등을 들 수 있다.

한 가지 예를 들면 보편적으로 매식을 할 경우 식당에 들어가서 음식 주문을 하면, 조리하는 시간이 보통 10~20분정도 걸리지만 경우에 따라서는 30분이상 걸리는 요리도 있다. 하지만 문제는 음식을 먹는데 걸리는 시간이다. 대부분 10분이내다. 짜장면 같은 경우 몇 초 만에 먹는가? 하는 내기까지 할 정도다.

여기까지가 일반적 개념상의 위장병 발병 상황이다. 필자가 바라보는 위장병 발병 원인은 부적성 음식섭생이 가장 크다.

위장병은 두 가지가 있는데 하나는 냉성체질 위장병이고, 하나는

열성체질 위장병이다. 이 두 가지 위장병은 원인이 다르다.
　냉성체질 위장병은 심장기능을 강화한다면 절로 치료가 되고 열성체질 위장병은 간기능을 강화하면 절로 치료가 된다.
　열성체질 위장병을 앓는 사람은 "간염" 편을 참고하면 별 어려움 없이 좋아질 것이고, 냉성체질 위장병을 앓는 사람은 식전 식후에 팔팔 끓인 뜨거운 물을 반컵정도 호호불어가면서 마셔주면, 소화제를 먹지 않아도 쉽게 소화가 잘 된다. 물론 심장 기능을 강화해 준다면 금상첨화 일 것이다.
　또 하나 중요한 사실은 서양에서는 모든 위장 질환은 "소화불량"으로 이름하지만 동양에서는 "쳇증"이라는 질병이 하나 더 있다. 음식이 식도에 머물러 있는 증상이다. 이 증상은 부적성음식의 섭생시 잘 일어나지만, 신경쇠약증이나 과민증상이 있을 시 기분이 나쁘거나 언짢을시 또는 반갑지 않은 사람과 동석하여 식사를 할 경우 잘 일어난다. 그래서 이 쳇증에 대한 처방들이 옛날부터 발달해 왔다. 그럼 먼저 쳇증에 잘 듣는 처방부터 살펴보자.

① 모든 먹거리와 심지어 물이나 공기에 체했을 때까지도 응급 처치법은 좌우 엄지 손가락 끝을 사혈침 또는 바늘로 따고(찔러) 피를 짜 낸다. 대부분 이 단순한 방법에 의하여 해결된다.
② 과일이나 야채를 먹다가 체했거나 많이 먹어서 힘들때는 북어탕이나 북어국이 해결해 준다. 냉성체질은 인삼차도 즉효가 있다.
③ 고구마에 체했을 때는 토마토가 약이다.
④ 찬 음식을 먹다가 체했다면 박하상을 더운물에 타서 마시거나 박하잎을 달여 마신다.
⑤ 두부에 체하면 쌀뜬물을 끓여 마시거나 무씨를 달여 마신다.
⑥ 가루음식(밀이나 보리, 메밀 등)을 먹다가 체했다면 무씨나 솔잎 또는 사시나무를

달여 마신다.
⑦ 돼지고기 먹다가 체하면 능이버섯을 끓여 마신다.
⑧ 소고기를 먹고 체했다면 해바라기대를 달여 마신다. 또는 산사자나 능이버섯을 달여 마신다.
⑨ 개고기를 먹고 체했다면 용규(까마종이)초를 달여마신다.
⑩ 우유를 마시다 체했다면 필발이나 볏짚을 달여 마신다.
⑪ 계란을 먹다가 체했다면 자소엽을 달여 마시면 곧 해결된다.
⑫ 식중독에는 지실이나 탱자, 또는 해바라기대를 달여 마신다. 또 식중독에 설사가 멈추지 않을때는 맑은 물을 끓여서 따뜻할 때 1분 간격으로 한컵씩 마셔주면 신통하게 멎는다.
⑬ 복어요리를 먹다가 중독증상이 나타나면 즉시 갈대 뿌리즙이나 밤즙, 상추즙, 참기름 3스푼, 백반 10g을 끓인 물 중 어느 것이든 빨리 구할 수 있는 것으로 활용하면 위험을 막을 수 있다.
⑭ 버섯요리를 먹고 중독되었다면 왕골탕이나 참기름을 마신다.
⑮ 중금속에 중독되었다면 특히 수은중독에는 감초를 달여마시면 즉시 해결된다.
⑯ 모든 화학성분 즉 약물중독이나 농약, 가성소오다(양잿물), 방부재 등을 마시거나 만져서 응급상황이 일어났을때는 마치현(쇠비름) 생즙을 마시면 그 해결되는 모양새가 귀신을 보는 기분이다.

다음은 위장병에 좋은 단방 약초들이다.
백화용담, 수채(조름나물), 감국화, 민들레, 죽절초, 합장초, 미모사, 고수피, 백하수오, 먼나무수피(구필옹), 선학초, 예덕나무(야오동), 진피, 하고초, 외떡쑥, 청피, 단삼 등이다.

마. 골다공증
골다공증은 뼈속에 구멍이 송송 뚫려 뼈가 힘이 없어지고, 충격이

가해지면 절골이 잘 된다.

　왜 골다공증이 발생하는가?

　인체는 각종 영양소가 필요하다. 필요한 영양소가 인체에서 요구될때는 간에서 마중물처럼, 분해효소가 발생된다. 칼슘도 마찬가지로 간에서 칼슘분해효소를 분비시켜야 칼슘이 흡수될 수 있다. 문제는 간기능 저하로 인하여 칼슘분해효소를 생산하지 못할 때 칼슘흡수가 되지 않는 관계로 몸에 저장된 칼슘을 사용한다.

　그렇다면 칼슘의 용도는 무엇인가?

　칼슘은 혈액응고 작용, 신경과 근육운동 효소 활성화 및 유즙 생산과 분비에 관여한다.

　그런데 칼슘이 부족하면 불면증, 신경과민증상 잦은 감기 근육경련, 골다공증등을 유발한다.

　그럼 우리가 일상생활에서 먹는 음식에는 칼슘성분이 없는가?

　칼슘분해효소가 간에서 분비되지 않으면, 제아무리 많은 칼슘을 복용해도 그냥 소화기관을 지나 갈 뿐 흡수되지는 않는다.

　즉 인체에서 필요는 한데 공급이 되지 않으니 있는 칼슘을 쓸 수 밖에 없고 그러다보니 골속이 비게 되는 것이다. 이 현상이 골다공증이다.

　그럼 어떻게 해야 골다공증을 해결할 수 있는가?

　간기능을 회복시켜야 한다. 그래서 간에서 칼슘분해효소를 분비하도록 해야한다. 그러기 위해서는 간기능에 좋은 음식이나 약초를 복용해야 한다. － 간염 참조 －

　필자가 그동안 많은 골다공환자들을 상담할 때 가장 많이 권하는 약초가 있다. 두충이다. 어떤분이 5~6년간 병원에서 처방한 칼슘제제를 꾸준히 복용했는데도 차도가 전혀 없다기에 두충을 권했다.

그런데 1년여만에 찾아와서 골다공증이 많이 좋아졌다는 소식을 알려주었다. 두충은 잎이나 껍질이나 효과는 같다. 마른 두충잎을 솥에 넣고 소주를 뿌려가면서 볶아서 보리차처럼 꾸준히 끓여마시면 된다. 문제는 약처럼 마시면 안된다. 물 대신 꾸준히, 항상 마시되 6개월이나 1년에 한번쯤 검사를 해보고 설사 조금 좋아졌다고 해도 더욱 꾸준히 마셔 주어야 한다. 완전히 좋아질때까지~

다음은 골다공증에 좋은 단방 약초들이다.

구척, 골쇠보, 우슬, 도두근, 야고, 당약, 개다래, 파극천, 사과락, 쇄양, 초종용, 육종용, 열당, 냉초, 백수오, 희첨 등이 있다.

바. 요통

요통은 남녀노소를 분문하고 누구나 나타날 수 있는 질병이다.

요통에 있어서 중요한 것은 최초 발병에 대한 대처다. 대부분 사람들은 모르고 지나가 버리지만 십중 팔구가 성장통으로부터 요통은 시작된다.

성장통은 사람에 따라서 차이가 있지만 유치원생에서부터 초등, 중등, 고등학생들까지 성장통을 겪는다. 그럼 성장 통은 왜 일어나는가?

인체가 성장할 때 좌우의 성장점이 다르기 때문에 일어난다. 예를 들면 오늘 오른쪽이 0.1mm 큰다면 내일은 왼쪽이 0.1mm 큰다. 따라서 좌우가 같지 않으므로 하여 자칫하면 균형에 문제가 발생하고 통증을 유발하게 된다. 물론 성장통과 무관하게 건강한 사람들도 있다. 하지만 성장통을 제대로 잡아주지 않으면 평생을 두고 요통은 사람을 괴롭힌다.

그 중 일부는 요통으로만 남아있는 사람들도 있지만 대부분은 척추디스크로 발전한다. 한의학적으로는 "신허요통"이라고 하여 신장을 도와주는 처방을 활용하지만 대부분은 신통치가 않다. 증상이 심하지 않을 경우는 대부분 침으로 해결이 된다. 전국 곳곳에 침 잘 놓는 침구사들이 많은 활약을 한다.

문제는 요통이 심해졌을 때 디스크가 되어 일상생활이 불편해졌을 때다.

의사의 권유로 수술을 받게되면 좋아져야 되는데 대부분 악화되거나 재발된다.

그래서 건강은 건강할 때 지키라는 말이 진리가 된다. 하지만 지금까지 어떻게 해야 건강이 지켜지는지에 대한 답은 없다. 만약 이 답을 찾으려면 "인체사용설명서"가 있어야 한다. 하지만 이역시 없다.

이 글은 독자제현들이 믿으면 좋은 일이지만 믿지 않아도 관계는 없다. 이글이 의료사상 최초로 등장하는 "인체사용설명서"를 대신한다는 점에서 필자는 자부심을 갖는다.

왜냐면 의성 히포크라테스의 말처럼 "환자에게 해로운 짓을 하지말라"와 같은 내용으로 환자에게 피해되는 내용이 없고 만약 이 글을 읽고 실천한다면 필자가 처음 책을 냈던 책 제목이 "당신도 의사가 될 수 있다"인데 이글이 바로 최소한 당신 몸이나 당신 가족을 지킬 수 있는, 곧 당신을 의사보다 한수위인 智醫(지의)로 거듭나게 도와줄 것이기 때문이다.

성장통은 경락지압시술과 카이프락틱(척추교정)시술로써 충분히 바로잡을 수 있다. 경우에 따라서 심한 경우는 가까운 침술원에 가서 침시술을 한두번 받아도 좋아진다.

물론 음식은 체질에 맞는 섭생을 해야 하겠지만 평생 건강을 위하여 평생 습관으로 길들여야 한다.

이 성장 통이 어떤 이유로 심한 운동이나 충격·사고 등에 의하여 척추에 압박골절이 되거나 고관절이나 무릎, 발목 등에 이상이 발생하면 한쪽으로 몸의 균형이 치우쳐지고 허리디스크가 발생되게 된다. 사람은 원래 좌우가 같지는 않다. 조금씩은 모두가 다르다 하지만 이것이 病因이 되는 것은 아니다. 병인은 과로나 피로의 누적, 부적성 식약, 사고 등으로 인하여 스스로 감당하기 힘든 상황이 되었을 때 충분히 쉬어주지 않으므로 하여 질병으로 발전되는 것이다. 사실 인체는 언제든 소홀이 하면 질병이 발생되도록 설계되어 있다. 그래서 속담에 "고르룽(골골) 팔십이다" 라는 말이 있다. 항상 골골 하는 사람은 몸을 아끼고 조심하는 까닭으로 오래오래 산다는 뜻이다.

다음은 요통에 좋은 단방약초들이다.

수랍과, 나마, 남촉자(엽), 선화근(메꽃), 토사자, 초종용, 육종용, 만병초, 춘백피, 저근백피, 황백, 원지, 복령, 동충하초, 백자인, 마, 총실, 구자, 익지인, 호도, 백예초, 사과, 금앵자, 복분자, 야관문, 보골지, 침향, 인삼, 지골피, 능소화근, 속단, 여정피, 8각풍근, 유향, 치자, 석송, 황정, 죽근, 율무, 대추, 포도, 상기생, 우슬, 청다래덩굴, 몰약, 상사화, 마전자, 골쇄보, 만병초, 율자, 호마엽, 상추, 남촉자, 사과등, 지네, 땅강아지 등

이외에도 많고 각자 나름데로의 비방들도 있을 것이다. 만약 지금까지는 남들이 좋다는 것에 효과를 보지 못했어도 이제 혈액형 의학의 전제를 지키면서 사용한다면 남들과 같이 좋은 효과를 얻을 수도 있다.

④ 기혈(氣血) 교정치료

인간의 생명은 호흡지간에 있고, 인체의 건강은 전기와 혈액의 원활한 흐름에 의하여 유지된다. 이를 지키기 위해서는 계속 반복되는 말이지만 인체가 원하는 바를 실행해야 한다. 그러지 않고 지식에 의하여 인체를 운영하게 되면 질병이라는 올가미에 걸려서 인체의 자유를 잃어 버리고 갈등과 방황을 반복하게 된다.

기혈교정치료 부분은 소위 물리치료 부분에 해당된다. 하지만 일반적 개념의 물리치료가 아니고 인체를 바르게하는 자연치료의 요체라할 수 있다.

먼저 인체에 흐르는 전류와 혈액의 원활함을 돕는 경락지압과 척추를 바르게 하는 카이로프락틱, 그리고 인체의 4대인 팔다리 관절 교정이다. 인체에서 5장 6부만 이상이 없다면 기혈교정 치료만으로도 인체의 건강은 충분히 유지 가능하다.

가. 기혈교정(경락지압법)

사람은 누구나 몸이 어딘가가 불편하면 무의식적으로 손이 간다. 손이 간다는 것은 신체의 어딘가를 의식한다는 뜻이다. 의식한다는 것은 편치 않다는 뜻이다.

아이들이 어딘가 아프다고 보채면 어른들이 손으로 아프다는곳을 슬슬 만져준다. 이러한 본능적행위가 지압이고

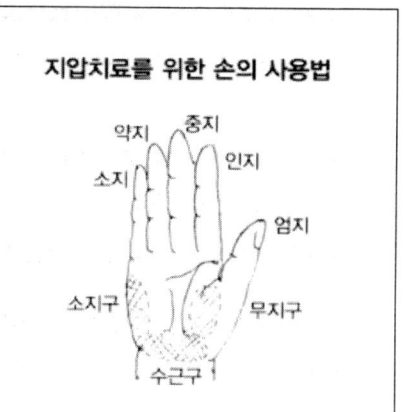

맞사지다. 여기에 5장6부의 각 기운이 흐르고 상호교류하는 길이 경락이다. 이를 경락지압 또는 기혈교정이라고 한다.

인체의 기혈교정에는 피시술자(환자)의 신체부위에 따라서 손가락, 손바닥, 팔꿈치, 무릎 등을 사용하여 적당한 압력으로 경락을 따라서 눌러주는 것이다.

여기서 주의할 점은 절대 아프게 해서는 안 된다. 가능하다면 아프지 않고 부드럽게 압력이 몸속 깊숙이 전달되도록 하는 것이 기술이다.

지압을 한다는 것은 사전에 환자와의 충분한 소통과 교감을 가져야 한다. 몸을 만지는 일이므로 신뢰 또한 깊어야 한다.

치료의 목적을 위한 하나의 과정으로써 충분한 설명이 곁들여져야 한다는 이야기다. 하나의 예를 들어보자

여기 디스크 환자가 찾아 왔다면

- 가) 누구의 소개로, 또는 어떻게 알고 오셨습니까? 또는 지인의 소개로 올때는 대부분 지인과 동행한다.
- 나) 상담연월일, 성명, 혈액형, 생년월일시(성별), 병력을 듣고 적는다. 그리고 식단표를 제공한다. 병인에 대하여 설명한다.
- 다) 진맥
- 라) 진맥의 결과와 현재 몸의 상태에 대하여 자세한 설명을 하고 치료를 하게 될 경우의 과정을 하나하나 설명한다.
- 마) 환자나 보호자가 치료 받기를 결정하면 그때부터 지압을 시작한다.

지압은 복부부터 시작한다. 복부는 5장6부가 있고 이곳으로부터 생체에너지가 전신으로 공급되고 또 전신에서 거두어들인 노폐물들을 처리하는 곳이다.

만약 5장6부가 제기능을 다하는 사람이라면 질병을 앓을 일이 없

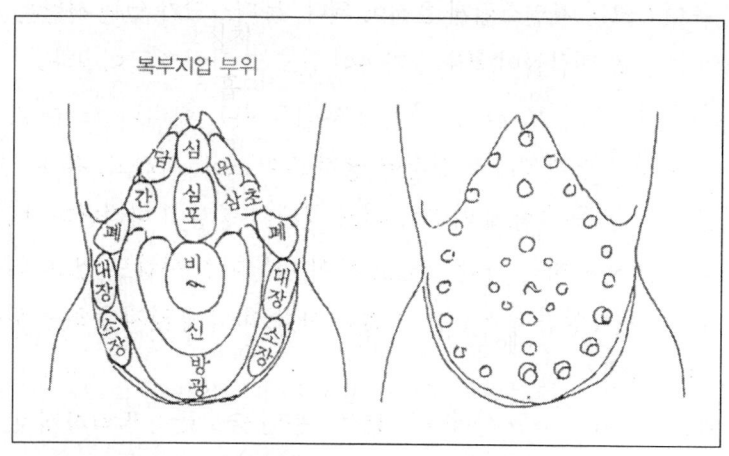

다. 사고라면 그 사고에 대한 후유증만 제거하면 그만이다.

그래서 복부는 치료의 중요한 포인트가 된다.

다음은 팔과 다리를 지압하는데 이때 목디스크나 허리디스크가 있는 환자는 자연스럽게 드러난다. 물론 상담시 밝혔지만 그래도 현재의 상태를 알기 위해서는 팔과 다리 회전운동을 시켜보면 정확하게 나타난다.

목디스크의 치료에 있어서 핵심요처는 견갑부에 있다. 원래 오십견이니 사십견이니 하는 말들은 그때 나이에 많이 발생한다는 뜻이고 의학명칭으로는 견갑골 주위염이다. 따라서 견갑골 주위염을 치료하

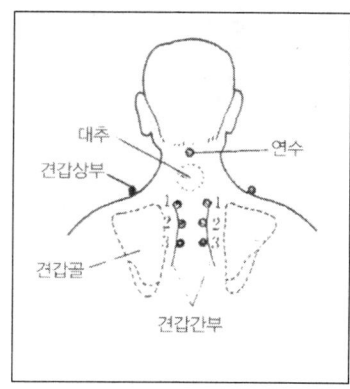
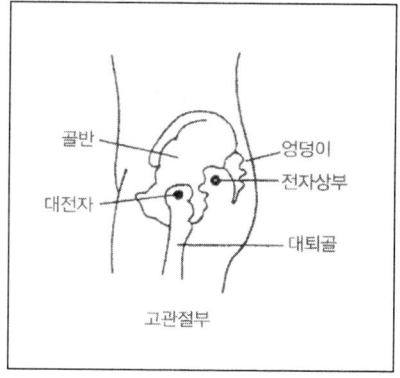

면 목디스크는 자연스럽게 호전이 된다. 목디스크가 있는 사람은 신경이 눌린 쪽 견갑골이 척추와 가까이 있고 그 사이가 굳어있다.

　허리 디스크 치료에는 고관절이 핵심요처다. 허리디스크를 앓는 사람은 대부분 한쪽다리 신경이 땡기고 아프고, 저리고, 쥐나고, 마비감이 있는 등 사람에 따라서 여러 형태의 증상이 나타난다. 또는 다리를 들지 못하는 사람도 있고 몸이 비뚤어진 사람도 있고, 허리가 굽은 사람, 양반자세를 할 수 없는 사람, 바닥에 앉지 못하는 사람 등 여러 형태가 있다.

　심장기능이 저하된 사람들은 견갑상부인 승모근이 딱딱하게 굳어있고 4, 5, 6, 7번이 굳어서 움직이지 않을 뿐만 아니라 대부분 그 부위가 매우 아프다는 하소연을 많이 한다.

　허리를 지압하다 보면 요추 2, 3, 4번의 허리 근육이 부어 있거나 굳어서 누를 때 심한통증을 호소하는 경우가 많은데 이때 우측인 사람은 우측 신장기능에 문제가 있고, 그 사람들은 간헐적으로 심계항진(콩닥콩닥) 증상이 나타나고 좌측인 사람들은 항상 몸이 천근만근처럼 느껴진다.

　이러한 지압의 형태가 변형되어 스포츠마사지니 기치료니 정체운동이니 활법이니 활무도니 하는 등의 많은 이명을 낳고 있다.

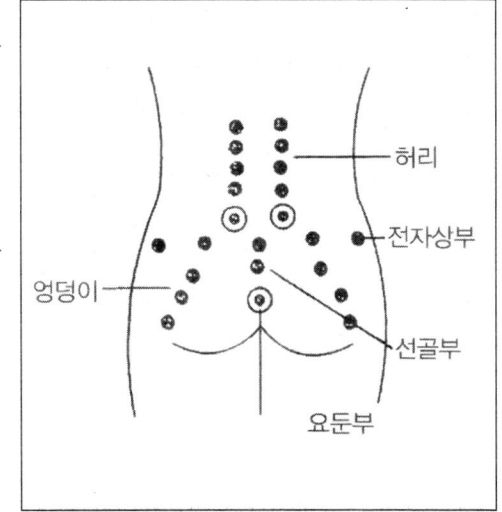

나. 인체의 경락과 혈위표

① 두경부 혈위표(頭頸部 穴位表)앞

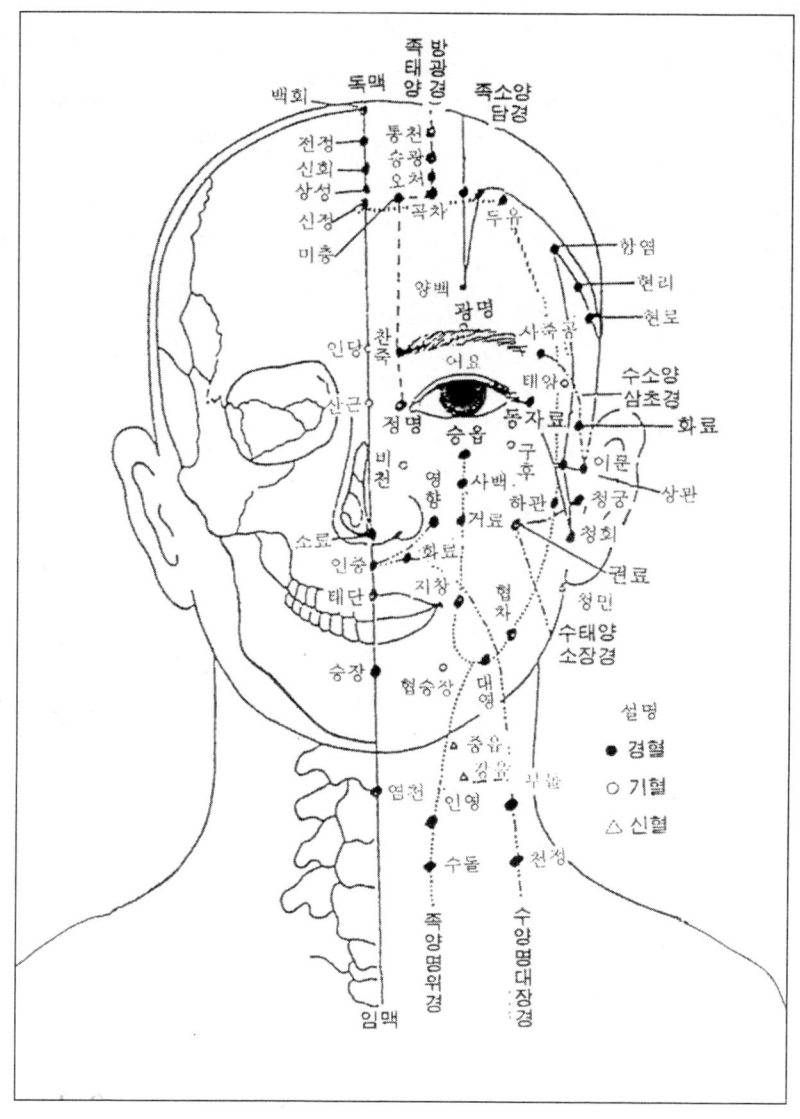

② 측두부

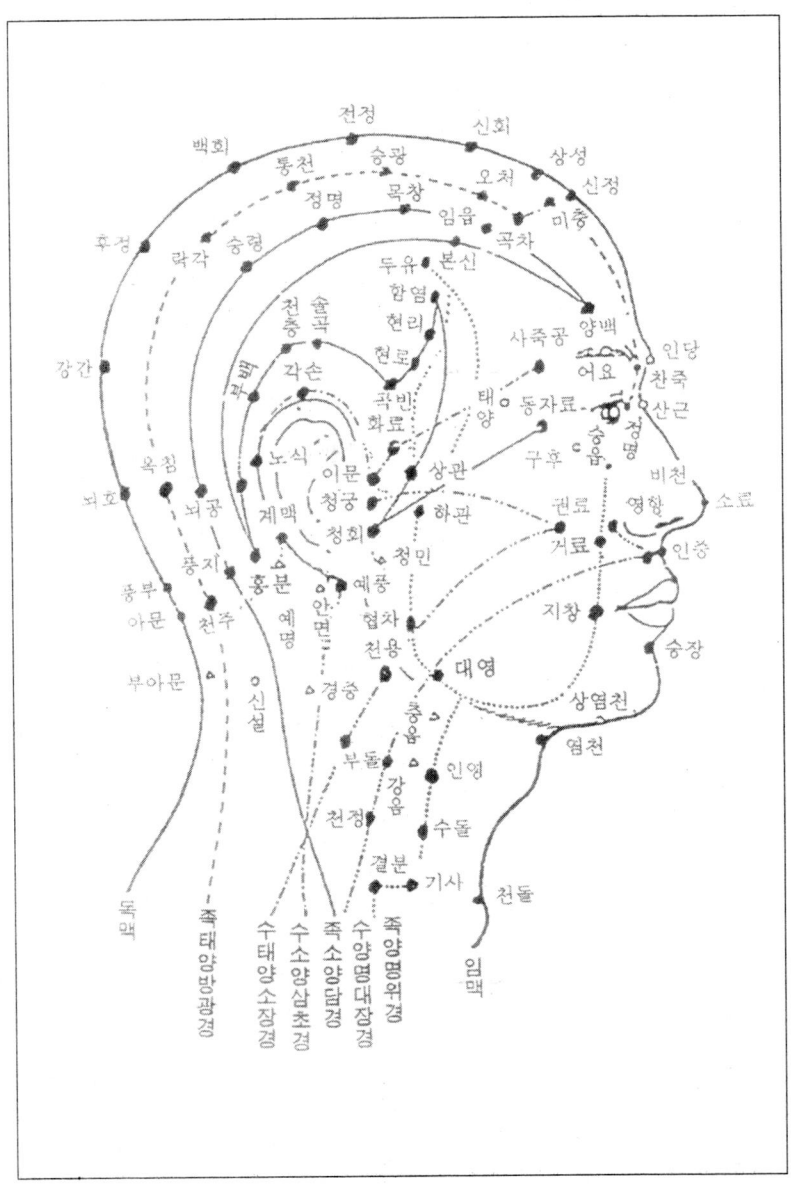

③ 후두부

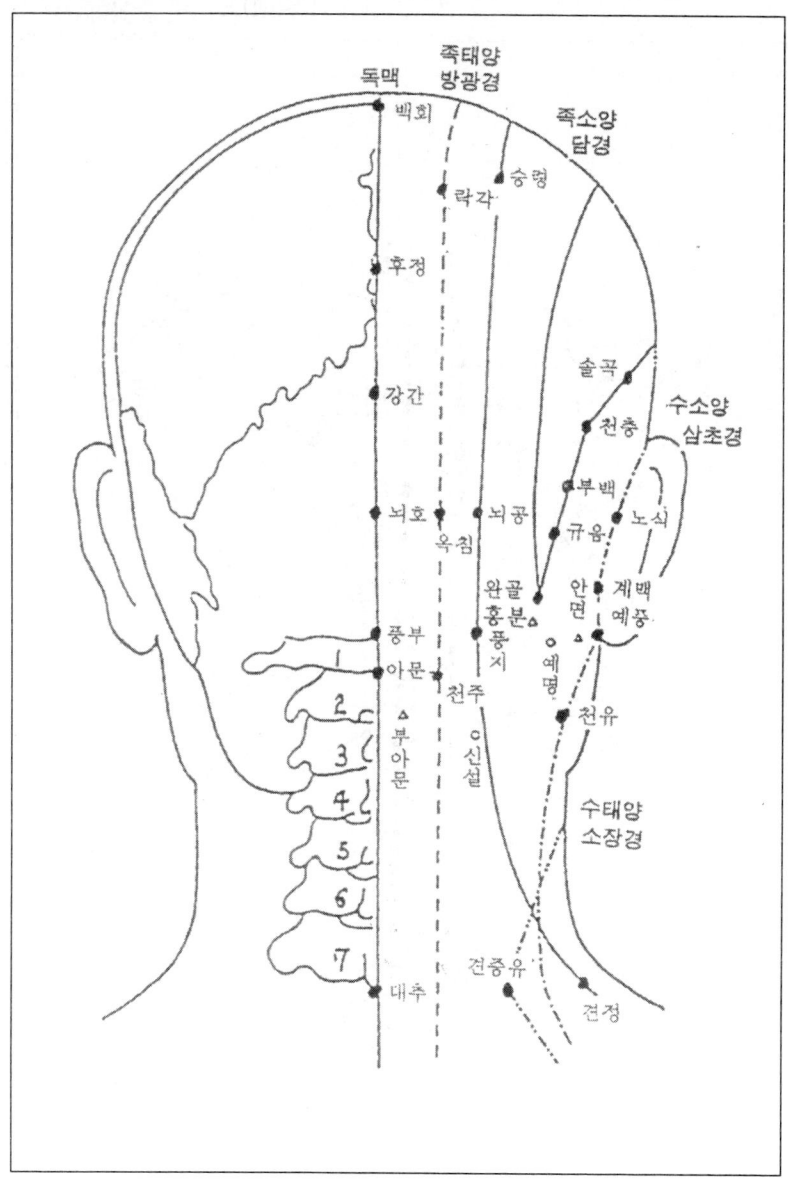

④ 물 전면부(흉복부)

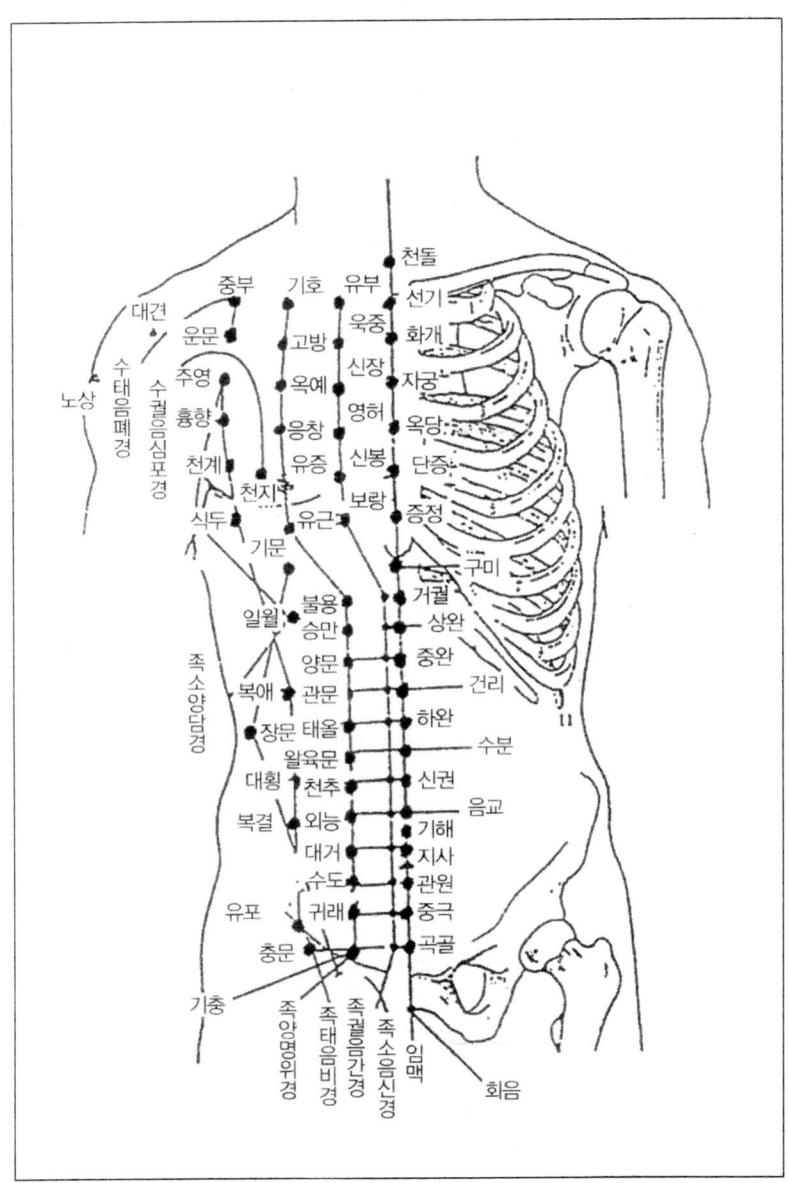

⑤ 물 후면부(배요선부)

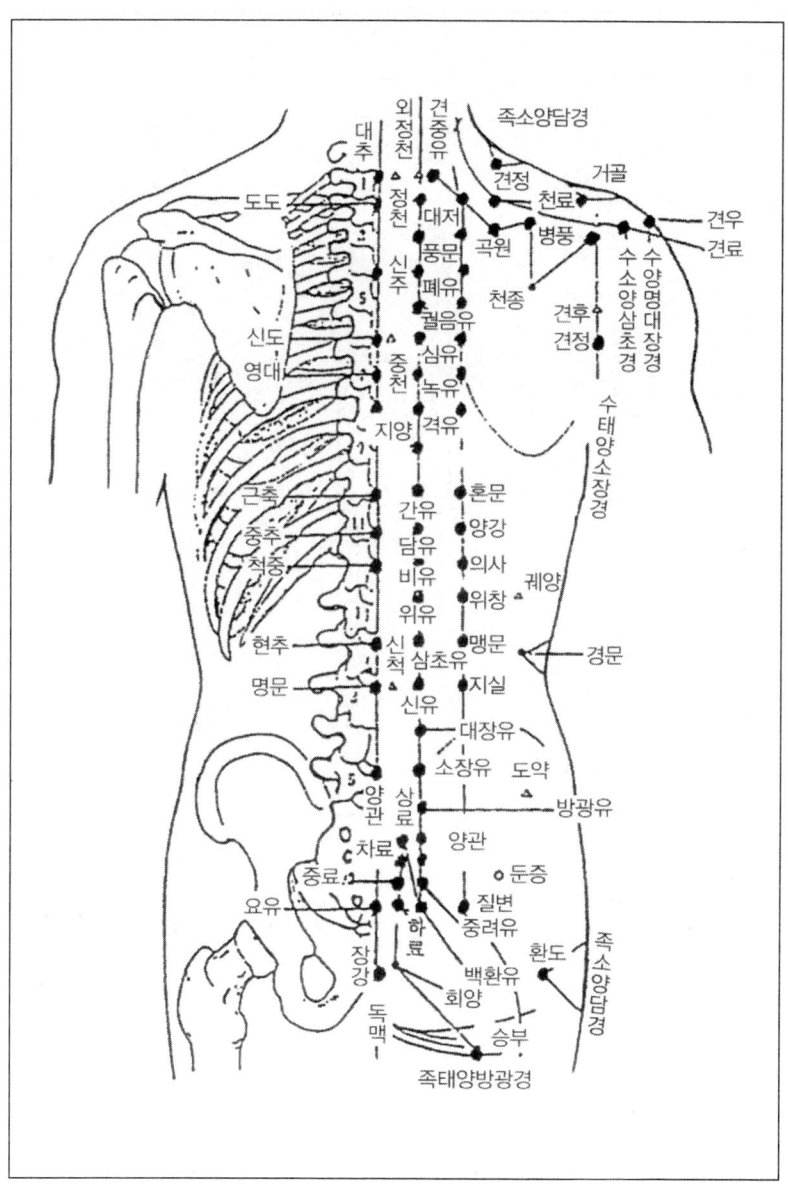

⑥ 팔 부위

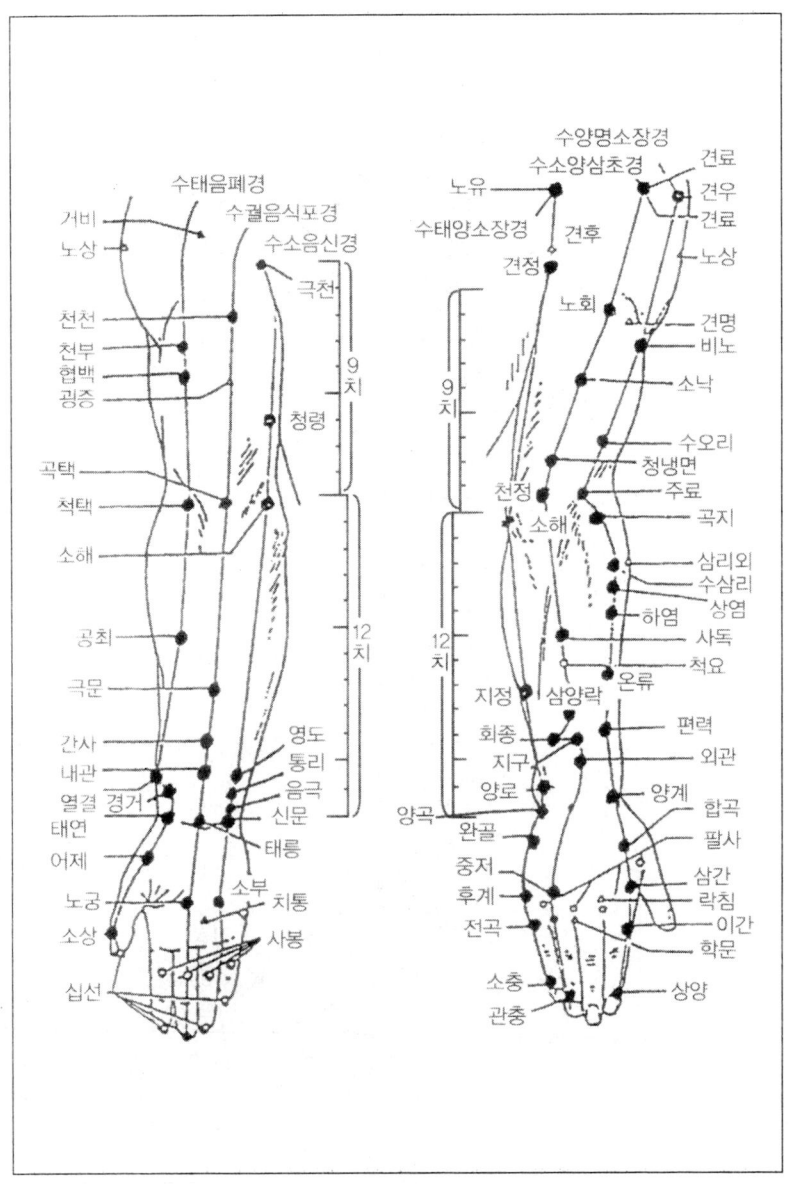

⑦ 다리 외후측부

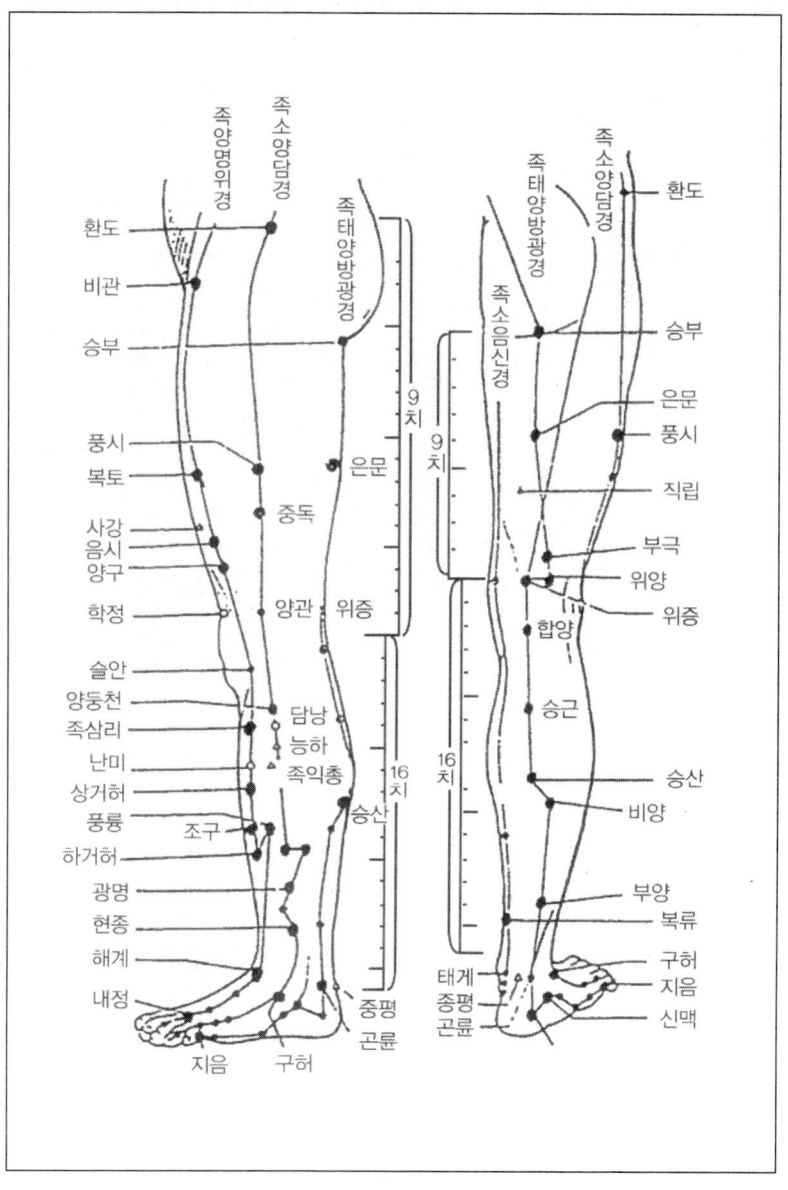

⑧다리 전 내측부

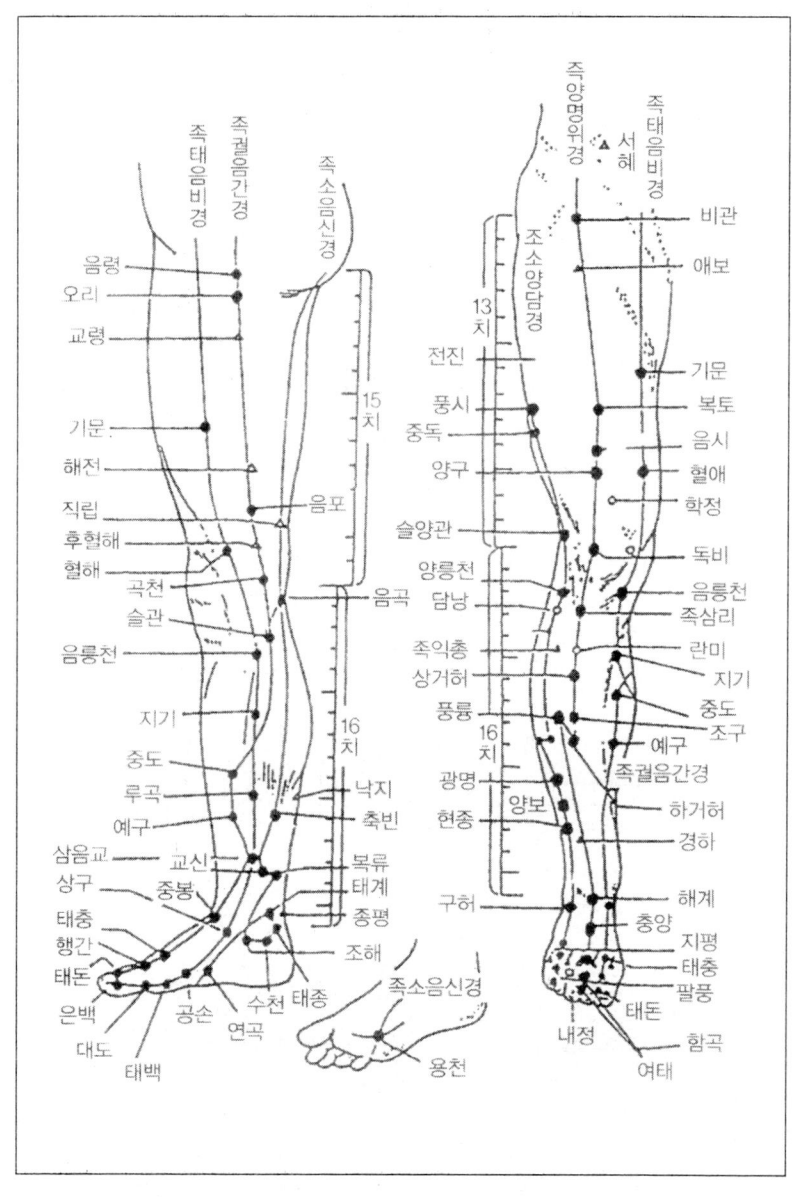

③ 척추교정

　척추교정이라는 말은 사실 신조어다. 동서양 공히 척추를 움직인다는 것은 금기시 되어 있었다. 척추를 움직이면 사람이 죽을 수도 있다는 두려움에서였다. 그런데 캐나다에서 미국으로 이민 온 '대니얼팔머'라는 의사에 의해서 1895년 처음으로 척추를 움직일 수 있고 움직여도 죽지 않는다는 사실을 밝혀냄으로서 '카이로프락틱'이라는 이름으로 민간교류에 의하여 일본을 통하여 들어온 새로운 의료분야다.

　카이로프락틱을 우리말로 바꾸어서 척추교정이라고 한다.

　척추교정은 크게 세분야로 나누는데 경추교정(목디스크)과 흉추신전, 요추교정(허리디스크)이 그것이다.

　교정에 앞서 반드시 지켜야 할 주의사항이 있다.

　가) 교정하기전 반드시 목에서부터 등, 허리의 좌우근육을 풀어주어야 한다. 그리고 혹 골다공중이 심한사람이나 노인들 그리고 심장질환자들은 가능하면 하지 않는 편이 좋지만, 하더라도 대단히 주의를 해야 한다.

　나) 인체는 안쪽으로 45°를 유지하면서 힘을 가하는 것은 문제가 발생하지 않는다. 하지만 바깥쪽으로 튼다면 큰 문제가 발생할 수 있다는 점을 꼭 기억해야 한다.

　다) 절대 무리한 힘을 가해서는 안된다. 매우 가볍게 각도만 유지하면서 살짝 틀어야 한다. 시술자들은 척추교정을 할 때 두드둑하는 소리가 나야 교정이 되는 줄 아는 이들이 많다. 하지만 아니다. 사람에 따라서 소리가 잘 나는 사람도 있고, 안나는 사람도 있다. 또 소리가 나는 날도 있고 안나는 날도 있다. 소리가 안 났다고 해서 소리날 때까지 틀게 되면 반드시 사고가 난다. 소리와 관계없이 각도를 잘

잡아서 교정을 했다면 소리와 상관없이 그대로 다음단계로 넘어가야 한다.

라) 흉추교정시는 특히 힘을 가하면 안된다. 그야말로 살짝, 후라이팬에서 빈대떡을 주걱으로 돌리는 정도로 가볍게 해야 한다. 젊은 사람을 상대로 교정이나 신전은 어느 정도 힘을 주어도 되지만 60대 이상 나이 많은 사람들에게 힘을 가하게 되면 추골 횡돌기에 붙어있는 갈비뼈가 떨어지는 경우가 발생할 수 있다. 횡돌기에 붙어있는 갈비뼈가 떨어지면, 죽는 일은 없지만 담이 결리고, 그 결림과 통증이 짧게는 일주일에서 한 달이상 갈 수도 있다. 이상의 주의사항을 준수한다면 별무리 없이 척추교정을 해낼 수 있다. 그리고 교정이 끝나면 다시 한번 척추좌우 근육을 가볍게 풀어 주어야 한다. 그러지 않으면 치료효과가 오래가지 않을뿐더러 환자가 더욱 힘들어 할 수도 있다는 것을 명심해야 한다.

어떤 사람은 물 한컵 마실 때도 준비운동을 하는 경우를 보았다. 옛날 편작은 침 하나를 꼽기 위하여 2각(약 30분)동안 지압을 했다고 전해진다. 몸이 놀래지 않도록 배려하는 일이야말로 진짜 환자를 위한 의사가 아닐까싶다.

③ 관절교정

관절이라함은 뼈와 뼈가 만나는 부위를 말하는데, 여기서는 四大各三(4대각3) 관절을 축으로 한다. 팔다리 4대가 각 3마디의 큰 관절을 가지고 있다. 팔에는 몸통에 연결된 팔관절과 주관절, 손목관절의 3곳이고, 다리에는 고관절, 무릎관절, 발목관절의 3곳이 그것이다. 이를 합하여 사삼관절이라고 표현한다.

관절교정은 옛날 접골과는 다르다. 접골은 절골(부러진 뼈)도 잘 고쳐내지만 관절교정은 절골은 안된다. 글자 그대로 관절에 무리가 되어 이상이 발생할 경우에 반드시 관절교정이 필요하다. 즉 힘을 더 이상 사용하면 안된다는 신호가 아탈구다. 아탈구가 자주 발생하는 곳은 사삼관절이 같다. 그런데 견관절, 주관절, 손목관절에 이상이 반복해서 발생하는 것은 한 쪽일 때 목디스크에서 기인하고, 좌우가 같다면 그것은 좌우동형이라 하는데 원인은 심장기능저하나 기능부전일 때 발생한다.

또 다리의 고관절, 슬관절, 발목관절에서도 원리는 같다. 한쪽에서 반복적으로 아탈구가 발생하면 허리디스크에서 기인되고, 좌우가 같다면 역시 심장기능저하나 부전에서 발생한다.

관절교정에 있어서는 인체의 특성을 이용한 순간 교정을 하는 것이 관건인데, 툭, 톡, 탁이 기술이다. 견관절이 빠졌을 때는 툭쳐서 제자리로 돌려주고, 손목이나 발목은 톡하고 순간을 이용하여 제자리로 돌려주고, 무릎관절은 탁쳐서 제자리로 돌려준다. 하지만 이 기술은 고도로 숙련되지 않으면 쉽지 않다.

이 그림은 누구나 쉽게 활용할 수 있는 그림이다. 즉 엘보나 주부

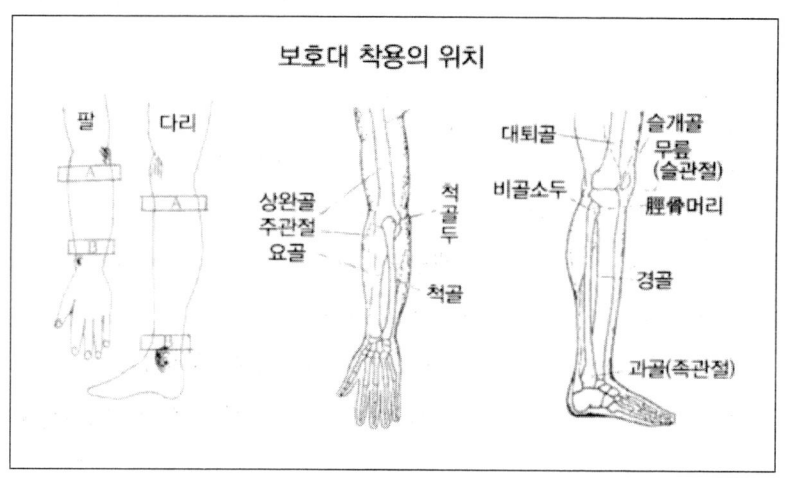

카프스병, 무릎관절, 발목관절을 치료 예방하는 멋진 기술이다.

엘보나 주부카프스병은 병원에서는 고치기 힘들지만 자기노력으로 3개월 이내에 고칠 수 있다.

그림대로 압박붕대를 묶는데 넓게 묶으면 효과가 없다. 한줄로 그림에 표시한 곳만 묶는다. 엘보일 경우 주관절 바로 밑을 묶는데 아침에 묶고 저녁에 푼다.

압력은 세지도 약하지도 않고 자신이 적당하다고 생각하는 만큼 조절한다. 만약 세게 묶으면 저리고 부을 수가 있고, 약하게 묶으면 효과가 없기 때문이다.

무릎이나 발목도 방법은 같다. 만약 산책이나 등산, 운동 등을 할 때는 반드시 여분의 압박 붕대를 준비하는 것이 꼭 필요하다.

산행도중에 발목을 삐었다면 자신도 고통스럽지만 옆사람을 괴롭히는 결과가 된다. 하지만 압박붕대가 있다면 상황은 다르다.

편하게 앉아서 삔 발목 복숭아뼈 바로 위를 그림처럼 한줄로 적당한 압력을 가하여 묶고 걸어보면 대부분 멀쩡하다.

그렇다고 무리를 할 필요는 없다. 옛날식으로 삼각붕대법을 이용하면 아무런 효과가 없다. 스스로 묶고 걸어보면 스스로 알게 된다.

마. 롤링목침운동

앞면 그림에 있는 롤링목침은 필자가 고안하여 특허 등록된 제품이다. 필자가 1969년부터 중국무술 사범을 지내면서 익힌 아마추어적 지압을 1980년부터 프로개념의 경락지압을 익히면서 이처럼 건강관리에 유익한 지압을 하루아침에 온 국민이 모두 받게 할 수는 없을까? 하고 고심하던 끝에 이 롤링목침을 고안하게 되었다. 이 롤링목침을 아침저녁으로 5분씩만 굴려주면, 밖에 나가서 약2시간 이

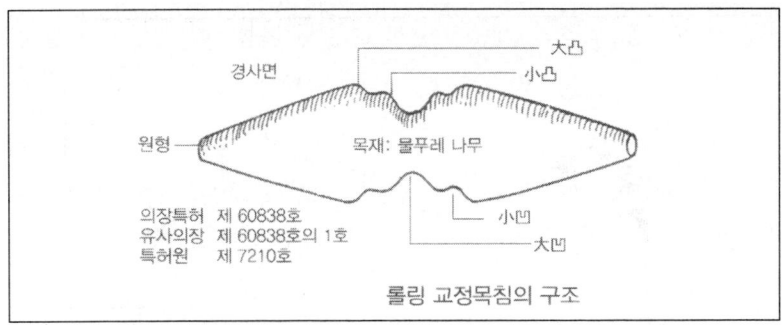

롤링 교정목침의 구조

상 운동하는 효과를 얻는다. 운동뿐 아니고, 두통이나 목디스크에 베고 자기만해도 목디스크가 개선되고, 두통이 사라지면서 고혈압 환자에게도 도움을 준다. 발바닥을 굴리면 다리의 피로가 풀리고, 신장기능이 개선되며, 복부를 굴리면 소화가 잘되고, 변비에도 크게 도움을 준다.

다음 등허리를 굴리면 소화도 잘 될뿐만 아니라 허리근육을 튼튼히 하므로 하여 허리디스크를 예방하고 치료하는데도 도움을 준다.

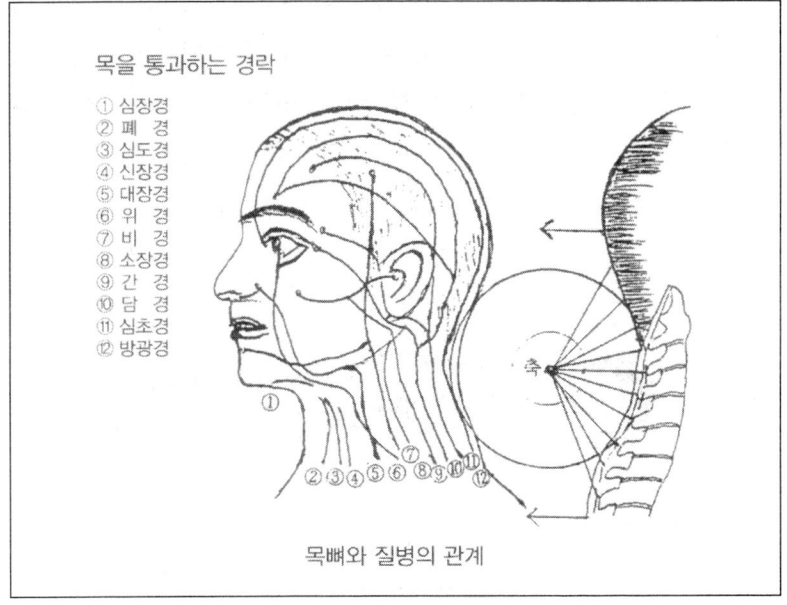

목뼈와 질병의 관계

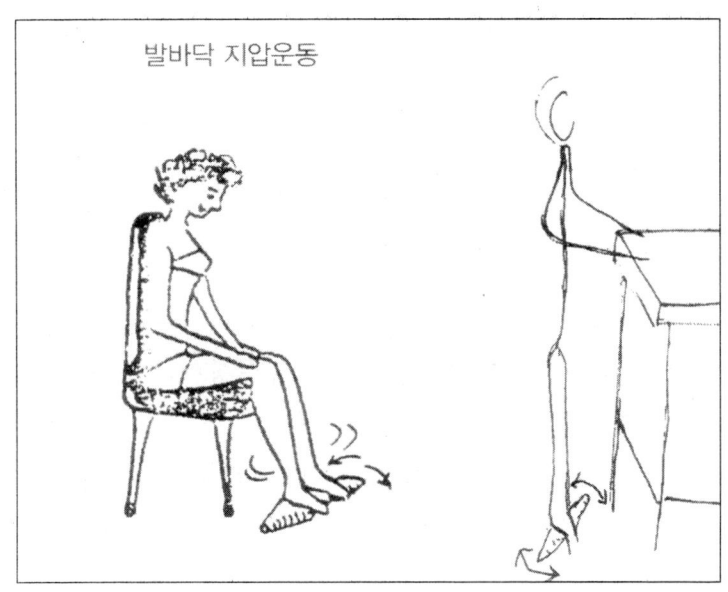

발바닥롤링은 자신의 체중을 실어 서서 책상이나 의자 또는 벽에 손을 대고 굴려준다. 만약 당신이 등산을 다녀왔는데 종아리에 알이 생겼다면 이 롤링 목칭을 3~5분 정도만 굴려주면 언제 산을 갔다왔나 싶을 정도로 멀쩡해진다. 특히 서서 일하는 사람들은 잠시 쉴 때나 점심시간을 이용하여 2~3분만 굴려줘도 하루가 가뿐하다.

복부롤링은 우선 소화가 잘되고 뱃속이 편안해지며, 복근이 생겨

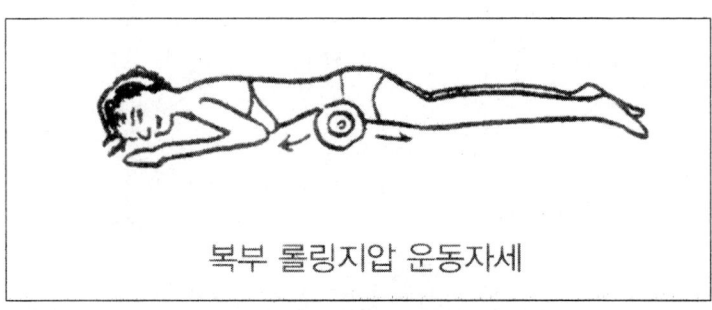

뱃심이 좋아진다. 또한 변비로 고생하는 사람들이 롤링목침을 사용해보면 너무 신기해한다. 어떤 사람은 몇 번 굴리고 나서 화장실로 뛰어가는 사람도 있다. 매일 아침과 저녁에 5분씩만 굴려주면 오장이 두루 좋아져 면역력이 향상되고 식욕이 왕성해진다. 특히 롤링목침운동은 사용하지 않는 근육 등을 운동해줌으로 하여 신체의 균형이 좋아지고 지방이 분해 또는 분산된다.

이 운동은 등을 신전시키는 운동인데 소화가 잘 되고, 간기능이 좋

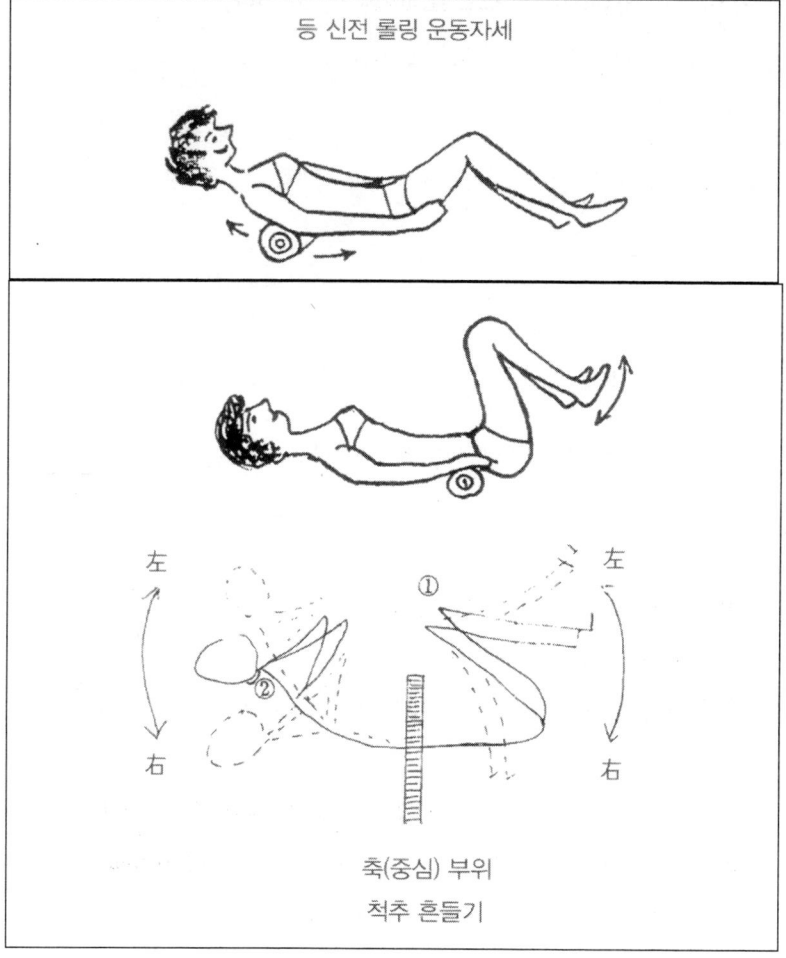

아지며, 특히 심장질환에 많은 도움이 된다. 이 운동을 하고나면 속이 시원하고 후련해지며 스트레스가 해소된다.

　이 운동은 허리디스크를 스스로 교정하는 운동이다.

　롤링목침을 허리 밑에 놓고 손각지를 지어 목을 당기고 무릎을 들어 붙이고 좌우로 엉덩이가 무릎과 반대되도록 허리가 축이 되어 흔든다. 이때 아픈쪽 반대쪽을 흔들 때 힘을 주어 좀더 세게 흔들어 주는 것이 기술이다.

　이 자세는 목디스크를 스스로 교정하는 자세다.

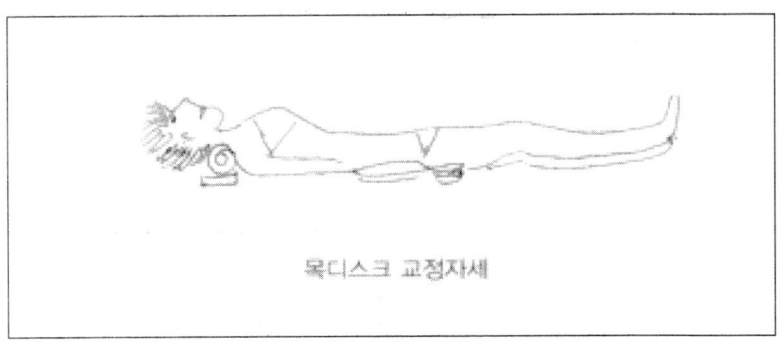

목디스크 교정자세

　목디스크에 문제가 발생하면 반드시 한쪽 팔에 문제가 생긴다. 이름하여 오십견 또는 사십견이라고 하는데 요즘은 육십견이란 말도 있다고 한다.

　원인은 목디스크에 있지만 실제로 고통이 나타나는 것은 팔이 대부분이다. 목도 함께 아픈 사람은 열에 한명꼴이다.

　팔이 에리고 쑤셔서 잠 못 이루는 사람들이 꽤나 많은데 치료해주는 곳이 없다.

　팔이 너무 아파서 잠못 이룰 때 롤링목침 밑에 적당한 책을 한권 놓고 누우면 머리가 땅에서 들린다. 이 자세로 사람에 따라 차이는 있지만 2~30분 있으면 팔통증이 사르르 없어진다.

그때 롤링목침 밑에 책만 빼고 그대로 자면 된다. 이러한 행동은 3~5일정도 반복하다 보면 어느 순간 팔통증이 사라진다. 원래 목침이란 목을 받혀 주는 것이다.

사람은 누울 때나 설 때나 옆에서 서 있는 사람을 보면 머리는 나오고, 목은 들어가고, 등은 나오고 허리는 들어가고, 엉덩이는 나오고, 오금은 들어가고, 종아리는 나오고 발목은 들어가고, 발뒤꿈치는 나와 있고 발바닥은 들어가 있다.

이 같은 모형이 곧 스프링이다. 이 스프링형태를 유지했을 때 건강이 보장된다. 그리고 인체에 탄력이 있고, 운동을 하거나 노동을 해도 쉬 지치지 않는다. 만약 목뼈(경추)가 일자이거나 허리(요추)가 일자인 사람은 아무리 체격이 커도 힘을 못쓴다. 허리나 목이 일자인 사람은 탄력이나 순발력은 정말 약하다. 쉬이 피곤하고 심장과 신장장애가 많다. 고침단명이란 말이 있는데 베개를 높게 베고 자게 되면 목이 일자 되기 쉽다. 그리고 뇌에 혈액공급이 줄어든다. 그래서 결국은 단명하게 된다는 뜻

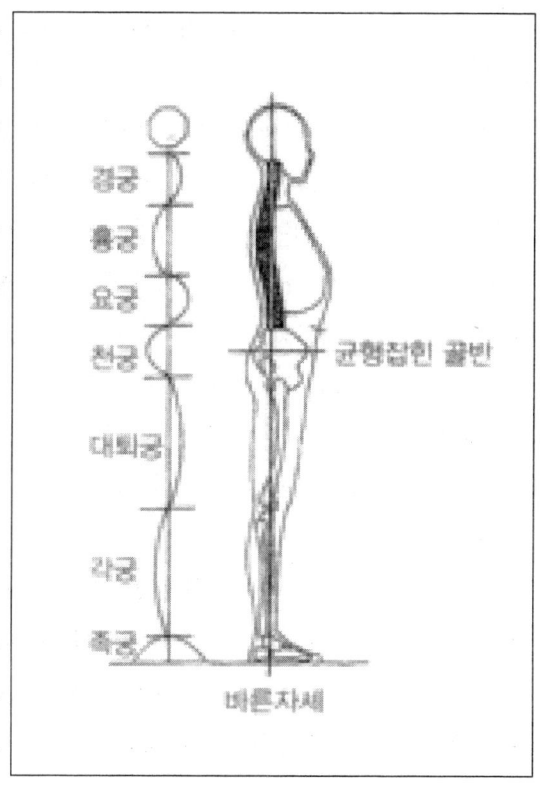

이다.

참으로 죽은 사람은 목도 허리도 펴져서 방바닥에 딱 붙는다.

필자는 1979년 인테리어 직업을 치우고, 의학을 연구하기 시작하면서 세운 목표가 있었다. 건강은 밥 먹는 시간과 잠자는 시간에 해결하자 하는 것이었다. 그래서 필자가 강조하는 것 그것은 항상 음식을 가려먹어야 한다는 것과 이 롤링목침이 자랑이었다.

⑤ 각종 난치병 치료

현재 인체에서 발생할 수 있는 현대의학에서 밝힌 질병의 숫자는 무려 37,500여종에 달한다. 여기서 현대의학적으로 기전이 밝혀진 질병은 세균성으로 고작 500여종에 불과하고 37,000여종은 기전이 없다.

이 가운데에서도 5,000여종은 난치병으로 분류되었는데, 이러한 질병들은 응급처치로 연명하면서 죽음을 기다리고 있는 실정이다.

필자는 이미 37,500여종의 질병 중에서 기전이 밝혀진 세균성이나 곰팡이류를 뺀 또는 빼지 않는 상태에서도 질병의 발생요인을 추적 가능하도록 '인체Mechanism'이라는 책을 낸바 있다.

인체는 누가 뭐라 해도 100% 유전이다.

그런데 왜 부모와 같은 인생을 살지 않는 것인가?

시대의 변화에 적응한 때문이다. 또 유전의 정확한 형태는 혈액형 유전이다.

한 예를 들어보자. 부부의 경우 한 사람은 AB형이고 한 사람은 O형이라면 그들의 자녀들은 A형과 B형이 나온다. 그럼 이 아이들은 누구를 닮아 나오는가? 어머니든 아버지든 AB형인 사람을 낳아준 분들 즉 할머니나 할아버지의 유전이 강하게 나타난다. 단 사주팔자는 부모 두분과 조부모 네분의 유전을 받지만 부모님의 유전이 제일 우선이고 강하다.

다시 말하면 체질은 할아버지나 할머니의 유전이고, 운명은 아버지와 어머니의 유전인 셈이다.

필자가 40여년 다각적이고 복합적으로 조사 연구한 결과다.

지금부터 나오는 난치병들은 우연도 아니고 행운은 더욱 아니다. 미리 예측하고 치료한 결과다.

옛날 의사들은 자신이 치료가능할 때 침통을 흔들었다고 한다. 자신이 없을 때는 다른 용한 의원을 찾아보시지요? 하고 정중히 돌려보냈다.

이것이 의사가 환자에게 보내는 예우이며 배려였다. 하지만 지금은 어떠한가? 무조건 진찰이나 치료부터 하고 본다. 또 처음에는 무조건 낫는다고 큰소리친다. 그러다가 한달, 두달, 일년, 이년이 흐르다보면 당신 체질은 특수체질, 또는 특이한 체질입니다 라는 식으로 환자에게 책임을 슬쩍 떠넘겨 버린다. 이것이 오늘날 의료사회다.

필자는 찾아오는 환자분들은 이것저것, 이곳저곳, 대부분 전국구분들이다. 그렇다. 병은 하나라도 약은 천가지라고 그럴 수밖에 없는 것이 인생사 아니던가?

가. 심장병치료

옛날에는 심장마비로 죽으면 '급살' 맞아 죽었다고 한다. 여기서 살(煞=殺)이란 죽임을 당하다라는 뜻이다. 옛사람들은 큰 죄를 지었음에도 벌을 받지 않으면, 하늘이 벌을 내린다고 믿었다. 그런데 문제는 급살 맞아 죽은 사람치고 십중팔구는 법 없이도 잘 살 수 있는 착한 사람들이라는 점이다. 왜?

또 병을 고치다 고치다 못 고치면 '신병'이라고 하여 신받아야 한다고들 한다. 필자가 80년대 대한경신협회라는 곳에 몇 년간 무당과 점쟁이들과 사귀게 되었는데 하나같이 심장기능 부전자들이었다. 이럴수가!

심장질환을 앓을 확률은 선천적으로 냉성체질이다. 후천적으로는 열성체질이 심장질환에 잘 걸리는데 대부분 음식과 약물 때문이다.

열성체질도 선천적인 사람들이 가끔 있는데, 그들은 성장하면서 자연스럽게 치유되는게 대부분이고, 어쩌다 치유가 안되고 계속 심장질환이 진행되는 경우 역시 음식과 약물이 원인이었다.

심장기능이 저하되는데 반드시 순서가 정해져있다. 체질관계없이 신장기능이 저하된 연후에 심장기능이 저하되기 시작한다.

상징적으로 보면 신장은 水(수)에 해당하고, 심장은 火(화)에 해당된다. 물과 불은 함께 존재할 수 없는 관계다. 하지만 생명체 안에서는 水火不爭(수화부쟁)이다. 오히려 물이 불을 끄는 것이 아니고 보호를 한다. 하지만 신장이 스스로를 지키기 힘들게 되면 심장을 포기하게 된다. 그럼 심장은 보호자를 잃음으로 망동하여 제어가 안되므로 스스로를 지키는 힘을 잃게 된다. 이때 인체에서 일어나는 변화는 열기가 위로 상승하여 뇌압이 오르게 된다. 뇌압이 오르게 되면 먼저 두통이 오고 안압, 이압도 덩달아 올라 시력이나 청력도 떨어진다. 사람에 따라 청력은 그대로인데 중이염이 발생하기도 한다.

이때 체질적 진단을 한다면 냉성체질은 이제 건강이 무너져 질병이 시작되는 단계이고, 열성체질은 만성질환자로 고착되는 단계가 된다.

그럼 이러한 인체의 변화에 대하여 어떻게 알게 되었는가?

하늘과 땅이 가르쳐준 때문이다. 그럼 그 앎이 맞는지, 틀리는지는 어떻게 알 수 있는가? 치료를 해서 나으면 맞는 것이 되고, 치료를 해도 낫지 않으면 틀린 것이다. 또 어쩌다 황소가 뒷걸음질하다가 쥐잡는 것이 아니고, 똑같은 공식을 적용하면 누가 치료를 해도 환자가 치료가 되어야 한다.

또 똑같은 환자가 줄을 이어도 특수체질이나 특이체질 같은 변명 없이 치료되어야 돈을 받고 기술을 파는 프로페셔널이지 않겠는가? 말이다.

이 글이 그 답을 줄 것이다.

심장병에도 종류가 많다. 심장천공을 비롯 심장판막증, 관상동맥 폐색증, 심장기능부전 등 이름붙이는데로 병명이 늘어난다.

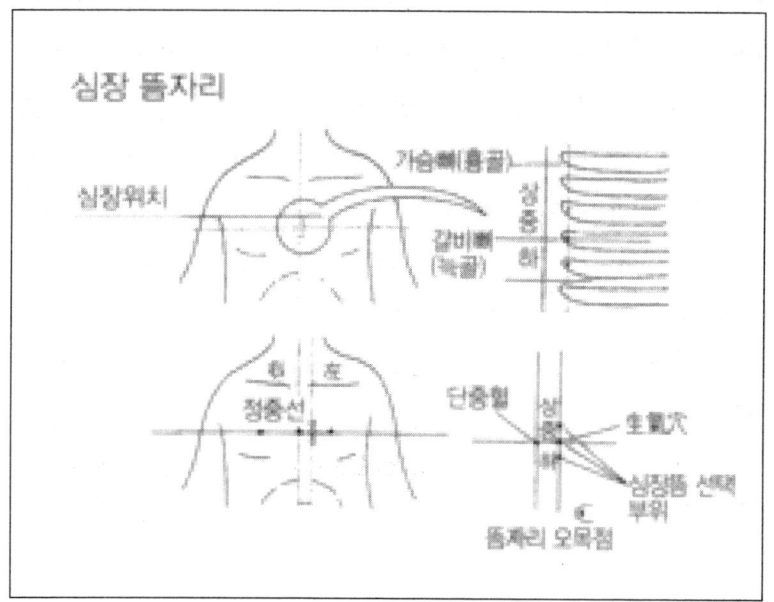

또 앞에서 누차 반복 설명했지만 심장에서 인체에 필요한 전기를 생산하는 만큼, 어떤 이유로 전기생산량이 줄어들면 사람이 통증을 느끼게 되고, 인체에 염증이 발생한다. 따라서 인체에서 발생되는 선후천 포함한 모든 질병에 심장기능이 관여되어 있다는 사실이다.

그럼 심장질환은 어떻게 치료하는가?

첫째는 부적성 음식을 절대 복용해서는 안된다.

둘째는 열기운이 상체로 오르는 것을 내리는 것과 신장기능을 회복시키는 최소한 두 가지 약을 복용해야 한다.

셋째는 위의 그림처럼 뜸자리를 잡아 매일 뜸을 떠야 하는데 방식은 직구이며 횟수는 증상에 따라서 가감할 수 있는데 최소한 21장에서 100장정도 뜨면 된다. 도저히 믿을 수 없는 거짓말같은 현상이 나타난다. 매직이다. 필자가 지금까지 5세에서 90세까지 단 한 사람도 고쳐지지 않는 사람은 없었다. 심지어 심장수술을 일곱 번이나 받고 숨한번에 한발짝씩 걸음을 떼는 환자도 2주째부터는 뛰어다닐 정도였다. 뒤에 보호자가 전하는 말에 의하면 여명이 일주일정도 남았다고 했단다. 그러면서 문제가 발생하면 즉시 자기의 병원 응급실로 오라고 했다는 것이다. 그분은 70대였는데 말이다. 이처럼 어른 아이 할 것없이 심장질환은 해결할 수 있게 되었다. 오죽하면 필자가 20여년전부터 전국 초등생 심장기능부전 및 심장질환자를 위한 무료치료병원을 만들려고 했겠는가?

뛰지 못하는 학생들이 치료 일주일후면 운동장 10바퀴는 가볍게 뛴다.

이 책에 앞서 낸 책에 부록으로 호소문을 썼었는데 오랜 세월동안 아직도 전화한통 없다.

나. 류마티스관절염

　류머티스관절염의 원인은 아직 의학적으로 밝혀진바 없다. 하지만 혈액형 의학적으로는 원인도 치료도 어렵지 않다. 왜냐구요?

　류머티스관절염은 심장기능부전이다. 필자에게 상담한 류머티스관절염환자가 치료되지 않는 사람은 한 사람도 없다. 다만 시간이 좀 걸릴 뿐이다.

　그 이유는 류머티스관절염을 치료해도 그 이전의 세포로 형성된 조직의 재구성 때문이다. 하지만 3~6개월정도면 사용하는데 대부분 불편함이 없다. 심장기능부전에 따른 질병은 사람에 따라서 각양각색으로 나타난다. 어떤 사람은 류머티스관절염이지만 어떤 사람은 불면증으로 어떤 사람은 호흡곤란으로 보행이 어렵기도 하고, 또 어떤 사람은 밤마다 악몽에 시달리면서 가위에 눌리기도 하는 경우, 어떤 이는 사지무력증인가 하면 어떤 이는 등이 쪼개는 듯한 통증을 호소하기도 한다.

　류머티스관절염의 경우 전류가 관절을 통과할 때 부족한 전류가 모아져야 통과하므로 그 짧은 순간이지만 혈액이 무슨일인가? 하여 모이기 때문에 손가락, 발가락 마디가 열이 나고 붓는데 발전기에서 전류를 조금만 더 생산해주면 정상회복이 된다. 특히 자고난 아침에 손이 부어 뻑뻑하거나 강직성향을 띤다면 그것은 묻지마 류머티스관절염의 시작이다.

　원래 손은 심장정보를, 발은 신장정보를 나타내준다. 그래서 사람은 항상 자기체크가 필요하다. 문제는 기전이다. 원인을 정확히 알아야 하는데 원인을 알게 되면 전조증상도 알게 된다. 전조증상에 대하여 안다면 사전대처가 가능하다. 그것도 병원에 가서가 아니고, 스스로 가능하다.

사람이 살면서 아는 것은 거울을 놓고 자신의 얼굴을 보는 것만큼 이나 쉽고, 모르는 것은 거울 없이 자신의 얼굴을 보려고 하는 것과 같다. 장님들이 코끼리를 만져보고 갑론을박하는 것은 전체를 모르기 때문이다. 만약 후천성장님이 그곳에 있었다면 아마도 해결사가 되었을 것이다. 기둥같은 것은 코끼리 다리고, 부채같은 것은 코끼리 귀, 또… 하고 말이다.

그럼 류머티스관절염치료는 어떻게 하는가?

혈액형의학은 과학적이다. 왜? 수학문제를 풀 듯 공식화되어 있기 때문이다.

류머티스관절염도 예외는 아니다.

첫째는 빨리 치료해서 건강하게 살겠다는 의지가 있어야 한다.

둘째는 음식과 약초를 가려서 자신의 체질에 이로운 것은 먹어도 해로운 것은 절대 입에 대서는 안된다. 반드시 명심하고 지켜야 한다.

셋째는 기내리는 약과 생기혈 뜸을 떠야한다. 만약 열성체질이거나 류머티스관절염을 앓은 지가 오래되었다면 간기능과 폐기능 강화약도 함께 복용해야 한다. 혈액형 의학에서는 대부분의 이론이 단정적이다. 왜? 앞에서도 설명했지만 과학적이고 수학적이기 때문이다.

다. 아토피

아토피는 피부가려움증으로 피가 나도록 긁어도 가려움이 멈추지 않는다.

성장기 때나 노화시 가려움은 피부의 팽창과 수축현상때문에 일어나고 몇 번 긁적긁적하면 가려움이 멎는다. 그래서 아토피와는 그 기전이 전혀 다르다.

알러지는 아토피의 전조증상으로 피부를 누르거나 문지르거나 긁게 되면 벌겋게 반응을 한다. 이것을 일반적으로 알러지반응이라고 한다.

알러지 반응은 왜 생기는가?

인체가 음식을 섭생하거나 약물을 복용하게 되면 부적성일때는 인체가 알아서 폐기처리를 하는데 하나는 대소변으로 내보내는 일이고 또 하나는 이미 장에서 흡수된 부분은 땀으로 배출하는 방식이며, 또 하나는 지방으로 감싸서 체내 한적한 곳에 작용을 못하도록 저장하는 일이다.

이 가운데 땀으로 배출하는 과정에서 문제가 발생한다. 인체의 피부는 독성물질(체질부적성)이 피부에 가까이 접근하면 피부문을 닫아 버린다.

피부문이 닫히면 독성물질이 외부에서 인체내부로 들어오는 것도 불가능하고, 내부에서 밖으로 나가는 것도 불가능해진다.

부적성 물질이 외부에서 들어오는 것을 막는 일은 좋지만 밖으로 나가는 것을 막는 일은 좋은 일이 아니다. 밖으로 배출되고자 하는 길목 즉 피하에 부적성물질이 쌓이게 된다. 그럼 피하세포가 갑자기 팽창하므로써 인체는 가려움증을 유발한다. 이때 손으로 긁게 되는데 긁는 곳에서 붉은 줄이 생긴다. 이것이 알러지 반응이다. 이 증상이 자주 반복되다 보면 어느 날 아토피로 전환된다. 피부가 헐고 가려움은 그칠 줄 모르고, 진물이 흐르고를 반복하다 보면 피부는 딱딱하게 변하고, 피부호흡이 줄어든다. 피부호흡이 줄어들면 전신기능이 저하된다. 전신기능이 저하되면 늘 우울하고, 화가 나 있고, 무기력하고, 괴로워한다.

특히 부적성음식물을 먹고 체했을 경우 그 이후로는 알러지나 아토피가 발생하거나 더욱 악화된다. 이를 식원병 또는 약원병이라고 하는 것이다.

그럼 치료는 어떻게 해야 하는가?

병원에선 왜 치료가 되지 않는 것인가?

병원에선 치료가 안되는 이유는 기전이 없기 때문이다. 즉 의학적으로 원인을 정확히 밝혀내지 못했기 때문에 정확한 치료법이 개발되지 못한 것이다.

아토피치료도 그 어떤 난치성이나 불치병치료도 예외없이 혈액형의학의 공식을 쫓는다면 불가능은 없다.

첫째는 음식이나 약물을 가려야하고, 둘째는 해독해야 한다. 즉 피하에 쌓인 독성과 지방으로 포장해서 쌓아둔 독성을 제거해야 한다.

세 번째는 맥을 보아 역반응을 일으키고 있다면 심장생기혈에 뜸을 뜨고 정신환을 복용해야 한다. 그리고 네 번째는 아토피치료약과 간기능회복약을 복용해야 한다. 또 경우에 따라서는 스트레스해소와 경풍해소를 위한 약도 추가 복용하므로써 더욱 효과적인 아토피치료를 진행할 수 있다.

라. 절골과 타박상

절골과 타박상은 질병은 아니다. 그러나 치료가 제대로 이루어지지 않으면 그 후유장애는 질병으로 볼 수 있다. 즉 시작은 사고지만 결론은 질병인 것이다.

왜냐면 피부 안쪽의 뭉개진 세포가 원상회복을 하지 못하고 상처입은 세포가 그대로 유지되는 관계로 기혈(전기와 혈액)의 흐름이 원활하지 않음으로 하여 신경통이나 날궂이(저기압때 나타나는 질병)병을 일으키기 때문이다. 특히 요즈음은 자동차사고가 많고 잦음으로 하여 그만큼 후유장애로 고생하는 분들이 의외로 많은 것 같다.

필자가 가장 많이 접한 사고 유형은 뇌진탕에 의한 후유증이다.

뇌진탕은 X-ray나 MRI, 초음파검사 등 그 어떤 장비로도 찾을 수는 없어도 후유장애를 호소하는 사람들이 의외로 많다.

필자가 접한 가장 심한 경우는 30년동안 목소리를 내지 못하고 조금이라도 목소리를 내서 말을 몇마디 하게 되면 두통이 밀려와 그 고통 때문에 말을 하지 못하고 살았다는 분이 있었다.

이 분은 세포재생에 필요한 계란 떡을 30회 주문했는데 25회후 종일 노래를 불러도 큰소리를 쳐도 두통이 오지 않고 말끔히 나았다는 소식을 전해왔다. 만약 견비통이나 좌골신경통으로 팔다리가 아플 경우, 팔다리, 무릎 등에 타박상을 입은 전적이 있다면 그 사람은 그 타박상의 후유증 때문에 그 어떤 치료를 받아도 쉽게 낫지 않는다. 하지만 타박상에 의한 상처입은 세포를 재생시킨 연후에 팔다리 치료를 하면 쉽게 낫는다.

타박상이라고 하면 멍이나 난봉(부딪혀 솟아 오름 – 작게는 콩알만 하기도 하지만 크게는 계란만한 경우도 있다)이 났을 경우 계란떡을 붙이고, 하룻밤 자고 나면 신기하리만큼 잘 낫는다.

만약 타박상에 상처가 있다면 상처를 치료한 다음 후유증을 제거하기 위하여 계란떡을 붙어야 한다.

어떤 사람은 고등학교시절 발목을 삐었는데 완치가 안되고 질질 끌다가 군 제대후 취업을 하고 회사생활 1년여만에 발목이 재발되어 병원치료를 받던 중 골수암이 되어 젊은 나이에 세상을 뜨고 말았다고 한다.

손목, 발목, 팔, 무릎 등 어디든 타박을 입게 되면 가벼이 생각하지 말고 반드시 기억해 두었다가 계란떡을 하여 미래의 안전을 도모하는 것이 현명할 것이다. 계란떡 만드는 방법은 어렵지 않고 간단하다.

준비재료

1. 스텐그릇과 수저
2. 계란 3~5개
3. 소금 3~5스푼(큰 수저)

위 재료가 준비되었으면 스텐레스그릇에 계란 노른자만 3개(상처가 크면 5개)를 넣고 소금(굵은 소금은 잘게 빻아서) 밥수저로 고봉 3스푼을 넣고 스푼으로 짓이기면 끈끈한 떡이 된다. 이것이 계란떡이다.

이 떡을 환부에 붙이고 화장지를 3~4겹 덮고, 압박붕대로 흘러내리지 않도록 잘 싸매고 잔다. 가능하면 저녁에 붙이고 아침에 뗀다.

횟수는 오래된 기간, 후유증의 정도, 환부의 크기 등에 따라서 조절하고 양도 조절한다. 노른자 3개는 기본적으로 사용하는 양이다.

마. 디스크와 관절염

관절염? 하면 류머티스관절염을 제외하면 대부분 상체에서는 팔꿈치(엘보)와 손목(주부카프스) 그리고 하체에서는 고관절과 무릎, 발목이다.

옛날 어른들께서 팔다리가 쑤시고 아픈증상을 신경통이라고 했다. 그것은 허리, 다리, 팔, 목에서 일어나는 저림, 당김, 마비, 통증, 무력감 등을 총칭한 것인데 그것은 목디스크와 허리디스크에서 기인한 질환들이다.

사람들은 내 몸이 설마? 괜찮겠지? 이 정도는? 하면서 병을 만들고, 키운다.

속담에 호미로 막을 일을 가래(삽)로도 못 막게 일을 키운다는 말이 있다.

환자들을 상담하면서 이 속담을 실감한다.

어쩌면 하나같이 똑같은 것이 신기할 따름이다. 물론 필자도 의학을 연구하지 않았다면 다른 사람들과 조금도 다르지 않았을 것이라는 생각도 해본다. 하지만 의학을 알고부터는 작은 질병에 대한 경각심을 늦추어서는 절대 내 몸이 안전하지 않다는 사실을 깨닫게 되었다. 그래서 만나는 사람마다, 조금의 불편이라도 반드시 치료부터 하라고 전하게 되었다.

왜냐면 身重之天下(신중지천하)이기 때문이다. 즉 내 몸은 천하보다 신중하다는 뜻이다. 내가 없으면 세상이 없는 것이다. 심지어 부모, 형제, 배우자, 자식, 손자들까지도 내가 없으면 그 무엇도 없다.

또 내가 힘들어하거나 밥을 못 먹거나, 숨쉬기 어려울 때, 그 누가 있어 대신할 수가 있는가? 이다. 내가 살아 있다는 것은 누가 뭐라해도, 내 손으로 밥 먹을 수 있고, 숨 쉴 수 있고, 똥 쌀 수 있고, 잠잘 수 있고 일어날 수 있을 때이다. 이 의미를 모른다면 이 글 또한 몰라도 아무런 문제가 없다.

목디스크는 견갑부위의 굳음을 풀어주는 것이 요점이다. 견갑부를 풀어주는 것은 침과 뜸이다. 심장기능이 온전하다면 침과 지압만으로도 치유가 가능하다.

허리디스크는 고관절의 무력증을 원상회복시키는 일이 요점이다. 신장기능이 정상이라면 고관절에 침을 놓은 후에 고관절부위 지압과 고관절이 물러나온 상태를 밀어 넣어 원상회복 시키는 일이다.

만약 좌우가 함께 아프다면 심장뜸을 떠야한다. 가끔 골반염증을 동반하는 경우가 있다. 이럴 경우는 몇십년 허리디스크로 고생하는 분들이다. 시간이 꽤 많이 걸린다. 이런분들은 대부분 허리가 구부정하다. 관절염은 어깨, 팔, 다리, 무릎 등 어느 부위인지? 또는 허리나 목디스크와 연관관계를 살펴서 치료를 해야 하는데 디스크와 연관이 없거나 좌우동형이라면 그것은 심장기능부전으로 심장뜸과 기내림, 신장기능회복에 대한 치료를 병행해야 치유가 가능하다.

바. 우울증과 스트레스

스트레스와 정신적 충격은 동서양 공히 만병의 근원이자 정신질환의 시작이다. 스트레스는 지속적 불편한 관계의 유지다. 뗄레야 뗄 수 없는 인간관계에서의 불편함이 지속적으로 반복되면 스트레스가 쌓인다. 예를 들면 부부갈등이나 고부간 갈등, 직장에서 상사와의 갈등, 학교나 단체에서의 친구간 갈등, 사회생활에서의 갑질 등이다.

관계에서의 갈등은 언제나 약자가 대부분 피해를 받는다. 이러한 현상에서 약자가 받는 고통이 스트레스다.

정신적인 충격은 한 사람이 아닌 두 사람이상 여러 사람들 앞에서의 모욕감이나 수치, 모멸감, 망신 또는 항거할 수 없는 누명, 억울, 분노, 패악을 당할 경우와 연인이나 가족관계에서의 이별, 사망, 배신, 따돌림 등이나 사회적 퇴출, 퇴직, 그리고 사람마다 감추고픈 자신의 비밀이나 콤플렉스가 밖으로 노출될 경우 정신적 충격이나 쇼크를 받게된다. 이러한 여러형태의 현상들을 잘 넘기는 유형과 잘못 넘기는 유형이 있다. 잘 넘기는 유형은 대부분 심장기능이 강한 열성체질이고, 잘못 넘기는 유형은 심장기능이 약한 냉성체질이다.

이러한 현상 등에서 곧바로 정신착란, 광란, 정신분열 등의 쇼크로 이어지는 경우와 서서히 우울증, 자폐증, 공황장애 등으로 나타나는 경우가 있다.

이럴 경우 가장 중요한 역할의 장기는 심장이다. 심장의 탄력이 스트레스나 정신적인 충격을 얼마만큼이나 잘 버티고 이겨내느냐? 하는데서 건강인으로 남느냐? 우울증환자가 되느냐? 의 갈림길인 것이다.

이 문제는 마음가짐도 아니고, 정신력의 문제도 아니다. 오직 본인의 몸이 힘든 상황을 이기고 버티어 주는가에 달려 있는 것이다.

사람들의 일반적인 상식으로는 마음이나 생각, 정신이 우선이지 않겠는가? 인데 사실은 다르다. 심가지신이란 말처럼 몸에서 마음, 생각, 정신이 발현되므로 인하여 몸이 먼저 어려움을 버텨주어야 한다. 마음의 집이 먼저 무너져 버린다면 무너져버린 집에 어찌 마음이 남아 있겠는가?

치료는 심신장의 기능을 강화시키고, 정신수련을 해야하며 욕심을 조금씩 줄여서 심신의 안정을 도모해야 한다.

먼저 자신의 체질에 부적성 음식을 피해야 하고,

둘째는 심장기능을 강화하는 생기혈에 뜸을 떠야하고,

셋째는 기내림과 신장기능회복을 위한 약을 복용해야하며,

넷째는 명상을 통하여 정신을 함양토록 노력해야 한다.

명상은 조용하고 고요한 가운데 사건이전의 자신의 몸과 마음자세를 살펴 잘못된 부분을 하나하나 고쳐 나가야한다. 이 세상 그 어떤 사건도 감정을 가라앉히고 냉정하게 역지사지의 눈으로 마음으로 자신의 행위를 보노라면, 사건을 유발한 원인과 동기가 자신에게 있음을 누구나 발견하게 된다.

이러한 명상을 반복하다보면, 자신도 모르게 정신이 맑아지고, 심호흡이 되면서 심지가 굳건해짐을 스스로 느끼게 된다.

이러한 단계에 이르게 되면, 욕심은 사라지고, 세상을 보는 눈이 바르게 되고, 세상을 살아가는 삶의 자세가 올바르게 되는데 스스로 놀라게 된다.

제 5부
藥草의 實用

　병증 하나에 약은 천 가지라는 속담이 있다. 일병 만약이라는 말도 있다. 하지만 필자는 환자의 심정으로 환자가족의 심정으로 一藥治百病(일약치백병) 하고자 지금 이 시간도 고뇌하고 있다.
　일천팔백쪽이 넘는 본초강목을 폈다 덮었다 하기를 40여년 그러면서 깨닫는 바가 있다면 명약이 먼 곳에 있는 것이 아니고 곧 '식탁'에 있음을 알게 되었다.
　그래서 밤낮을 잊은체 의학에 몰두할 초기 '주부가 의사다' 라는 제목하에 글을 썼다가 지우고, 썼다가 지운 흔적들이 지금도 여기저기 서류뭉치에서 자주보고 있다.
　그렇다. 인간의 3대 불사약이 공기와 물, 그리고 하루 세끼니의 밥이다. 그렇다면? 주부가 아니 이 나라 주부들이 조금만 의학적 상식을 갖춘다면, 응급처치에서부터 수십가지 질병을 치료하고 예방할 수 있는 명의가 되겠구나 하는 생각이다.
　지금부터 그 오래전 꿈을 이 글속에 담아볼까 하는 바램이다.
　주부는 의사이자 약사가 된다. 장독간(장독대)은 약재창고가 되고, 냉장고는 조제약 보관실이 되고, 가스레인지는 약 법제 도구이고, 조리대는 약 조재실, 식탁은 불사약을 차려놓은 약상이 된다.
　여기서 주부들이 조금만 의학적 상식을 갖추게 된다면 누구나 가족의 질병을 치료하고, 예방하고, 응급처치를 완벽하게 해낼 수 있는 대장금이 된다.

1. 주부가 의사이자 주치의이고 대장금이다.

주부가 의사라면 주부가 약사라면 부엌은 불사약과 만병통치약을 만들어내는 약 조재실이다.

그럼 주부가 갖추어야 할 의학적 상식에는 무엇이 있는가?

① 가족의 정확한 혈액형
② 체질별 식단표
③ 오장의 기능
④ 조재의 비법
⑤ 응급처치법 등이 있다.

이 방법들을 냉장고 문이나 부엌에서 잘 보이는 곳에 표를 만들어 붙여놓고 활용한다면 매우 유익한 정보가 될 것이다.

1) 가족의 정확한 혈액형

필자가 지금까지 환자를 상담하면서 수시로 겪는 일이지만 가족 간 혈액형을 잘 알고 있는 사람들은 의외로 드물 뿐만 아니라 심지어는 자신의 혈액형도 잘 모르고 있는 경우도 있다. 이러고서도 만에 하나 사건이 발생하면 의사나 병원만 원망하고 있다.

인간은 누구나 보호자가 있고, 그 보호자는 남녀노소를 불문하고 가족이다. 그 가운데에서도 최후 보호자는 자신이다. 사람이 생사의 갈림길에 있다면 모르겠지만, 생사의 갈림길 그 직전까지는 자신에 대하여 자신만이 책임을 질 수 있다.

이 세상에서 자신보다 자신을 더 잘 알 수 있는 사람은 그 누구도 없기 때문이다. 흔히들 부모나 형제나 친구 또는 부부가 잘 안다고 하지만, 그것은 아니다. 미안하게도 겉만 알지 그 내면은 말하지 않으면 알 수가 없고, 더욱이 그 말이 꾸밈이라면 더 말할 나위가 없다.

그래서 평소에 최소한 가족의 혈액형은 정확하게 알아야 할 필요가 있다.

하나의 예를 든다면, 아버지와 어머니의 혈액형이 A형과 B형이고 자식이 한명인데 불의의 사고로 자식에게 수혈을 해야 한다면 어찌할 것인가? 다행히 자식이 A형이나 B형이라면 부모가 나서겠지만 자식의 혈액형이 O형이라면 발만 동동 구를 것이 아닌가? 또 O형 혈액을 가진 사람에게 자식의 생명을 구해달라고 생명을 구걸하게 될 것 아닌가?

또 하나의 예로는 자식들에게 해로운 식약을 많이 먹여서 불치의 환자로 만든 사례가 너무도 많음을 보아왔다.

물론 알고 하는 일은 아니겠지만 어쨌든 지금은 환자이고 불치의 질병을 앓고 있다. 그럼에도 불구하고 그 잘못된 정보를 고집하는 경우를 볼 때는 어의상실이다.

오죽이나 답답하면 필자가 '열성체질은 가난해야 건강하고 냉성체질은 부자라야 건강하다' 라고 말을 하겠는가?

2) 혈액형체질별 식단표

열성부적성식약(O형과 AB형)	냉성부적성식약(A형과 B형)
벌꿀류(꿀, 로얄제리, 프로폴리스, 화분, 벌, 침 등), 인삼류(수삼, 건삼, 백삼, 홍삼, 마삼, 장뇌삼(산양삼), 산삼, 인삼꽃, 인삼열매 등), 사슴류(고기, 뼈, 녹용, 녹각, 녹혈 등), 소(고기, 뼈, 우족, 꼬리, 선지, 막창 등), 염소, 흑염소, 노루, 사슴, 양, 복어, 부자, 옻, 인진쑥, 오가피, 영지버섯(균사체 포함), 소주, 양주, 담금주(인삼주, 오가피주, 영지주 등)	생수, 냉수, 약수, 야채즙, 과일즙, 우유, 녹차(홍차, 작설차, 우롱차, 보이차 등), 보리, 밀, 메밀, 팥, 귀리, 호밀, 현미, 흑미, 알로에, 백년초(천년초, 선인장과 그 열매), 오징어, 문어, 낙지, 한치 등의 무골어는 1주일에 1회이상 규칙적이거나 많이 먹지 말 것), 가물치, 개고기, 오리고기, 거위, 결명자, 석고, 쇠뜨기, 맥주, 막걸리 등
열성적성은 냉성부적성이다.	냉성적성은 열성부적성이다.

적성음식은 질병을 치료하고 예방하는데 절대적 도움을 준다. 반대로 부적성 음식은 부적성 성분이 몸에 쌓일 뿐만 아니라 부적성독성은, 포장하기 위하여 지방생산을 늘리고, 그 지방으로 부적성 독성을 포장하여 체내의 이곳 저곳에 저장하므로 비만의 원인이 되기도 하며 부적성 음식에 의한 독성유입이 많게 되면 체력이 소모되어 늘 피곤하게 되고, 오장육부의 기능이 점차로 약해져 질병유발을 보다 더 쉽게 한다.

적성음식을 특별히 찾아먹지 않더라도 자신의 건강을 위해서는 절대 부적성음식을 골라 피하는 것이 좋다.

우유를 예로 든다면 열성체질(서양체질)은 우유가 좋다. 그 이유는 열성체질은 우유의 마중물 즉 우유를 분해는 효소가 몸에서 생산되므로 좋은 것이고, 냉성체질은 그 분해효소(락타아제 - 유당분해효소)가 몸에서 생산되지 않으므로 몸을 힘들게 하지만 끊여서 우유를 마신다면 오히려 보약효과를 낸다. 따라서 냉성체질 소유자가 밖에서 우유를 마셔야 할 상황이라면 소금을 타서 간을 맞춘다음 마시면 좋다.

3) 주부가 반드시 참고해야할 영양정보

사람은 남녀노소를 막론하고 누구나 자신이 먹은 음식에 의하여 몸이 이루워졌음을 알아야 한다. 따라서 부적성음식을 많이 먹었다면 먹은 만큼 부실공사로 이루어진 몸이요, 부적성 음식을 먹지 않았다면 먹지 않은만큼 안전공사로 이루어진 몸이다. 안전공사로 이루어진 몸이라면 늘 건강할 것이고, 부실공사로 이루어진 몸이라면 늘 질병에 시달리고 피곤할 것이다. 그렇다고해서 특별히 영양성분에 대하여 신경을 쓸 필요는 없다. 오장만 정상이라면 몸이 스스로 해결하기 때문이다.

　가. 영양이 부족하여 나타날 수 있는 주요기능과 함유식품
칼슘: 근육경련, 불면증, 우울증, 신경과민, 잦은감기, 골다공증 등
　　　함유식품/ 생선뼈, 해조류, 견과류, 유제품
마그네슘: 근육경련, 우울증, 불면증, 부정맥, 소화불량, 고혈압, 만성
　　　피로　함유식품/ 해조류, 채소, 소금, 사과, 복숭아
인: 홍분, 뼈의 통증, 호흡불규칙, 체중변화, 신경장애, 심근질환
　　　함유식품/ 콩, 견과류, 생선, 육류
유황: 콜라겐생성저하, 손톱부스러짐, 기미, 습진, 인슐린부족
　　　함유식품/ 콩, 마늘, 양파, 케일, 양배추, 생선
칼륨: 부정맥, 저혈당, 무력증, 근육마비, 신경장애, 우울증, 부종, 고
　　　혈압　함유식품/ 바나나, 살구, 땅콩, 건포도, 해산물
철: 빈혈, 졸음, 소화불량, 피로, 탈모, 비만, 신경과민
　　　함유식품/ 육류, 생선, 콩, 복숭아, 살구, 보리, 현미
아연: 면역약화, 피부탄력저하, 전립선질환, 동맥경화, 간질, 골다공
　　　증　함유식품/ 굴, 조개, 채소, 양파, 당근, 청어
규소: 피부탄력저하, 동맥경화, 염증, 노화, 건망증, 골다공증
　　　함유식품/ 현미, 고추, 콩, 포도, 사과, 딸기, 양파
망간: 당뇨, 동맥경화, 근육경련, 시청각기능저하, 고혈압, 다한증
　　　함유식품/ 해초, 콩, 채소, 인삼, 오렌지
몰리브덴: 구내염, 후두염, 잇몸질환, 성기능장애
　　　함유식품/ 현미, 녹색채소, 콩, 닭고기
바나늄: 심혈관, 신장질환, 성기능장애, 혈압조절

함유식품/ 생선, 당근, 콩, 파슬리, 식물성기름

요오드: 갑상선저하, 빈혈, 저혈압, 비만, 피로, 거친피부, 가는모발
함유식품/ 함초, 해조류, 마늘, 버섯, 참깨,

코발트: 악성빈혈, 성장부진, 혈액성질환
함유식품/ 육류, 녹색채소

붕소: 골다공증, 관절염
함유식품/ 견과류, 콩, 자두, 와인, 꿀

셀레늄: 근육통, 노화, 고혈압, 심장질환(암예방, 중풍예방, 중금속배출) 함유식품/ 현미, 해조류, 양파, 파슬리, 인삼, 후추

크롬: 당뇨, 성장장애, 호흡기장애(혈당조절, 콜레스테롤조절)
함유식품/ 현미, 치즈, 버섯, 감자, 당근, 옥수수

나트륨: 근무력증, 호흡장애(염증방지, 독소배출, 혈액의 산도조절), 성장촉진, 세포신생 함유식품/ 소금, 굴, 고기, 생선, 해조류

스트로늄: 인체효소생성조절, 혈색소기능조절, 탄수화물이화작용

니켈: 인체효소생성조절, 혈색소기능조절, 탄수화물이화작용

알루미늄: 말초신경강화, 신체성장촉진, 혈액순환촉진작용

불소: 강한치아, 뼈를 튼튼하게 함 함유식품/물

티탐: 말초신경강화, 노화방지, 세포재생, 혈압조절, 성장촉진, 말초신경강화

앞의 메네랄성분은 유기미네랄과 무기메네랄로 나뉜다.

인체가 흡수가능한 미네랄은 유기미네랄로 동식물에서 얻은 것이라야 된다. 생명체가 아닌 물질에서 나온 미네랄은 무기미네랄로 인체가 흡수하게 되면 독작용이 일어날 수 있다.

나. 영양이 부족하여 나타날 수 있는 주요기능과 함유식품

비타민A: 야맹증(시각색소에 존재), 점막손상, 안구건조, 시력저하, 피로, 두통, 구토, 설사, 식욕부진, 유산   소재/ 당근, 시금치, 과일, 채소, 간, 계란, 유제품

B1: 세포호흡의 조효소, 각기병, 식욕부진, 피로, 신경염, 기억력감퇴, 불안, 불면증, 당뇨, 부종   소재/ 효모, 현미, 호도, 콩, 감자, 녹색채소, 간

B2: 세포호흡조효소, 입주변병변, 눈자극, 피부질환, 부종, 신경염, 빈혈, 구역질, 설염, 습진, 탈모, 백내장, 위궤양   소재/ 현미, 치즈, 콩, 채소, 건포도, 유제품, 내장, 계란

B3: 소화불량, 피부염, 우울증(근육약화, 관절통, 허약, 두통, 경련)   소재/ 현미, 땅콩, 호도, 과일류

B4: 위장질환, 정신질환   소재/ 현미, 땅콩, 호도, 과일류

B5: 부신피질기능저하, 만성피로, 백모, 피부염, 괄절염, 저혈당(설사)소재/ 효모, 벌꿀, 콩, 땅콩, 브로콜리

B6: 빈혈, 부종, 우울, 불면, 신장결석, 대장염(운동신경실조, 지각신경장애), 선장부진, 경련, 피부문제   소재/ 효모, 현미, 콩, 피망, 양배추, 간, 유제품, 전곡

B7: 눈병, 신경약화, 적혈구생성장애, 빈혈(신장의 비대 및 손상)   소재/ 양배추, 호밀, 계란노른자

B8: 허약, 피부염, 비듬, 근육통, 피로, 우울, 불면, 식욕부진   소재/ 간, 난황, 곡류

B9: 피부질환, 치매, 우울, 식욕부진, 피로, 빈혈, 탈모, 습관성유산   소재/ 현미, 견과류, 상추, 시금치, 오렌지

B10, 11: 성장부진, 근육성장부진, 습진, 빈혈, 성욕감퇴

소재/ 견과류, 곡류, 육류, 유제품
B12: 악성빈혈, 골수생성장애, 만성피로, 견통, 신경통, 적혈구형성 관련조효소, 핵산과 단백질형성조효소
　　　소재/ 효모, 미역, 다시마, 화분, 게, 조개류, 간, 고기, 계란, 유제품
B13: 성장부진, 간장장애, 다발성신경염, 노화
　　　소재/ 유제품, 녹색채소
B14: 위장질환, 심근질환, 간장장애　소재/ 조개, 래드비트, 브로콜리, 와인
B15: 산소공급부족, 순환계약화, 협심증, 노화
　　　소재/ 현미, 호박, 깨, 뿌리채소
B16: 산소공급부족, 순환계약화, 만성피로　소재/ 토마토, 참치, 콩류
B17: 퇴행성질환, 체력저하, 악성질환, 발암가능성 높아짐
　　　소재/ 살구, 복숭아, 자두, 메실, 메밀, 홍화
B18: 뇌의 산소공급부족, 간질환　소재/ 녹색채소, 버섯류
B19: 뇌의 산소공급부족, 간질환　소재/ 피망, 양파, 바로콜리, 고추, 딸기
B20: 심근골격에 산소공급부족　소재/ 육류, 생선, 우유
니아신: 세포대사의 조효소, 펠라그라, 피부질환, 설사, 정신질환
　　　소재/ 고기, 닭, 간, 효모
펩토텐산: 아세틸CoA에 존재, 부신질환, 생식문제
　　　소재/ 간, 계란, 효모
바이오틴: 조효소에 존재, 피부문제, 탈모
　　　소재/ 간, 효모, 장세균

엽산: 헴과 뉴클레오티드의 형성관련조효소, 빈혈
　　소재/ 채소, 계란, 간, 전곡
비타민C: 결체조직형성을 도움세포성분산화방지, 면역저하, 관절염, 치과질환, 빈혈, 각종성인병, 갑상선저하
　　소재/ 감, 귤, 레몬, 매실, 감자, 무잎, 피망, 토마토
D: 칼슘과 인의 흡수, 대사저하, 골다공, 근무력(구토, 경련, 체중감소), 구루병(어린이), 골연화(노인, 임산부)
　　소재/ 생선간유, 버섯, 참치, 연어, 햇빛, 강화우, 간장, 난황, 버터, 스테로이드를 함유한 음식
E: 근육유지, 세포성분산화방지, 빈혈, 심장질환, 성욕감퇴, 피부건조(두통, 피로, 지방간, 고지혈증), 환원인자로작용, 인체에서 결핍은 없다.　소재/ 고기, 유제품, 전곡, 토마토, 양상추, 호두, 땅콩, 아몬드
F: 적혈구용혈, 성욕감퇴, 피부건조, 관상동맥질환, 담석증, 전립선장애　소재/ 식물성기름, 현미, 녹차, 귀리
H: 해독, 불안, 습진, 비듬, 탈모, 피부질환, 장애치유작용을 하는 인자(동물난백)　소재/ 우유, 콩, 팥, 현미, 난황, 소의 간, 인삼
K: 혈액응고촉진, 칼슘흡수저하, 코피, 출혈성궤양, 활력저하
　　소재/ 시금치, 양배추, 해조류, 녹색채소, 간, 녹차, 장세균
L: 젖의 분비작용에 불가결한 인자　소재/ 소의 간, 효모
M: 유산균증식, 조혈작용을 촉진하는 인자
　　소재/ 야채, 소, 돼지의 간에 함유
P: 모세혈관의 침투성의 증대를 억제하는 인자
　　소재/ 레몬, 후추 등에 함유
U: 위궤양, 십이지장궤양　소재/ 양배추, 김

4) 오장육부의 기능과 작용

가. 하늘을 상징하는 장부(흉막장부)

폐(공기)기능계/ 폐, 대장(맹장, 상행결장, 횡행결장, 하행결장, S결장, 직장, 항문), 피부, 코, 기관지, 유방

작용 – 생명을 유지시키는 절대적 작용이다. 폐호흡은 심장혈액속에 산소를 공급하고, 피부호흡은 정맥순환을 촉진시키며 장(식도, 위, 십이지장, 소장, 대장)호흡은 대사순환을 촉진시키는 삼각관계를 정립하고 있다.

심장(태양)기능계/ 심장, 소장(공장, 회장), 흉선, 갑상선, 혀, 인후, 편도, 혈관

작용 – 심장은 생명 본체이면서 마음의 집이다. 혈액을 전신으로 펌프하고 생명전기(미세전류 25~30MA, 일설에는 40~60MA라고도 한다)를 생산한다. 따라서 심장기능이 약해져 전기생산량이 줄어들면 인체에서 각종염증이 생길 수 있고, 부분적인 저림이나 마비, 또는 반신불수(반신마비)를 일으키기도 한다.

나. 땅을 상징하는 장부(복막장부)

간(생명체, 동식물)기능계/ 간, 담(쓸개), 십이지장, 췌장, 눈

간은 생명을 유지하는데 필요한 에너지 담당이다. 따라서 사람이 살기 위하여 섭생하는 모든 음식물을 소화하는데 필요한 분해효소(마중물)를 생산하는 공장이다.

그러므로 인체에서 영양실조나 영양부족 상태는 간기능의 이상으로 보아야 한다.

하나의 예를 들면, 수 많은 사람들이 겪고 있는 골다공증을 보자. 골다공증은 칼슘흡수부족으로 일어난 질병이다. 문제는 우리들이 일상적으로 섭생하는 음식물에 칼슘이 없어서가 아니고, 칼슘을 분해하는 효소를 간에서 생산하지 않기 때문이다.

당뇨 또한 같은 양상이다. 포도당을 글리코겐으로 바꿔주는 인슐린분비량이 적기 때문에 미처 바꾸지 못한 포도당이 혈액으로 과다하게 흘러들어 혈당이 높아지는 것이고 그 혈당을 낮추기 위해서 운동을 통하여 빨리 소모시키는 것이다. 혈액속에 혈당수치가 높은데 빨리 소모시키지 않으면 혈관을 비롯하여 전신 말초혈관에 염증을 일으키기 때문이다. 이 또한 간기능계에 속한 췌장의 기능약화에서 비롯된다.

비장(흙, 토양)기능계/ 비장, 위장, 식도, 입

비장은 사람이 섭생하는 모든 음식물을 믹스(혼합하여 버므림)하고 절구질하는 방앗간역할이다. 즉 위장에서 음식물을 버므리면 비장은 이를 십이지장으로 밀어내는 작용이다. 이 외에도 인체의 면역계를 주도하고 균형을 잡아주며 체액과 혈액의 균형도 조절한다.

다. 바다를 상징하는 장부(후복막장부)

신장(물)기능계/ 신장, 방광, 요도, 생식기능계(자궁, 난관, 난소, 고환, 전립선), 귀, 골수, 뇌수, 혈액, 체액

신장은 심장과 함께 생명의 두 축이다. 심장을 보좌하면서 혈액을 정화하고 생산하고 정보를 수집 유통하고 체압과 체온을 조절하며 종족보존을 위한 번식과 유전의 본체이다. 대소변이 원활하지 못하는 것 즉 변비나 설사는 신장기능약화에서 기인하고, 추위에 약한 것 또한 신장기능의 약화에서 기인한다.

라. 육부의 기능과 작용

오장은 하늘, 땅, 바다의 영역으로 나뉘어 있지만 근본은 땅이므로 육부는 모두 복막속에 즉 땅에 뿌리를 내리고 있다.

위에서부터 위, 소장, 대장, 담낭, 방광이 모두 복막속에 있음이 그 증거라 말할 수 있을 것이다. 여기서 간은 초목에 해당하므로 간기 능계의 일부가 바다를 상징하는 후복막에 뿌리를 뻗치고 있으니 그것이 십이지장과 췌장이다.

위장은 음식물을 위액(위산)과 버므리는 작용을 하고, 십이지장은 발효를 하고 공장은 발효된음식물을 물과 희석시키고 회장은 그 희석된 음식물에서 영양분을 흡수하고 대장은 수분을 흡수하면서 S결장에 음식물 찌꺼기를 저장한다.

S결장에 저장된 음식물찌꺼기는 신장의 명령에 따라서 밖으로 배출되게 되는데, 신체의 압력이 높을 때 실행하게 된다. 이때 변비는 대개 체압이 낮을 때 발생하게 된다.

④ 주부손의 마법(부엌의 기적)

가정주부들이 조금만 지혜롭고 침착하게 가족들의 건강을 살펴보고 대처한다면, 병원에 열 번갈 일을 한 번으로 족할 뿐만 아니라, 설령 질병이 발생했더라도 쉽게 치료될 수 있다. 그것은 부적성 음식을 피하고 적성음식을 섭생하므로써 보다 더 강력해진 면역력을 들 수 있고 다음으로는 작은 증상일 때 신속하게 대처하므로 질병의 근원을 차단하는 일이다.

다음은 그러한 비법들을 공개 소개하는 것이다. 작은 노력으로 주부의 손을 빌어 가족을 보다 더 건강하게, 행복하게 살 수 있도록 조금이나마 보탬이 되었으면 하는 바램이다.

a. 감기나 몸살일 때

목뒤 대추(경추 7번)에서 아래로 파스를 붙이고 잔다.
차로는 생강차가 좋으며 식사는 카레가 도움이 된다.

b. 과식으로 괴로울 때

식탐이 많아서 또는 음식이 맛있어서 어쩌다보니 과식이 되었는데 참기 힘들만큼 괴로울 때는 머그컵에 사이다를 7~8부정도 따르고, 흰 설탕을 밥수저로 고봉 3수저 넣고, 천천히 저어서 설탕이 다 녹으면 쭈우욱 들이킨다. 그럼 1~2분, 늦어도 5분 안에 편안해진다.

c. 체 했을 때

가족 누군가가 음식을 먹고 체했다면 가장 신속한 대처방법은 체한 사람의 양쪽 엄지손가락 끝을 바늘이나 사혈침으로 따는 일이다. 이 방법은 세상에서 응급처치법으로는 가장 좋고 가장 신속한 해결방법이다. 기절이나 졸도시에도 이 방법을 사용하면 가장 안전하고도 신속하게 소생시키는 비법이다. 평소 고혈압이 있어 쓰러진 환자도 절대 이동시키지 말고, 쓰러진 상태에서 엄지손끝을 사혈하면 후유장애가 없다. 음식에 체할 시 음식의 종류가 많은데, 생선체에는 소엽탕, 고기먹고 체한데는 능이탕이 가장 효과적이다.

일반적으로 체한데 잘 듣는 약초로는 해바라기대, 용규초 등이 있다. 참고로 체한 음식에 의하여 알러지나 아토피가 발생하는 경우가 많아서 쳇증은 가능한 한 신속히 해결해야 후유증을 줄일 수 있다. 명심할 일이다.

d. 식중독

식중독은 일반상식과는 달리 부적성음식일 때 곧 잘 일어난다. 물론 부패했거나 상한 음식에 의한 식중독은 당연하지만, 개인적으로 면역력이 약해도 식중독이 일어난다.

식중독은 예로부터 '토사광란'이라고 하며, 동의보감에는 많은 처방들이 나와 있다. 또 식중독 후유증은 알러지나 아토피로 전환되기 쉽기 때문에 신속하게 그 독성을 뽑아내야 한다. 이때 기적적인 효과를 내는 약이 백비탕이다.

백비탕은 맑은 물(맹물-아무것도 넣지 않는 순수한 물)을 팔팔 끓여 3되가 두되될 때까지 달인 물을 말한다. 하지만 식중독환자가 발생하면 급하므로 팔팔 끓기만하면 조금 식혀서 1분에 한 컵씩 마시게 한다. 5분~10분이내면 대부분 뱃속이 편안해지고 토사도 멎는다. 이때 보리차나 옥수수차 등 무엇이라도 들어가서는 효과가 없다. 반드시 맑은 물만 끓여야 한다. 오랜 설사질환에도 매우 효과적이다.

e. 더위 먹은 데

여름 더위가 한창일 때 면역력이 약하거나 심장기능이 약한 사람들에게서 더위먹은 경우가 많다. 더위를 먹게 되면 우선 기운이 없고, 식욕도 없고, 의욕도 없어진다. 그리고 몸은 쳐지고, 기력이 뚝뚝 떨어지는데 병원에 입원치료를 해도 별반 차도가 없다. 한번 더위를 먹게 되면 처서가 지나야 풀린다.

이때 노각(늙은 오이)을 구하여 강판에 갈아서 즙을 낸다. 보통 노각 한 개를 즙내면 3컵정도 나온다. 한 시간에 한 잔꼴로 마셔주면 언제 그랬냐?는 듯 멀쩡해진다.

f. 딸꾹질

딸꾹질도 잠깐이라면 별문제가 없지만 자꾸 딸꾹질을 하거나 1주일 혹은 2주, 3주하게 되면 문제가 심각하게 된다. 심하면 1년이상 딸꾹질을 하는 사람도 있었다. 뼈와 가죽만 남았는데 3일 만에 치료가 되었다.

딸꾹질의 근원은 심장질환이다. 근본치료는 심장기능을 강화해야 하는데 우선 부엌에서 주부가 할 수 있는 비법으로는 밀장탕이다.

밀장탕은 조선간장 2큰술에 꿀 2큰술을 희석하여 마시게 한다. 그럼 신기하게 하루종일 나오던 딸꾹질이 딱 멎는다. 만약 심하여 그래도 딸꾹질이 나온다면 저녁 잠잘 때 한 번더 복용하면 보름이나 한 달씩하던 딸꾹질도 신기하게 멎는다.

g. 조혈기능에 문제가 있을 때

조혈기능에 문제가 발생하여 한두달에 한번정도 수혈을 받아야 되는 경우에 대계탕이 명약이다. 대계는 엉겅퀴뿌리다. 이를 볶아서 보리차처럼 꾸준히 끓여 마시면, 조혈기능이 되살아나 정상이 된다. 조혈기능이 정상이 되면 수혈을 받지 않아도 피곤하거나 혈액부족을 느끼지 못하고 정상적인 생활이 가능해진다.

h. 하혈이나 혈뇨가 있을 때

여성들에게 하혈이 있거나, 생리기간이 길거나, 생리혈이 많아 빈혈이 발생하는 경우에 향부자탕이 명약으로 작용한다. 또 어디선가 혈액이 세거나 신세관이 약하여 혈뇨가 나올 때 향부자를 흑초(검게 볶아서)하여 물 2되(4 l)에 초향부자 100g을 넣고 끓여서 수시 복용하면 3~5일 이내에 대부분 멎는다. 심한 사람은 하혈이나 혈뇨가 멎을 때까지 지속적으로 복용할 필요가 있다.

i. 현기증이나 빈혈로 고생하는 가족이 있을 때

현기증이나 빈혈은 임신부나 성장중에 있는 어린이들, 또는 노인들에게 잘 나타나는 질환이다. 몸속 체액의 불균형이나 철분, 비타민B군의 부족시 잘 나타나는 질환이다.

이때 접시꽃뿌리를 삶아서 그 물을 마시고, 그 물로 찹쌀죽을 끓여서 아침저녁으로 먹게 되면 대부분(십중팔구)은 3~5일이내 낫는다.

j. 풍치동통과 구내염

주위에 보면 풍치 때문에 고생하는 사람들이 꽤나 많다. 또 치과에 가서 스케일링을 할 때 스케일링에 잇몸에 상처가 나기도 하고 또 잇몸과 이빨 사이를 막아주던 치석이 갑자기 사라져서 이 뿌리가 시리고 아리는 경우도 많다. 또 나이가 들면 입냄새가 큰 문제다. 손자나 손녀들이 이 입냄새 때문에 할아버지, 할머니를 피하는 경우도 많다. 한방의 해결책은 산초나무다. 산초나무 1근을 물2되(4 l)와 소주 2홉들이 두병을 넣고 달여 끓으면 약한 불에 1시간정도 달이다가 불을 끄고 식혀서 조석 공복시 또는 풍치의 동통이 올 때 또는 이가 시릴 때면 한 모금 머금었다가 10분 정도 지나서 뱉으면 통증도 이 시림도 입냄새도 없어지는데 그 효과가 놀랄만하다. 그냥 소주를 머금었다가 뱉어도 상당한 효과가 있다.

k. 무좀에 식초떡

발이나 손톱 등에 무좀이 발생하면 그 가려움증이 심하여 매우 괴롭다. 하지만 사람에 따라서 가렵지 않은 사람도 있다.

식초떡은 식초와 밀가루만을 용도에 따라 양을 조절하여 반죽한 다음 무좀이 있는 곳에 붙이고 치킨타올로 2~3겹 싸고 붕대로 감는다. 저녁에 붙이고 아침에 떼는데, 발바닥 각질에도 도움이 된다.

l. 장폐색증이나 장마비

장폐색증인 장마비, 위장마비 등은 심장기능이 약한데서 기인하지만 이러한 마비증상이 발생하면 우선 식사를 할 수가 없다.

장폐색증의 경우는 당장 수술을 해야 하지만, 마비는 입원치료를 하는데 몇 달씩 밥을 먹지 못하고 링거에만 의지한체 지내는 사람들도 있다.

이럴 때 물을 팔팔 끓여 한 컵을 따르고 그 물에 참기름을 밥수저로 한 스푼 넣고 저어서 뜨거운 상태에서 호호 불어가며 홀짝홀짝 마신다. 이를 '마비탕' 이라고 한다. 수술대 위에서라도 이 마비탕을 마시면 즉시 폐색증이 풀린다.

m. 간염

간염? 하면 많은 사람들에게 경계대상이 되는 중증질환이다. 치료가 쉽지 않기 때문이다. 그리고 활동성이라면 전염이 잘 된다고 알려져 있다. 여기에 신통한 단방요법이 있다. 황백피 1근을 분말하여 식후에 밥수저로 한스푼씩 먹어주면 되는데 맛은 매우 쓰다.

n. 손가락 빠는 아이

어린이들이 엄마 젖을 떼거나 욕구불만이 많을 때 손을 빤다. 심한 경우는 손톱이 자라지 못할 만큼 종일 좌우손을 번갈아 가면서 빠는 경우도 있다.

이럴 때 손가락을 빨지 말라거나 손수건 등으로 묶어서 못 빨게 하면 어린이는 정신적으로 혼란을 겪게 된다. 손을 빨라고 해도 빨지 않게 되는 놀라운 비법이 있다. 고삼탕이다. 물 3컵에 고삼 20g 정도를 약한 불에 끓여서 잠자리에 양손과 손가락에 발라준다. 그럼 잠자는 중에 빨거나 아침에 일어나자 마자 손가락을 습관처럼 빤다. 이번에는 반응이 전혀 다르다. 한 두 번 더 빨아보는데 한 번 빨면 하루종일 입이 쓰기 때문에 그 다음부터는 절대 손을 입으로 가져가지 않게 된다. 그 대신 어른들이 함께 놀아주거나 좋아하는 간식을 준비해 줄 필요가 있다. 손가락을 빨지 못하는 대신 스트레스를 풀 수 있어야 하기 때문이다. 어린애가 무슨 스트레스냐구요? 어린이도 사람이란 사실을 어른들이 잊으면 심각한 문제가 발생할 수도 있다는 점 명심해야 한다.

o. 기침

기침에는 여러 가지가 있다. 감기기침, 해소기침, 천식기침, 마른기침, 기력이 떨어지면 나오는 회복기의 환자나 노인들이 하는 기침 등이 있다. 어쨌든 한두번 콜록 하는 것은 괜찮지만 연속적으로 나오는 기침은 사람을 매우 힘들게 한다. 누구나 나이가 들면 잠들기 전이나 새벽녘 기침을 자주하게 되는데 체력이 떨어진 탓이다. 이때 맑은 물 한 대접에 흰설탕 밥수저로 고봉 3스푼을 넣고 팔팔 끓인 다음 커피잔으로 한 컵씩 뜨거울 때 홀짝홀짝 바셔준다. 1일 2~3회 공복시간에 마셔주는 것이 효과적이다.

p. 멀미와 구토

보통 사람들이 장이 약하면 멀미를 잘한다. 멀미 때문에 차나 배타

기가 겁나는 사람들이 의외로 많다. 또 중환자, 간염환자, 말기암환자 같은 경우 구토증이 있다. 임산부도 구토증이 심한 사람도 있다.

이때 정향차가 기적처럼 잘 듣는다. 물 1되(2ℓ)에 정향 20개정도 넣고 끓여서 식사 전이나 여행갈 때, 배탈 때 한 컵씩 마셔주면 신기하리만치 멀미를 하지 않는다. 임산부도 해롭지 않고 마셔주면 식사할 때 도움이 되지만, 임산부는 네발로 기어 다니면 구토증이 잘 멎는다.

q. 눈 떨림이나 입술 떨릴 때

사람이면 누구나 가끔씩 입술이나 눈꺼풀이 떨릴 때가 있다. 병원을 다녀도 침을 맞아도 좀처럼 낫지 않는다. 살떨림 증상은 심장병과 연관되어 있고 마그네슘 부족현상이다. 날땅콩을 하루 한홉이상 3일에서 5일정도 먹어주면 감쪽같이 없어진다.

r. 욕창과 화상

노인들이 병원에서 또는 집에서 거동을 잘 못하는 경우에 욕창이 잘 생긴다. 욕창이 생기는 이유는 한 쪽으로 누워서 계속 눌리므로 피부호흡이 잘되지 않아 피부가 짖무르는 것이다. 이 증상은 화상과 그 형태가 똑같다. 화상도 피부가 짓물러 피부호흡이 안되는 것이다.

이럴 때 소똥을 태워서 분말하여 그 분말을 참기름에 개어 바르면 진물이 걷히고 뽀송뽀송하게 상처가 아물고 흉터도 없이 잘 낫는다. 대체적으로 화상을 입으면 입을 때 뜨거웠지만 입은 후에는 아프고 쓰라린다. 이 우분연고를 바르면 바르는 즉시 통증이 멎고 시원함을 느낀다.

만약 이러한 준비를 미처 하지 못했다면 알로에로 대신할 수 있다. 알로에의 넓은 잎 10cm정도를 잘라서 껍질을 벗긴 다음 젤리같은 속살을 얇게 저미거나 포를 떠서 환부에 붙인다. 하루에 한 번이나 두 번정도 갈아 붙여주면 신기하게 잘 낫는다. 장점은 흉터가 남지 않고 최단시간에 낫는다는 것이다. 만약 화상면적이 넓거나 깊다면 화열이 몸속으로 들어가지 못하도록 3~4시간마다 오이즙을 한잔씩 마셔준다. 그럼 후유장애가 없다.

s. 손발톱 멍든 데

길을 가다가 돌부리에 채이거나 망치질을 하다가 곧잘 손가락을 치거나 차문이나 방문을 닫다가도 손끝을 물려 멍들 때가 있다. 몹시 아프고 아린다.

이럴 때는 주저없이 집안에 있는 치약을 환부에 듬뿍 짜서 붙이고 싸맨다. 손톱이나 발가락 통증이 즉시 멈추고 멍이 사라지며 하루밤만 지나고 나면 멀쩡해진다. 그리고 손발톱 빠지는 일도 전혀 일어나지 않는다.

t. 수은중독이나 중금속 오염시

우리는 같은 말인데도 표현에 따라서 천국과 지옥을 오르내린다. 수은이나 중금속 역시 자연에서 얻은 것을 무기미네랄(중금속)이라 하고, 이 무기미네랄을 식물이 흡수하면 유기미네랄이 된다. 따라서 우리는 곡식이나 과일, 채소를 통하여 얻은 유기미네랄로 하여금 인체가 안전하게 유지된다.

그런데 직업상 화공약품이나 수은, 유황, 구리, 철, 아연, 납 등 공업용 제품을 다룰 때 발생하는 중독증상에 대하여 특별한 대책이 없다.

또 어린이들이 부주의로 온도계나 형광 등을 만져서 문제가 발생하면 역시 대책이 난감하다. 이때 어느 가정이나 다 조금씩은 있을 법한 감초가 명약이다. 수은중독이 되어 숨이 차고 몸에 붉은 반점이 생기며 위급상황이 일어날 때 감초 한 주먹(약 40g)을 물 한되(2ℓ)에 넣고 팔팔 끓여서 한 잔 마시고 두 잔 마시면 응급상황이 종료된다. 3잔을 마시고 나면 안전해진다. 평상시에도 혹시나 음식재료 등에 묻어 있는 중금속이 걱정되면, 한 달에 한 번꼴로 감초탕을 식구들 모두 한 잔씩 마셔주면, 공기 중의 중금속도 모두 해독된다.

u. 농약이나 방부제(화공약품) 등의 중독

요즈음은 흔하지 않은 일이지만 혹시나 하는 마음에서 적는다. 실수로 농약이나 방부제, 양잿물(가성소다) 등 화공약품에 중독되거나 만져서 중독이 의심될 때는 쇠비름즙이 즉효약이다. 만약 농약 등에 중독되었다면 쇠비름을 짓찧어 물을 약간 넣고 짜서 그 즙을 마시는데 응급상황일 경우 2시간에 1잔씩 3~5회 마셔 주면 원상회복된다. 위세척을 하고도 널부러져 있는 사람이 두 세잔 마시면 곧 정상이 된다. 혹시라도 직업상 화공약품을 취급하는 분들은 여름에 쇠비름즙을 미리 만들어 냉동보관 했다가 쇠비름이 없는 겨울이나 봄에 필요시 사용하면 좋을 것이다.

v. 임신중독

인간이 새롭게 탄생하는 것은 임신으로부터 시작된다. 문제는 건강한 남녀가 만나 임신을 해야 하는데 대부분은 그렇지 못하다. 임신은 100% 부부의 현재 건강기능 상태를 유전받기 때문이다. 지금

정부는 대대적으로 출산을 장려하는 정책을 펴고 있지만 건강한 아이를 낳아야 된다는 사실에는 생각이 미치지 못하는 것 같다. 따라서 임신만이 능사는 아니라는 점이다. 만약 유전자 이상에 의한 임신이라면 유산을 하거나 태어나도 3주 안에 사망하게 되지만 유전자 이상이 아니더라도 임신부의 건강상태에 따라서 임신성 고혈압, 당뇨 등의 여러 질환으로 시달리는 경우가 많다. 임신중독 같은 경우는 대처하기 난감하지만 특효처방이 있다. 잉어탕이다. 길이 50cm정도의 잉어를 통째로 넣고 비린내를 잡는 자소엽을 한 주먹 넣고 생강과 마늘을 한 주먹씩 넣은 다음 푹 고아서 수시로 복용하면 부기를 비롯 임신에 의한 여러 부작용들이 씻은 듯 좋아진다.

w. 고혈압

가족중에 고혈압 환자가 있으면 온 가족이 항상 불안하다. 또 가족력이 있다면 더욱 불안하다. 또 화를 잘 참지 못하거나 화를 내면 뇌압이 올라가서 두통이나 어지럼증을 느끼는 사람은 매우 위험하다. 이러한 고혈압환자가 있는 가정에서는 다음 다섯가지 지침을 습관들이고 반드시 실천하면 온 가족이 편안한 삶을 살아갈 수 있다.

첫째는 혈액형 의학에서 밝히는 체질식단을 반드시 지켜야한다. 흔히 사람들이 말하기를 밥한끼 잘못됐다고 해서 죽기야 하겠느냐? 라고 한다. 그렇다. 죽지는 않는다. 하지만 그러한 생각이 문제가 된다. 한번, 두 번, 세 번, 부적성음식을 먹어보고서 하는 말이 어~ 안죽네, 괜히 겁먹었잖아! 하고는 다음부터는 원칙을 지키지 않게 된다. 의사들도 그 가족들도 열에 아홉은 지병을 달고 산다. 고혈압, 당뇨, 심장병, 간염, 우울증 등 비의료인들과 하나도 다를바 없다. 왜?

의사라면 의료계에 종사하는 사람들이라면 그들의 가족들이라면 전문가라면 최소한 일반인보다는 좀더 건강해야 되지 않을까?

지금까지는 필자가 섭생공식을 만들기 전까지는, 발견하기 전까지는 그 누구도 몰랐던 사실이다. 이제라도 지금부터라도 이 공식을 지킨다면 당신에게 행운이, 당신 몸엔 효도가 될 것이다.

둘째는 사혈침을 준비해서 항상 가정에도, 몸에도 지니고 다닌다. 응급처치법으로 이보다 빠르고 정확한 대책은 없다. 고혈압으로 두통이나 어지럽거나 눈앞이 침침하거나 괜히 화가 나거나 할 때는 언제 어디서나 간단히 자기 엄지손가락 끝을 사혈침으로 찔러서 피를 한 두방울 이라도 빼고 나면 응급상황은 종료가 된다.

셋째는 초석잠이라는 약재를 비치해놓고 항상 보리차처럼 끓여 음료를 대신한다. 초석잠은 필자의 40여년 경험상 누구나 피를 맑게 해주는데 가장 간단하고 쉽고, 저비용으로 최고라는 생각을 한다.

넷째는 지실탕이다. 건재상에서 지실이라는 약재를 한근쯤 사다 놓고, 물1되에 밥수저로 한스푼을 넣고 끓여서 하루 편한 시간에 한 잔씩 마셔준다. 지실탕은 뇌압을 낮추어 주므로 뇌활동도 좋아지지만 뇌출혈을 방지하고 안압, 이압가지 내림으로 하여 귀나 눈도 밝아진다. 또 뇌졸중환자에게도 크게 도움을 준다.

다섯째는 고혈압 환자는 건포도를 항상 소지하고 다니다가 혈압이 오른다고 생각될 때 3~4알을 입에 넣고 씹다가 찌꺼기를 뱉어 버린다. 그럼 그 사이에 혈압은 내려가 있다. 신기할 정도로 효과가 있다.

x. 무릎관절과 신경통

사람들은 나이가 들면 남녀 누구나 한 두군데쯤 아프기 마련이다. 그 중에서도 무릎이 아프면 걷는데 불편하므로 대단히 괴롭다.

여기에는 초계탕이 특효약이다. 산초나무를 뿌리채 한 근과 닭 한 마리를 넣고 푹 달인다. 달일 때 물을 넉넉히 붓고 소주를 한 되정도 넣으면 더욱 좋다. 센불로 끓인 다음 약한 불로 쫄인다. 진액이 2~3 l (한 되에서 한 되반가량)정도 되면 불을 끄고 공복에 한잔씩 마신다. 약을 한 번 달이면 2~3일간 먹을 수 있다. 이렇게 2~3회 반복하면 자신도 모르게 좋아진다는 것을 느낄 것이다. 사람에 따라서는 한 번으로도 효과가 좋다는 분들이 있다.

y. 오줌소태

오줌소태는 방광염인데 선천적으로 신방광기능이 약한 사람이 잘 걸린다. 잘 걸리는 이유는 피로가 누적되거나 과로를 했을 때 잘 나타나기 때문이다. 자주마려우면서도 찔끔찔끔 나오고 금방 소변을 보았는데도 또 소변이 마려운 그래서 잠을 편히 자지 못하고 화장실을 왔다갔다 하다가 밤을 새우는 경우가 많다.

용규라는 약초가 있는데 시골에 가면 여기저기 많이 있다. 건재상에서도 판다. 용규 단방으로도 사용하지만 복분자를 2:1로 넣어 끓이면 더욱 좋다. 용규탕은 오줌소태뿐 아니고 소화제로도 매우 효과적이면서 면역력을 향상시켜준다. 보리차처럼 가정에서 활용하면 가족 모두 소화불량에 걸리는 일이 없어진다.

z. 변비

서양인은 감기가 만병의 근원이라고 한다. 하지만 동양인은 변비가 만병의 근원이라고 말한다. 그 이유는 서양인은 폐기능이 대체적으로 약하고, 동양인은 신장기능이 대체적으로 약하기 때문이다.

왜? 신장과 변비가 어떤 관계가 있는가?

신장은 인체의 체온과 압력을 조절하는 기관인데, 신장에 문제가 발생하면 체압조절이 원활하지 않음으로 하여 제때제때 변을 내보내지 못하게 되어 변비가 되고 사람에 따라서 변비 설사를 반복하기도 하고 설사만 줄줄 하는 경우도 있다. 만약 설사를 자주한다면 복부를 따뜻하게 관리하고 수시로 백비탕을 마셔준다. 변비에는 피마자기름이 명약이다. 아침저녁으로 피마자기름을 밥스푼으로 한 숟가락씩 마셔주면 시원하게 변을 볼 수 있다. 변비가 한 번 뚫리면 좋아지는 사람이 있는가 하면 피마자기름을 먹을 때만 변이 나오는 경우도 있고 효과가 없는 사람도 있다. 효과가 없는 사람은 양을 늘려야 하고 먹을 때만 나오는 사람은 좀더 꾸준히 복용할 필요가 있다. 피마자기름은 변비뿐만 아니고 간기능도 강화하기 때문에 피마자기름을 복용하고 설사를 하면 피곤하지가 않다는게 특징이다. 또 설사를 하루 서너번 하는 것은 괜찮지만 만약 다섯 번이상 설사를 한다면 그때는 백비탕을 끓여 마시면 몇분 후에는 멎는다.

2. 각종 질병에 좋은 약초들

세상 사람들은 남녀노소를 불문하고 누구나 다 한 두가지 질병은 앓으면서 살아간다. 또 세상에 존재하는 모든 물질과 생명체도 모두가 약이다. 어떤 사람이 어떤 약을 먹으면 건강해질 수도 있고 또 어떤 사람이 어떤 약을 먹게 되면 죽을 수도 있다. 또 이러한 부작용을 최소화하는 활동이 의약의술이다. 이를 의학이라 한다. 하지만 의학에 앞서 어떤 사람은 선척적으로 건강하게 태어나고 어떤 사람은 선천적으로 병약하게 태어난다. 하지만 또 건강하게 태어나도 단명하여 빨리 죽는 사람, 병약하게 태어나도 장수하는 사람, 부자로 살아도 단명한 사람, 가난하게 살아도 건강한 사람, 또 부자로 살아도 건강한 사람, 가난하게 살아도 병들어 고생하는 사람들~

인생이란 나오는 문도, 들어가는 문도, 가는 길도, 살아가는 방법도 아직 정해진바란없다. 그저 살아 숨쉬는 동안 정과 성을 다하여 열심히 노력하는 것 뿐, 이것도 저것도 아니다. 인생에 있어 사족을 단다면 그 사족은 그 사람의 변명이고 몸부림일 뿐이다. 하지만 그 살아있는 동안의 건강과 행복과, 마음의 평화를 위하여 우리들은 서로의 정보를 교환하고 나누는 만남과 장터를 운영하고 살아간다.

이 장터를 통하여 이 글 또한 매물로 내놓을 것이다. 그래서 더욱 공들이고 다듬기를 수없이 반복하고 있다.

항상 사용하는 말이지만 어떤 사람이 당신에게 '인생이 무엇입니까?' 하고 묻는 다면 쉽게 대답하기 어려운 것처럼 우리 모두는 등잔 밑이 참으로 어둡다.

필자는 이 어두운 등잔 밑을 좀더 환하게 밝혀 볼 생각이다. 약을 구하는데 있어서 세상사람 모두가 높은 산, 깊은 산, 험한 산, 먼 바다, 먼 나라에서 오는 것만을 귀하게 여기는데 가까이에도 명약들이 많은데 그 가까이에 있는 명약들을 알고 나면 스스로가 '왜 내가 이렇게도 멍청하게 살았을까?' 하는 깨달음을 얻게 되리라 확신한다.

1) 부엌에서 찾는 명약(등잔밑을 밝혀라. 명약이 그 곳에 있다.)

① 곡류

쌀 -맛은 달고 성질은 평하다. 위를 좋게 하고 장과 **뼈**를 튼튼히 하고 양기를 더한다. 갈증과 설사를 멎게 한다. 쌀뜬물은 갈증을 풀고 소변을 잘 나오게 한다. 매화탕은 당뇨병에 좋다.

찹쌀 –맛은 달고 성질이 차다했으나 평하다. 보중익기하고 곽란도 다스린다. 비장을 이롭게 하고 지갈, 해독한다.

현미, 흑미, 미강 –맛은 달고 성질은 차다. 전분, 지방, 단백질이 풍부하고 비타민 B2가 있으며 항암성분이 있다고 한다. 하지만 냉성체질은 쌀껍질을 분해하는 효소가 나오지 않음으로 꾸준히 먹거나 많이 먹어서는 안된다. 소화불량이나 위염이 발생할 수 있다.

보리 –본초에는 미감성온이라 했으나 미감성한이다. 냉성체질에는 이롭지 않다. 허를 보하고 조절익기하며 설사를 멎게 한다. 열성체질에 매우 이롭다.

밀 –조금 차다고 되어 있으나 찬 성질이다. 번열을 제거하고 지갈, 이뇨하고 간을 이롭게 한다. 맥량면열이라 하여 밀은 차지만 밀가루는 따뜻하다라고 하지만 그렇지 않다. 세계인들의 주식을 보면 서양은 밀주식이고 동양은 쌀주식이다. 즉 열성체질이 많은 서양과 냉성체질이 많은 동양에서 오랜 역사 속에서의 체험방이라 할 수 있다.

메밀 –미감성한하다. 역시 열성체질에 좋은 식품이다. 오장의 제적물을 이기며 기를 보한다. 하지만 다른 질병을 일으킬 수 있고 오래 먹으면 풍이 동한다. 면은 창병을 일으키고 설탕물로 조복하면 이질을 다스린다. 메밀독은 무즙을 마시거나 무씨를 갈아 마신다.

조 –미감성평하다. 번갈을 없애고 익기하고 곽란, 구토, 설사를 막는다. 청량은 설사와 이질을 멎게하며 이수소갈하고 위를 다스린다.

수수 –미감성평하다. 복중을 따뜻하게 하며 장을 수렴하고 곽란을 멈추게 하는 능력은 기장쌀과 같다. 옛날에 '어린이들 생일에 수수떡을 꾸준히 해 먹이면 복을 받는다.'라는 말이 있는데 그 복이란 건강을 말한다. 특히 심장기능에 도움을 준다.

기장 -미감성온하다. 보중익기하지만 오래 먹으면 열 번이 극심해지기도 한다라고 했는데 기장을 주식으로 하지 않는 한 일어날 수 있는 일이 아니다. 폐를 이롭게 하는 좋은 약이다.

옥수수 -미감성평하다. 위를 열어주며 배뇨장애를 다스리는데 뿌리와 잎도 약으로 쓰기에 좋다. 수염은 이뇨에 특효과 있다. 전립선이나 오줌소태 등의 이뇨장애시 매우 좋은 명약이다.

율무 -미감성평하다. 습비를 없애고 폐의 염증, 팔다리의 저림이나 굴신불편을 다스린다. 토에 속하는 양명약으로 이수하고, 살충하며 몸을 가볍게 하고 갯벌 독을 이겨낸다. 뿌리는 기생충을 없애고 황달을 다스리며 낙태시킬 수 있다. 율무는 비만을 다스리는 데도 부족함이 없다.

콩류 -대두 -미감성평하다. 복부를 튼튼히 하고 장을 보하고 위를 따뜻하게 하지만 많이 먹게 되면 몸이 무거워진다. 검게 볶아 먹으면 백약의 독을 푼다.

※ 볶은 콩을 10세 미만의 어린이가 돼지고기와 함께 먹으면 기가 막혀서 씹중팔구는 죽게 된다고 전해진다.

서목태(쥐눈이콩) -사기에 의한 지절동통과 운동장애, 산후냉혈을 다스린다. 검게 볶아서 뜨거울 때 술에 넣어 마신다.

콩나물(대두황권) -근육의 경련을 다스리며 수종을 삭히고 슬통을 낫게 한다.

팥 -미산성한하다. 수종창만을 거두며, 배농, 소갈하고 이뇨에도 능하다. 냉성체질에는 이롭지 않다(껍질을 분해하지 못한다).

녹두 –성질이 차다. 백독을 풀며 번갈과 열을 다스린다. 대상포진이나 습진에는 녹두분말을 바른다. 껍질은 해열하고 눈을 좋게 한다. 녹두는 성질이 차서 단독으로는 냉성체질 불가식이나 다른 재료와 섞이면 냉성이 사라진다.(예~녹두죽, 녹두나물 등)

강낭콩 –미감성담평하다. 자양, 해열, 이뇨, 소종의 효능이 있으며 각기를 치료한다.

완두콩 –미감성평하다. 화중, 하기, 이뇨하고 창종을 푼다. 곽란, 전근, 각기, 옹종을 치료한다. 달여서 복용한다.

작두콩 –창, 종, 옹에 좋다. 치질을 치료한다.

땅콩 –미감성평하다. 윤폐화위한다. 마른기침, 반위, 각기를 치료한다. 지혈작용이 강하여 혈우병치료에 도움이 된다. 콩껍질의 효과가 더욱 크다. 신선한 잎을 달여 마시면 불면증에 좋고 건조한 낙화생 잎을 환하여 1일 3회 복용하면 고혈압을 다스릴 수 있다. 날 땅콩을 1일 1홉이상 3~5일간 먹어주면 눈꺼풀이나 입술떨림이 치료된다. 이는 마그네슘 부족으로 심장기능과 연관되어 있다.

귀리 –미감성온 또는 미감성평하다고 하지만 미감성한다. 따라서 냉성체질에는 유손무익이라 할 수 있다. 활장, 익간, 화비, 난산, 한출부지, 온보, 보허손, 토혈, 허한, 부녀의 자궁부정출혈을 막는다.

② 양념류

생강 –미신성 평하다. 악취를 제거하고 신기를 맑게 하고 위를 열고 구토, 담, 해소를 다스린다. 감기에 좋고 위장에 좋다. ※ 미신성 온이라 했으나 평이다.

고추 -미신성열하다고 하지만 성평이다. 온중, 산한, 개위, 소식체의 효능이 있다. 한체복통, 구토, 하리, 동창, 개선을 치료한다. 감기에도 특효가 있다.
  ○ 수족무력에 고춧대 뿌리 2개, 닭발 15개, 땅콩 60g, 대추 6개를 넣고, 물반 술반을 부어 달여 복용
  ○ 신우신염에 날초두(고춧대 뿌리)와 돼지고기를 달여서 복용한다.
  ○ 담결림에 반대쪽 발바닥에 매운고추를 쪼개 붙이고 싸맨 다음 잠을 잔다. 혹시 담결림은 나았는데 발바닥이 뜨거울 경우 소금자루에 발을 넣고 자면 풀린다.

마늘 -미신성온한다지만 성평이다. 육류와 곡식을 소화시키며 해독하고 산옹한다. 과용하면 눈을 상한다. 소독(황하아릴)이 있다. 발효하거나 구우면 무독하다. 비타민과 미네랄을 함유한 유황화합물이 풍부하다. 구운 마늘을 정력제로 활용한다.

겨자 -구규를 통리하며 사기를 제거하고 통비(코)하는데 효력이 신묘하다.

백개자 - 협담을 삭히며 학질, 골증, 비괴(명치 끝의 뭉침)를 다스릴 수 있다. 폐를 이롭게 한다.

후추 -온중, 하기, 소담, 해독의 효능, 한담, 식적, 풍한에 의한 담열, 완복냉통, 반위, 구토, 하리, 냉리를 치료, 음식물의 독을 푼다. 항말라리아 항전간작용을 한다.

산초 -미신성온 유독이다라고 했는데 신평무독이다. 온중, 산한, 지통, 살충, 어성독을 푸는 효능이 있다. 소화불량, 위내정수, 심복냉통, 구토, 애기, 해소기역, 풍한습비, 하리, 산통, 치통, 회충, 음부괴양, 창개를 치료한다.

○ 산초기름은 심장질환을 돕는다.

○ 산초나무 전초와 닭을 달여 복용하면 무릎관절통에 특효가 있다.

참깨 –미감성평하다. 간과 신장을 보호하고 오장의 기능을 원활하게 한다. 허풍현휘, 풍비, 종기, 대변조절, 병후 수척해짐. 머리카락이나 수염이 일찍 희어지는 것, 부인의 작은 유방을 치료한다. 10~15g을 달여서 복용한다. 또는 환이나 분말로 복용한다.

○ 대머리에 참깨나 검은 깨의 꽃을 따서 그늘에 말려 달여 마시거나 분말로 복용 또는 가루를 문지르거나 술에 담근 것을 문질러 바른다.

들깨 –미신성온이나 미감성평이다. 감기, 소담, 윤폐, 활장의 효능이 있다. 해소, 담천, 기체, 변비를 치료한다. 5~10g 전복, 줄기는 기울, 식체, 흉격부민, 위, 복부의 동통, 임신복통, 땅속으로 꺼져가는 추락감, 임신구토증이나 임신중독을 치료한다. 잎 말린 것은 감기, 풍한, 오한, 발열, 해소, 천식, 식적, 구토, 설사, 냉리를 치료한다.

자소엽 –미신성온이나 미신성평이다. 일명 차조기이다. 발한, 해표, 행기, 관중, 생선이나 게의 독을 푼다. 감기, 풍한, 오한발열, 해소, 천식, 흉부창만, 유산이나 조산을 치료한다. 6~10g 전복, 기타 효능은 들깨와 같다.

○ 생선요리시 자소엽을 양념으로 넣게 되면 일체의 비린내를 잡는데 특효가 있다.

소금 –미함성한다. 담을 토하게 하고 심복줄통을 다스린다. 눈을 밝게 하고 이를 단단하게 한다. 인체에 들어가면 열을 발생한다. 따라서 냉성체질을 이롭고, 열성체질은 해롭다. 인체에 염분이 부족하게 되면 인체의 모든 기능이 정지될 만큼 심각해진다. 근무력증, 호흡장애(염증방지, 독소배출, 혈액의 산도조절), 성장장애, 새로운 세포조성이 불가능해진다. 또한 기억력이 감퇴되고, 건망증이나 치매 발생율이 높아질 수 있다. 특히 냉성체질은 염분이 부족하지 않도록 주의해야 한다. 추위에 약해질 수 있다.

장(간장, 된장, 고추장) -미함성한다. 고추장은 성평이다. 인체에 들어가면 열을 내지만 체류하지 않는다. 번열을 제거하고 어육독이나 채소독, 화독을 없앤다. 음식과 백약의 독성을 죽이므로 '聖人(성인)은 장이 없으면 음식이나 약을 먹지 않는다.' 라고 전한다. 발효제로써 음식을 소화하고 냉성체질에는 익정보기한다.

○ 갈증에는 끓인 물 1컵에 간장 한 스푼을 타서 마신다.

식초 -종독과 징가 적취(복중에 뭉친 여러 변증)를 없애며 산후현기증, 금창을 다스리는데 좋다. 많이 먹으면 근골을 상한다. 냉성체질에는 독작용이 일어날 수 있다. 어육독과 채소독을 죽인다.

술 -혈맥을 통하여 상행하는 성질이 있고 조금씩 마시면 장수하고 과음하면 명을 줄인다. 소주를 원나라때부터 만들어졌다고 전한다. 대열하고 대열해서 충을 죽이고, 장열(열을 수반한 일종의 전염병)을 물리치고, 눈의 적종을 씻는 약으로 썼다. 술찌개미는 풀독과 체독을 없애며 타박으로 어혈된 자리에 덮는다. 약으로는 무회주를 쓴다.

○ 술은 백약지장이라 했다. 체질에 맞게 마시면 과음해도 무방하지만 체질에 맞지 않으면 수전증이나 알콜중독을 일으킬 수 있다.

○ 열성체질에는 발효주가 좋고 냉성체질에는 증류주가 좋다.

○ 담금주는 약재를 살펴야 한다. 혹 녹차가 들어 있다면 열성체질

에 좋은 술이 되고, 인삼이나 영지버섯, 오가피, 녹용, 녹각 등이 들어 있다면 냉성체질에 좋은 술이 된다.

설탕 –설탕은 비환원당이다. 사탕수수를 원료로 하는 것을 설탕, 사탕무우를 원료로 하는 것을 첨채당이라 한다. 같은 물질이다.
- ○ 폐, 기관지를 좋게 하므로 열성에 좋고, 냉성은 싫어한다.
- ○ 과식이나 폭식하여 숨쉬기 곤란할 때 사이다 한 잔에 설탕 3큰술을 넣어 화복한다.

엿 –이당(飴餹)은 미감성평하다. 폐와 비장을 윤택케하며 갈증을 해소하고 담을 삭힌다. 단 것을 많이 먹으면 신장을 손상하고 뼈가 아프며 이가 빠진다. 체질에 따라서 다를 수 있지만 냉성체질은 주의를 요한다.

꿀 –미감성평하다. 하지만 성열하다. 숙성해서 써야하며 윤조, 해독, 보중을 빨리한다.

밀납 – 하리, 농혈, 태동, 하혈을 다스리는데 계란크기 만큼을 술 반되에 넣어 3~5회쯤 끓여 마시면 당장 효력이 나타난다.
- ○ 열성체질은 해롭다(꿀, 로얄제리, 화분, 프로폴리스, 봉침 등).
- ○ 벌 쏘인데는 암모니아수가 해독제다. 식초나 꿀을 발라도 도움이 된다.

맥아 –미감성온하다. 하지만 성평이다. 맥아는 싹틔운 보리다. 한문으로 쓰면 맥아지만 한글로 쓰면 엿기름 또는 엿길금이라 한다. 체한 음식을 소화하며 혈행을 돕고 심복의 창만을 가라앉힌다. 황초하여 쓴다. 식혜의 원료로 쓴다.

치자 –성한하다. 하지만 성평이다. 소변을 내리며 토혈, 육혈, 울혈, 심번 및 외화가 성하는 것을 다스린다. 심열과 신열에는 인(仁) 즉 속을 쓰고, 기표열에는 껍질을 쓰고, 보통은 생용하고 허화에는 동변초해서 쓰고 폐와 지혈에는 검게 볶아서 쓰고, 폐와 위를 식히는데는 주초해서 쓴다. 혈압강하와 담즙분비를 촉진한다. 항스트레스나 스트레스 해소에 도움을 주고, 신경계와 심혈관계 질환에 명약이다. 옛날부터 식용색소로 많이 사용해왔다.

③ 채소류

무우 -미신감평하다. 무는 걱정근심이 없다는 뜻이다. 채소명으로는 '무' 다. 하지만 이 채소의 기능으로 보아 무우나 무수가 원뜻에 가깝다. 하기를 두텁게 하고 음식을 소화시키고 담수를 다스리고 냉성체질에 있어 면독(보리, 밀, 메밀 등)을 푼다. 미고성온하다는 설과 미신성한하다는 설도 있다. 지황을 함께 먹으면 털을 희게 하니 불가하다. 생강으로 제독한다.

나복자(무씨) -미신하다. 천식과 해소를 다스리며, 하기하고 소장하는 특효가 있다.

배추 -일명 백채이다. 미감성량미독이 있다. 하지만 미감신평이다. 많이 먹으면 피부풍양이 발생한다. 위장에 냉이 있거나 발병된 사람에게는 금기한다. 다복시 생강을 먹으면 풀린다. 배추씨 기름은 머리털을 자라게 하고 칼에 바르면 녹이 슬지 않는다.

순무 -미감성온하다하나 미감신성평하다. 오장을 이롭게 하고 하기, 소식, 옹저를 다스린다. 일설에는 성냉이라고도 한다.

만청자(순무씨) -눈을 밝게 하고 황달을 다스리고, 수도를 통리하고 복부장만과 곽란을 다스린다. 만청자 기름으로 등불을 밝히면 몹시 밝아서 눈을 상한다.

부추 -미신성온하다 하나 성평이다. 위열을 제거하고 능히 골경(목에 걸린 가시)을 다스리고 어혈을 푼다. 오래 먹으면 환자에게 불리하다. 아직 해가 되는 일을 보지 못했다(비요). 씨앗을 요불금을 다스리고 허리와 무릎을 따뜻하게 하고, 몽유와 여자의 백음을 고친다. 초황해서 쓴다.

총백 –미신성온하다 하나 성평이다. 능히 발한하고 상한두통과 종통을 흩어지게 한다. 대추와 함께 먹으면 병을 낫게 하고 개고기와 함께 먹으면 혈병을 앓게 된다. 지황이나 상산을 먹을 때는 파와 꿀을 금기한다. 총백은 어육의 독을 푼다. 뿌리는 기를 통행하게 한다.

양파 –창상, 궤양, 부녀자의 트리코모나스질염, 고지혈증, 살균, 이뇨, 거담, 알록산 및 아드레날린성 고혈당에 대하여 효과가 좋다. 또 비타민 C, B1, B2, 프로비타민A 등이 있어 비타민결핍증에 좋다.

달래 –산달래, 돌달래, 산부추 등은 근속식물이다. 미신성온 무독이라 했다. 하지만 성평이다. 중초를 따뜻하게 하고 적체, 어혈을 산해, 지통의 효능이 있다. 적괴, 혈괴, 식체, 부만, 복장, 옹종, 타박상을 치료한다. 달이거나 즙을 내어 마신다.

염교 –미신고성온무독하다 하나 성평이다. 통양산결, 하기행대의 효능이 있다. 흉비동통, 담음협통, 건구하리, 이급후중, 창절, 풍한, 수종을 치료한다. 4.5~9g(생 30~60g) 전복한다.

쑥갓 –미신감량하다 하나 성평이다. 씨는 젖을 내리고 이뇨한다. 소변불리, 혈뇨, 유즙불통, 오장을 이롭게 하고 경맥소통, 근골을 보호한다. 종자는 음종, 치루, 하혈, 손상으로 인한 통증을 치료한다. 분말하여 죽이나 술로 조복한다.

우엉 –미고성한 무독하다 하나 성평이다. 거풍열, 소종독, 풍독면독(안면부종), 현휘, 인후열종(편도선), 소갈(당뇨병), 옹저창개를 치료한다. 씨는 황초하여 쓴다.

연근 -미감성한하다. 청열, 양혈, 해독, 산어혈, 열병번갈, 주독, 토혈, 비출혈, 열림 등을 치료하며 익히면 건비, 개위, 익혈, 생기, 지사의 효능이 있다. 잎은 청서이습, 청양의 기를 승발하고 지혈의 효능이 있다. 서습에 의한 변비, 현휘, 수기부종, 뇌두풍(눈병), 토혈, 비출혈, 붕루, 혈변, 산후혈휘를 치료(생 15~30g)을 전복 또는 환이나 산제로 가능하다.

  ○ 잎은 고기의 노린내나 잡내를 없앤다. 냉성체질은 다복, 구복을 금한다.

갓 -미신성온 무독하다 하나 성평이다. 선폐, 황달, 온중, 이기의 효능. 한음내성, 해소, 담체, 흉격만민을 치료한다. 씨는 행혈, 파기, 소종, 산결, 산후복통, 산후혈체, 하혈, 혈리, 종독, 치루, 몽정을 치료한다. 4.5~9g을 전복 또는 환이나 산제로 복용이 가능하다.

감자 -미감성평무독하다. 보기, 건비, 소담, 이하선염, 화상을 치료한다.

  ○ 솔라닌 -가지과 식물에 들어 있다. 감자의 싹에 있는 독소로 천식이나 전간에 사용된 적이 있다.

고구마 -미감성평하다. 보중, 양혈, 보기, 생진액, 통변비의 효능이 있다. 줄기는 나물로 먹는다. 잎은 인슐린상의 성분을 함유하며 내복 1g은 440단위의 인슐린에 해당. 피하주사시 효과는 두배가 된다. 토혈, 빈혈, 혈붕, 유즙불하, 옹창, 옹종독통, 독화살의 상처 등을 치료한다. 15~24g을 전복한다.

토마토 -미감산성미한하다 하나 성평이다. 생진, 지갈, 건위, 소식의 효능, 구갈, 식욕부진을 치료한다. 전복 또는 생식한다.

  ○ 혈압을 내릴 수 있고, 콜레스테롤치를 낮출 수 있다.

○ 암이나 중증환자에게 식사대용으로 좋다. 비타민A와 C가 풍부하다.

수박 -미감성한하다 하나 성평이다. 또 한하다해도 한성이 인체에 체류하지 않는다. 암꽃에는 아미노산의 함유량이 많다. 청열, 해서, 제번지갈, 이뇨의 효능, 서열번갈, 열성진상, 소변불리, 후비, 구창을 치료한다. 즙을 내서 복용한다. 껍질은 전복한다. 씨는 오래된 해소를 치료한다.

참외 -미감성한하다 하나 성평이다. 평서열, 해번갈, 이뇨, 풍습에 의한 마비와 사지동통을 치료한다. 과체(참외꼭지)는 비옹, 비폐색을 치료한다. 분말을 코에 넣는다.

오이 -미감성량하다 하나 찬성질이 체내에 체류하지 않는다. 체열, 이수, 해독의 효능이 있다. 번갈, 인후종통, 목적동통, 화상을 치료한다. 전복 또는 생식, 건조분말하여 외용한다.

쿠쿠르비타신 A, B, C, D(박과식물에 함유: 쓴맛) -항악성종양작용, B는 간염에 효과가 있다.

○ 중화상에 화기가 체내로 스며들지 않도록 증상에 따라 오이 생즙을 마셔준다.

○ 더위먹은데 노각즙을 마시면 즉시 풀린다. 그렇지 않으면 처서때까지 밥맛이 없고, 기력이 쇠잔하여 구토, 설사까지 동반하는 경우가 있다. 노각은 늙은 오이다.

호박 -미감성온하다 하나 성평이다. 보중, 익기, 수종, 지통, 살충의 효능, 염폐지해(오래된 해소) 한다. 잘쪄서 건성늑막염, 늑간신경통의 환부에 붙이면 소염진통한다. 뿌리는 이습열, 임병, 황달, 임질, 유즙불통을 치료한다. 9~18g(생 30~50g)을 전복한다.

덩굴손은 부인의 유축이나 극심한 동통에 덩굴손 한줌에 소금을 넣고 짖찧어 더운물에 넣었다가 복용한다. 꼭지는 황달, 이질, 해소, 옹저 종독을 치료한다. 9~15g을 전복 또는 짖찧어 붙인다. 꼭지는 배염하고 안태의 효능이었다. 옹양, 정창, 화상을 치료한다. 30~60g을 전복 또는 강한 불에 태워 분말을 복용한다. 호박속은 화상에 붙인다. 호박씨는 조충, 해충, 산후수족부종, 백일해, 치질 등을 치료한다. 볶아서 전복하면 산후수족부종과 당뇨병에 유효하다. 30~60g 전복 또는 물에 갈아서 마신다.

ㅇ 반장초는 호박 속에서 발아된 어린 싹인데 소아의 반장기통(충수염에 의한 기충), 경풍, 감기, 풍습열을 치료한다. (3~9g 전복)

토란 -미신성한 유독한다. 하지만 한기가 인체에 남지 않아 평성이다. 유옹, 종독 미풍, 개선, 타박상을 치료한다. 큰 뿌리는 우두, 작은 뿌리는 우자라 한다. 미감신성평이다. 소옹, 산결, 나력, 종독, 복중벽괴, 우피선, 화상을 치료한다. 30~120g 전복, 환이나 산제가능하다.

잎은 수양성 하리, 자한, 도한, 옹저종독을 치료한다. 토란대는 하리나 종독을 치료한다.

ㅇ 제사때 토란나물을 상에 올리면 씻김굿 3번보다 낫다(심장병에 좋다. 가족이 건강해진다.)

머위 -미고신 성량하다 하나 성평이다. 해독, 거어혈, 편도선염, 옹종정독, 독사효상을 치료한다. 10~15g 전복 또는 녹즙 복용 또 소종, 지통, 해독, 타박상을 치료한다.

ㅇ 편도선염에 머위 15g을 달여서 그 물로 자주 양치질을 한다.

냉이 -미감성평하다. 화비, 이수, 지혈, 명목, 이질, 수종, 임병, 토혈, 혈변, 혈붕, 월경과다, 목적동통.

9~15g(생 30~60g) 전복 또는 환이나 산제 가능하다. 종자는 거풍, 명목, 목통, 녹내장, 예장(각막편운)을 치료한다. 3~15g 전복한다.

○ 봄 냉이국은 신장을 좋게 하고 성기능을 향상시키며 부인 자궁수축에 도움을 준다.

아욱 –미감성한하다 하나 성평이다. 이수, 활장, 최유, 대소변불통, 소갈, 임병, 부녀의 유즙불행, 유방종통을 치료한다. 6~15g 전복 또는 환이나 산제 가능하다.

잎은 청열, 행수, 활장, 폐열해소, 열독하리, 폐로허해, 도한, 황달, 대소변불통, 단독, 금창을 치료한다. 30~60g 전복한다.

돌나물 –미감담성량하다 하나 성평이다. 전초에 간염치료의 유효성분인 sarmentosin이 함유되어 있다. 청열, 소종, 해독, 인후종통, 간염, 열로 인한 소변곤란, 옹종, 화상, 뱀이나 충효상을 치료한다. 16~30g을 전복한다.

씀바귀 –미고성한하다 하나 성평이다. 지사, 소종, 청열, 해독, 사폐, 양혈, 거부, 생기, 독사물린데, 요로결석, 무명종독, 음낭습진, 폐렴, 타박골절을 치료한다. 6~10g 전복한다.

벋은 씀바귀는 해열독, 소옹종, 양혈, 이뇨, 유선염, 임병, 수종, 급성결막염을 치료. 10~15g 전복한다.

고들빼기의 어린 싹은 진통, 진경, 항염증작용에 효과가 있다. 고들빼기는 청열, 해독, 배농, 지통, 충수염, 장염, 이질, 각종화농성 염증, 토혈, 코피, 두통, 치통, 흉통, 농포창, 치창을 치료한다. 5~15g을 전복 또는 환이나 산제 가능하다.

왕고들빼기는 해열, 양혈, 소종, 염증성열, 편도선염, 자궁염, 혈붕, 유선염, 옹종, 부스럼을 치료한다. 경엽을 전복한다. ※ 분말을 바르면 사마귀를 제거할 수 있다.

동과 -미감담 성량하다. 이수, 소염, 청열, 해독, 수종, 장만, 각기, 임병, 담후, 천식, 서열번민, 당뇨, 수양성하리, 옹종, 치루, 어독, 주독을 푼다. 60~120g 전복 또는 장시간 고아서 즙을 복용한다. 씨는 미감성량하다 하나 성평이다. 윤폐, 화담, 소옹, 이수, 폐열해소, 폐옹, 장옹, 임병, 수종, 각기, 치창, 주사비를 치료. 3~12g 전복 또는 분말 복용한다.

가지 -미감성량하다 하나 성평이다. 청열, 활혈, 지통, 소종, 장풍하혈, 열독에 의한 창옹, 피부궤양, 한열, 오장의 피로를 치료, 산환, 주침 복용한다. 뿌리는 감신성한하다 하나 성평이다. 구리, 혈변, 각기, 치통, 동상을 치료. 9~18g 전복한다. 동상은 전액으로 환부를 담근다.

자운영 -미감신성평하다. 나물이 홍화채이다. 청열, 해독, 풍담해소, 인후통, 적안, 대상포진, 외상 출혈을 치료. 15~30g 전복 또는 즙을 복용한다. 씨앗은 활혈, 명목, 안부질환을 치료한다. 6~9g을 전복한다. 필자는 오래전부터 유산을 막아주는 주요 약재로 활용하고 있다. 자운영 전초에 함유된 트리코넬린 성분은 항발암성, 항당뇨, 편두통억제, 콜레스테롤 제거작용이 있고, 한 연구에 따르면 뇌신경세포의 생성과 재생을 촉진하고 충치를 예방한다고 한다.

비름 -미감성량하다 하나 성평이다. 비타민C가 풍부하다. 청열, 이규, 적백리, 대소변불통을 치료한다. 전탕으로 죽을 끓여 먹는다. 또는 생즙이나 나물로 무쳐 먹는다. 뿌리는 음낭종통, 치질, 치통, 타박상, 붕루, 대하를 치료. 5~30g 전복 또는 주침 복용한다. 씨는 청간명목, 통리이변, 청맹, 예장, 목무불명, 백탁, 혈뇨를 치

료한다. 6~9g 전복, 분말복용

죽순 -미감성한하다 하나 성평이다. 소염활장, 해독, 숙취, 두진, 이 구규, 통혈맥, 소식장의 효능이 있다. 죽엽은 미감담성한무독하 다 하나 성평이다. 청변, 제번, 생진, 이뇨, 열 번갈, 소아경간, 해 역에 의한 토혈, 코피, 면적, 소변단적, 구미설창을 치료한다. 6~12g을 끓여서 마신다.

당근 -건비, 화체, 소화불량, 장기하리, 해소를 치료한다. 전탕이나 생즙복용

반디나물 -미신고 성평하다. 소염, 활혈, 해독, 소종, 폐렴, 폐농종, 임병, 선기, 풍화치통, 옹저, 정종, 대상포진, 피부괴양을 치료한다. 15~30g을 전복한다.

뿌리는 미신성평하다. 발표, 산한, 지해, 화담, 감기, 타박상을 치료한다. 9~30g을 전, 말복한다.

양배추 -미감성평무독하다 하나 신미도 있다. 구복하면 보익신하고 골수와 뇌수를 충진하고 오장을 돕고 육부를 조화한다. 위궤양에 좋고 비타민D가 많이 들어 있다. 십이지장궤양에도 좋다. 종자는 살균작용이 있고 담산통을 완화해준다.

근대 -미감성량하다. 청열, 해독, 행어, 마진, 열성에 의한 하리, 폐경, 임탁, 옹종, 절골상을 치료한다. 종자는 소아의 열중을 치료한다. 5~30g(생 60~120g)을 전탕이나 생즙복용한다.

2) 뜰에서 찾는 명약들

우리 조상님들은 지혜 그 자체였고 우리에게 무한한 고가의 유산을 남겨주셨다. 우리들이 살고 있는 집 주위의 뜰이나 화원, 텃밭에는 불노초와 불사약 그리고 만병통치약들로 가득채워져 있다. 그래

서 필자는 '등잔밑을 밝혀라. 그곳에 명약이 있다.' 라고 말한다. 우리들 가까이에는 무엇이든 다 있다. 명의도, 명약도, 은인도, 원수도, 도둑도, 심지어는 강도도 있다. 절대 멀리에 있지 않다. 내 주변 가까이에 있다. 사람 살리는 약에서부터 사람 죽이는 약까지 있다. 이러한 사실들은 전문가나 비전문가나 의사나 환자나 모두 다 알고 있는 사실들이고 작금의 일도 아니다. 좀더 지혜롭게 주변을 살펴보면 약초 아닌 것이 없고, 명약 아닌 것이 없고, 죽어가는 사람도 살려낼 만큼의 기사회생의 명약들로 가득차 있다. 우리 주변에 널려있는 이러한 기적의 약들을 하나하나 살펴보고자 한다.

멀리 해외 원정까지 다니면서 거금주고 구해온 귀한 약들이 내 뜰의 잡초보다 못하다는 현실을 깨닫게 될 것이다.

① 과일류

감꼭지 -미고섭 성평하다. 역기를 가라앉히고 극심한 구역질과 구토를 멈추게 한다.

감꼭지 6~12g을 전복 또는 분말하여 복용한다.

○ 감잎 -미고성한 무독하다 하나 성평이다. 플라보노이드 배당체에는 비타민C가 풍부하다. 플라보노이드 배당체는 혈압강하 작용을 한다. 해천, 폐기종, 각종 내출혈을 치료한다. 3~9g전복한다.

○ 감은 미감섭 성한하다 하나 성평하다. 감을 먹으면 혈액중의 에틸알콜의 산화를 촉진한다. 신선한 감에는 요오드 함량이 높고, 갑상선질환에 좋다. 청열, 윤폐, 지갈, 열갈, 해소, 토혈, 구창을 치료한다.

○ 곶감은 미감섭 성한하다 하나 성평이다. 윤폐, 섭장, 지혈, 토

혈, 객혈, 요혈, 장출혈, 이질을 치료한다.

　○ 시칠은 떫은 미숙과를 따서 짖이겨 독안에 넣고 물을 적당량 붓고 여러번 저어서 잘 혼합후 그대로 약 20일간 두었다가 찌꺼기를 짜내고 남은 무색의 교상액이다. 맛은 쓰고 떫다. 고혈압을 치료한다. 1~2스푼을 우유 또는 중탕과 함께 일 2~3회 복용

　○ 고욤은 지갈하고, 번열을 제거하고 몸을 윤택케한다.

대추 -미감성온 무독하다 하나 성평이다. 완화, 강장, 이뇨, 진경, 진정, 보비, 화위, 익기, 생진액, 조영위, 해약독, 위허식욕부진, 수액부족, 혈행불화, 심계정충, 부인의 히스테리, 백약의 독을 화한다. 5~15g을 전복한다.

밤 -미감성온하다 하나 성한하다. 하지만 인체에 한성이 체류하지는 않는다. 양위, 건비, 보신, 강근골, 활혈, 지혈, 반위, 수양성하리, 요각쇠약, 토기, 코피, 혈변, 골절의 종통, 나력을 치료한다. 생식 또는 삶아서, 구워서 먹거나 소존성 분말하여 복용한다.

사과 -미산감 성평하다. 지갈, 화체, 삽정의 효능이 있다. 당뇨병이나 하리, 유정을 치료한다. 전복 또는 즙을 복용한다. 뿌리는 백충, 회충을 구제하고 불면증을 치료한다. 30~90g을 전복한다.

배 -미감산하다. 주독을 잘 풀며 갈증, 해수, 심번, 열결, 풍담을 다스린다. 잎은 주로 곽란을 치료한다. 또 버섯중독, 소아탈장, 곽란토사, 하리부지에 전복한다. 나무껍질은 상한 등의 유행성병의 열을 풀어준다.

　○ 돌배나무 -미감성량하다 하나 성평하다. 생진, 윤조, 청열, 화담, 열병상진, 번갈, 소갈, 열해, 담열로 인한 경기광란, 얼격, 변비를 치료한다. 생식이나 생즙 또는 고를 내어 복용한다.

은행 -미감고삽 성평유독하다. 폐기를 수렴, 천식을 진정시키고 담

소, 백대, 임병으로 인한 소변백탁, 유정을 치료한다. 5~10g 전복한다.

○ 잎은 감삽하고 성평하다. 익심, 수폐, 화습, 지사, 흉민심통, 심계정충, 담천해소, 수양성하리, 백대, 백탁을 치료한다. 5~10g 전복 또는 분말복용한다.

○ 야뇨증에는 은행을 볶아먹고 불금에는 생용한다. 성병환자는 볶아 먹으면 절대 안된다.

살구 -미감성평 무독하다. 윤폐, 평서, 생진, 지갈, 열독을 제거한다.

○ 행인 -미고성온 유독하다. 거담지해, 평서, 윤장, 외감해소, 천만, 후비, 장조변비를 치료한다. 4.5~9g을 전복 또는 환이나 분말복용이 가능하다. 다식하면 옹절이 생기고, 근골을 손상한다. 소아가 복용하면 창옹이 생기고 성격이 열하게 된다. 이는 냉성체질에는 이롭고, 열성체질에는 맞지 않음을 뜻하는 듯하다.

○ 행인이 함유한 아미그다린은 체내에서 분해되면서 점차로 미량의 청산을 생성한다.

○ 뿌리는 낙태를 치료한다. 30~60g을 전복한다.

○ 행인 다식으로 의식이 몽롱하고 죽게 될 때 뿌리를 달여 복용하면 즉시 낫는다.

○ 가지는 낙상을 치료한다. 90g을 잘게 썰어 살짝 삶아서 좋은 술 4 l 를 붓고 10회 정도 끓도록 달여서 2회로 나누어 복용하되 공복에 마시고 30분후 다시 마신다.

○ 잎은 안질, 수종, 대악창을 치료한다. 전신에 갑자기 종창이 났을 때 잎을 썰어서 삶아 뜨거울 때 잎은 붙이고 물은 마신다. 탕으로 씻으면 눈물이 멎는다.

앵도 -미감성열하다 하나 성평이다. 이수, 소화, 이질, 조중익비 얼굴을 곱게 한다.

　ㅇ 욱리인(앵도씨) -미신고감하고 성평이다. 완화약으로 윤조, 활장, 하리, 이수, 대장기체, 조삽불통, 소변불리, 대복수종, 사지부종, 각기 등을 치료한다. 3~9g 전복, 환, 산 가능하다.

복숭아 -미감산 성온하다 하나 성평이다. 생진, 윤장, 활혈, 소적의 효능이 있다.

　ㅇ 벽도건(미성숙과를 말린 것) -미산고 성평하다. 침한, 유정, 방광선기, 토혈, 말라리아, 흉복부통, 임신하혈을 치료한다. 4.5~9g을 전복, 환, 산 가능하다.

　ㅇ 도인 -미고감 성평하다 하나 성온이다. 파혈행어, 윤조확장, 무월경, 응결물질, 열병축혈, 유주성관절 류머티즘, 말라리아, 타박상, 어혈동통, 혈조변비를 치료. 4.5~9g 전복, 환, 산 가능

　ㅇ 뿌리 -미고성평무독하다. 황달, 토혈, 코피, 월경폐지, 옹종, 치질을 치료. 60~90g 전복한다.

　ㅇ 잎은 미고성평하다. 거풍습, 청열, 살충, 신경성두통, 두통, 유주성관절류머티즘, 말라리아, 습진, 종창, 선창을 치료. 전복하고, 씻고, 짓찧어 붙인다.

　※ 복숭아는 담배의 니코틴 독을 해독한다.

　※ 항혈액응고작용, 용혈작용은 행인과 같다.(도인의 알콜추출물에서 약한 용혈작용)

자두 -미감산 성평하다. 청간, 조열, 생진, 이수, 허로골증, 소갈, 복수를 치료한다.

　ㅇ 뿌리는 미고삽 성량 무독하다. 청열, 해독, 소갈, 임병, 이질, 단독, 치통을 치료. 전복한다.

　ㅇ 뿌리껍질은 미고함 성한 무독하다 하나 성평이다. 청열, 하기,

소갈심번, 발작성 심장병, 대하, 치통을 치료한다. 6~9g 전복한다. 전액으로 양치질 한다.

매실 ○ 오매 −미성숙과를 건조한 것이다. 미산성온하다 하나 성평이다. 수렴, 생진, 구충, 만성해소, 허열에 의한 심흉의 열감과 인건, 구학, 만성하리, 이질, 혈변, 혈뇨, 혈붕, 회충으로 인한 급성복통, 구토, 구충병, 우피선, 백내장 등을 치료. 2.4~4.5g 전복, 환, 산 가능.

○ 백매 −미성숙과를 소금에 절인 것이다. 미산삽함 성평하다. 후비, 사리번갈, 신경성식도경련, 옹저종독, 외상출혈을 치료. 전복 또는 타액으로 삼킨다.

○ 매실 액기스는 소화를 돕고, 청간, 통기, 해독한다.

포도 −미감산 성평무독하다. 보기혈, 강근골, 이소변, 기혈의 허약, 폐허로 인한 해소, 동계, 도한, 류머티즘에 의한 비통, 임병, 부종, 위통, 정신의 피로를 치료한다. 전복, 생즙복 주침복용한다.

○ 뿌리는 미감삽 성평 무독하다. 거풍습, 이소변, 류머티즘에 의한 비통, 종장, 소변불리 등을 치료한다. 15~80g 전복한다. 또는 약한 불로 육류와 졸여서 복용한다. 잎은 급성결막염, 즙은 해소를 치료한다. 9~15g 전복 또는 녹즙복용.

호도 −미감성온하다 하나 성평이다. 자양, 강장, 진해, 보신고정, 온폐, 진서, 윤장, 산허해소, 요통각약, 양위, 유정, 빈뇨, 석림, 대변조결을 치료한다. 9~15g 전복 또는 환이나 분말을 복용한다.

○ 자궁경부암 −호도 햇가지 30cm에 계란4개를 넣고 삶아 계란이 익으면 계란껍질을 벗겨 버리고 다시 4시간쯤 삶아서 1일 2회, 1회 2개씩 계속 복용한다. 각종 암에도 효과가 있다.(항염증작용, 폴리페놀 복합물과 세로토닌 함유 17~34mg/%)

○ 백대하 과다시 호도잎 10매에 계란2개를 넣고 끓여서 복용한다.

○ 백전풍 - 청호도피 1개에 유황을 동량 넣고 갈아 매일 바른다.

잣 -미감성온무독하다 하나 성평이다. 양액, 보기, 양혈, 식풍, 윤폐, 활장, 풍비, 두현, 조해, 토혈, 변비를 치료한다. 4.5~9g을 전복 또는 환이나 고아서 복용.

귤 -미산고 성미온하다 하나 성평이다. 행기, 해울, 지통, 하유즙, 유결불출, 적종, 경결통, 약한 발열의 치료에는 첨등(귤)의 세말 6g 또는 신선한 것은 즙을 내어 술을 떨어뜨려 마신다.

○ 청피는 미고신성미온하다 하나 성평이다. 소간파기, 소염산결, 흉협위동통, 선기, 식적, 유종, 유핵, 구학, 벽괴(위암의 일종)를 치료한다. 3~9g을 전복한다. 환이나 분말도 가능하다.

○ 진피(귤피, 홍피) -미신고 성온하다 하나 성평이다. 이기, 건비, 조습, 화염, 조중, 흉복장만, 식욕부진, 구토, 애역, 담음해소, 어해중독을 치료한다. 3~9g 전복한다. 환이나 분말복용도 가능하다.

○ 잎은 미고신 성평 무독하다. 소간행기, 화염소종, 협통, 화농성유선염, 폐농양, 해소, 흉막부만, 선기를 치료한다. 6~15g(생 60~120g) 전복 또는 즙을 내어 마신다.

유자 -미산성량하다 하나 성평이다. 악성구토, 관흉격, 혹 등을 사라지게 한다. 해주독, 해어독, 게독을 푼다. 전복하거나 태워서 연기를 쏘여도 된다. 유자에는 플라보노이드족의 해스페리딘, 펙틴, 비타민 등이 풍부하고, 주요성분은 게라니올과 리모넨 등의 정유성분이다. 모세혈관이나 혈관을 강화하고 면역력을 높이며 항암기능도 뛰어난 식품으로 알려져 있다.

유자껍질은 미고성온하다 하나 성평이다. 화담, 흉복의 막힘을 뚫어주고 소식, 구토, 생선이나 게의 독을 푼다.

종자는 후복막질환인 헤르니아(탈장), 임병, 요통 등을 치료한다.

석류 -미산삽성온 유독하다 하나 성평이다. 삽장, 지혈, 구충, 구리, 혈변, 탈홍, 활정, 자궁출혈, 백대하, 충복통, 개선을 치료한다. 2.4~4.5g 전복 또는 분말 복용한다. 외용은 전액으로 훈세 또는 분말로 고루 바른다.

모과 -미신성온하다 하나 성평이다. 평위, 화위, 거습, 서근, 구토, 하리, 근육경련, 류머티스성마비, 각기, 수종, 이질을 치료한다. 4.5~9g을 전복한다. 환이나 분말도 가능하다. 다식하면 치, 골을 상한다.

○ 뿌리는 미산삽 성온 무독하다 하나 성평이다. 각기병을 치료한다. 뿌리와 잎을 삶은 물로 정강이를 따뜻하게 적셔주면 앉는다. 풍습마목에는 술에 담가 복용한다.

○ 가지는 미산삽 성온무독하다 하나 성평이다. 관절통이나 곽란 대토하(식중독) 전근을 치료한다.

※ 식중독이 심할 때는 1회 씨 7알씩 씹어 백탕으로 복용한다.

무화과 -미감성평하다. 건위청장, 소종, 해독, 장염, 이질, 변비, 치질, 후통, 동창, 개선을 치료한다. 30~90g을 전복하거나 한 두 개씩 생식한다. 분말을 조합하여 붙이거나 목안에 불어 넣는다.

○ 뿌리는 미신성평 소독이 있다. 근골동통, 치질, 나력, 화상, 유즙분비를 촉진한다. 9~15g을 달여 마시거나 탕으로 씻는다.

3) 화단에서 꽃과 나무들(화단, 울타리, 텃밭에 있는 꽃과 나무들)

수세미 –미감성량하다 하나 성평이다. 청열, 화담, 양혈, 해독, 산열 번갈, 담천해소, 장풍치루, 붕대, 혈림, 정창, 유즙분비부족, 옹종을 치료한다. 9~15g(생 60~120g)을 전복 또는 태워서 재 분말 복용한다.

뿌리는 활혈, 행혈, 소종, 편두통, 요통, 유선염, 인두염, 후두염, 종통, 장풍, 하혈, 치질을 치료, 또 축농증, 사효상을 치료한다. 3~9g(생 30~60g)을 전복 또는 소존성 분말 복용한다.

덩굴은 서근, 활혈, 건비, 살충, 요슬사지, 마목, 월경불순, 수종, 충치, 비연, 잇몸출혈을 치료한다.

○ 천라수 –뿌리에서 1m거리의 줄기를 자르거나 수세미 끝 5cm 정도를 잘라 즙액을 1주야(24시간) 받아서 설탕을 넣고 졸여서 복용한다. 편도선염, 화담, 해독, 내열, 폐옹, 폐위, 진해, 두통, 복통, 감기, 각기, 수종, 주독을 치료한다.

○ 씨는 이수, 제열, 사지, 안면부종, 석림, 장풍, 치질을 치료 3~6g 전복 또는 소존성 분말로 복용한다.

국화 –미감고 성량하다 하나 성평이다. 소풍, 청열, 명목, 해독, 두통, 현휘, 목적, 심흉번열, 정창, 종독을 치료한다. 5~10g을 전복하거나 환이나 분말로 복용할 수 있다. 뿌리는 이수하며 즙을 내어 술과 함께 복용하면 소변불금을 다스린다. 또 잎은 미감신 성평하다. 정창, 옹저, 두풍, 목현(어지러움)을 치료한다. 냉성은 끓여서 열성은 즙으로 복용하면 더욱 효과적이다.

백합 –미미고 성평하다. 윤폐지소, 청심안신, 폐결핵의 구해, 해수담혈, 허번경계, 정신황홀, 각기부종에 9~30g을 전복하거나 쪄서 또는 죽을 써서 복용한다.

꽃은 미감미고 성미한하며 평하다. 윤폐, 청화, 정신안정, 해소, 현휘, 수면불안, 천포습창을 치료한다. 6~12g 전복한다. 외용으로는 분말을 도포한다.

민들레 −미고감 성한하다 하나 성평이다. 청열, 해독, 이뇨, 산결, 급성유선염, 임파선염, 나력, 정독창종, 급성결막염, 급성편도선염, 급성기관지염, 위염, 간염, 담낭염, 요로감염을 치료한다. 10~30g(급성시 60g) 전복 또는 즙 또는 분말복용한다.

맨드라미 −미고성미한하다 하나 성평이다. 조습, 청열, 지혈, 풍괴신양, 창개, 치질을 치료한다. 생것 30~60g 전복한다.

씨앗은 청상자다. 간장, 소염, 해열, 거풍열, 청간화, 목적동통, 예장, 고혈압, 두통, 코피, 풍열에 의한 피부괴양증, 개라를 치료한다. 9~15g 전복한다.

작약(함박꽃) −미고산 성량하다 하나 성평이다. 양혈, 활혈, 소옹산종, 수한, 옹종, 종통, 하리복통, 산후어체, 울허발열, 월경불순, 붕루대하를 치료한다. 4.5~9g 전복한다.

목단 −미신고 성량하다 하나 성평이다. 청열, 양혈, 화혈, 소어, 열입혈분증, 발반, 경간, 토혈, 코피, 혈변, 골증노열, 폐경, 징하, 옹양, 타박상을 치료한다. 4.5~9g을 전복한다.

까마종이(용규) −미고성한 무독하다 하나 성평이다. 청열, 해독, 활혈, 소종, 정창, 옹종, 단독, 타박, 염좌, 만성기관지염, 급성신염을 치료한다. 전초 15~30g을 전복한다.

씨는 급성편도선염을 치료하는데 4.5~9g을 전복한다.

전초탕은 오줌소태에 특효가 있고 소화제로도 매우 뛰어난 효과가 있다.

꽈리 –미산고 성한 무독하다 하나 성평이다. 청열, 해독, 이뇨, 열해, 인통, 황달, 이질, 부종, 정창, 단독을 치료한다. 9~15g을 전복한다.

접시꽃 –미감성한하다 하나 성평이다. 화혈, 윤조, 이변통리, 이질, 토혈, 혈붕, 대하, 대소변불통, 말라리아, 소아의 풍진, 적백대하를 치료한다. 꽃은 3~6g을 전복한다.

　ㅇ 뿌리는 청열, 양혈, 이뇨, 배농, 임병, 백대, 혈뇨, 토혈, 혈붕, 장탄(급성충수염), 창종을 치료한다. 30~60g을 전복한다. 모든 현기증, 빈혈, 어지러운 증상에 뿌리 달인 물을 마시고 그 물로 찹쌀죽을 만들어 먹는다. 특효가 있다. 또 불임에도 좋다.

알로에 –미고 성한하다. 청열, 통변, 살충, 열결, 변비, 월경폐지, 소아전간, 감열충적, 선창, 치질, 위축성비염, 나력을 치료. 1.5~4.5g을 환이나 산제로 복용한다. 단 복용은 열성체질에 한한다.

　※ 알로에나 선인장은 그 성질이 매우 차다. 따라서 냉성체질은 복용을 금한다. 단 외용은 관계없다. 화상이나 열상 또는 욕창에 속살을 얇게 포를 떠서 붙여두면 신속하게 치료가 될 뿐만 아니라 흉터도 남기지 않는 특효가 있다.

선인장 –미고 성한하다. 행기, 활혈, 청열, 해독, 심, 위기통, 부괴, 이질, 치질, 해소, 인후통, 폐옹, 유옹, 정창, 화상, 사효상 등을 치료한다. 생것 30~60g을 전복한다. 또는 분말이나 주침복한다.

피마자 –미감신 성평 유독하다. 소종, 발독, 사하, 통체, 옹저종독, 나력, 후비, 진선나창, 수종복만, 대변조결을 치료한다. 뿌리는 진정해경, 거풍산어, 파상풍, 전간, 류머티즘동통, 나력을 치료한다.

　잎은 각기, 음낭종통, 해소담서, 아장풍(손발무좀류), 창절을 치료한다. 15~30g을 전복 또는 환이나 분말로 복용한다. 또 고기와 함께 고아서 복용하기도 한다. 씨나 뿌리, 잎 모두 동일하다.

※ 피마자 잎을 끓이거나 태워 훈하면 이목구비가 맑고 밝아진다. 특히 중이염이나 비염에 좋다.

※ 기름은 변비에 좋고 특히 간을 맑게 하고 그 기능을 향상시킨다.

쑥 -미고신성온하다. 거혈 한습, 지혈, 안태, 복부 냉중에 의한 동통, 설사전근, 만성하리, 토혈, 코피, 하혈, 월경불순, 붕루, 대하, 태동불안, 옹양, 개선 등을 치료한다. 환이나 분말 또는 즙을 복용한다.

※ 쑥국이나 쑥떡, 쑥 생즙은 체질에 관계 없으나 쑥환이나 말린 쑥을 달인 것은 열성체질은 절대 불가식이다. 냉성체질은 간을 살려낼 수 있으나 열성체질은 거꾸로 간을 상하게 한다.

우슬 -미감고 성평이다. 정혈, 이뇨, 통경, 산어혈, 소옹저, 임병, 혈뇨, 월경불순, 징하, 난산, 포의 불하, 산후어혈에 의한 복통, 후비(편도선), 옹종, 타박상을 치료. 또 보간, 보신, 근골, 요슬골통, 수족경련, 운동마비를 치료한다. 9~15g 전복 또는 주침, 고, 환, 분말로도 복용할 수 있다.

쇠비름 -미산성한 무독하다 하나 성평이다. 청열, 해독, 산혈, 충독, 독사독, 식중독, 각종종양, 열리, 농혈, 열림, 혈림, 대하, 옹종, 악창, 단독, 나력, 소아하리, 백일해에도 응용. 9~15g(생 60~120g) 전복 또는 즙복하고 외용에는 짖찧어 붙인다. 태워서 분말하여 도포한다. 씨는 명목, 청명, 백내장에 씨앗 2 *l* 를 분말, 1회 1스푼씩 파콩죽에 타서 먹는다.

※ 농약, 가성소모다(양잿물), 방부제 등 화학성 독극물이나 독사

, 독충 등의 중독증상에 생즙을 내어 2시간 간격으로 3~5회 마셔 주면 원상회복 된다.

향부자 —미신고감 성평하다. 이기, 해울, 조병, 간위불화, 기울불서, 흉복협늑장통, 담음부만, 붕루대하를 치료한다. 4.5~9g을 전복한다. 사초는 향부자의 경엽이다. 행기, 개울, 흉민, 기울, 피부의 풍양, 옹종을 치료한다. 15~30g을 전복한다.

※ 하혈, 출혈, 체내출혈(모세혈관출혈, 신세관출혈 등)을 멎게 한다. 향부자를 흑초하여 40g씩 물1되에 넣고 달여 수시 복용한다. 모든 부인병이나 후복막질환(하초)에는 황초하여 달여 마신다.

질경이 —미감성한하다 하나 성평이다. 이수, 청열, 명목, 거담, 소변불통, 임탁, 대하, 혈뇨, 황달, 수종, 열리, 수양성하리, 코피, 목적(급성결막염의 종통), 급성편도선염, 해소, 피부괴양을 치료. 10~15g을 전복한다. 씨를 차전자라 한다. 같은 효능효과가 있다.

대마 —대마의 씨가 마자인이다. 미감성평하다. 윤조, 활장, 통림, 활혈, 장조변비, 소갈, 열림, 풍비, 이질, 월경불순, 개창 등을 치료. 9~15g 전복한다. 환이나 분말로도 복용한다.

능소화 —미산성한하다 하나 성평이다. 양혈, 거어, 혈체, 월경폐지, 월경불순, 징하, 혈열, 풍양, 주사비, 산후질병, 토혈분중, 한열파리(수척해서 마름)를 치료. 3~6g 전복한다.

바랭이 —우근초는 왕바랭이다. 미감성평 무독하다. 청열, 이습, 상서발열, 소아급경풍, 황달, 이질, 임병, 소변불리, 일본뇌염을 예방한다. 9~15g(생 30~60g)을 전복 또는 즙을 내어 마신다.

강아지풀 —미감 성량하다 하나 성평이다. 해열, 거습, 소종, 옹종, 적안, 우목(무사마귀)를 치료한다. 6~12g 전복 또는 전탕으로 씻는다.

명아주 –미감성평 소독이 있다. 지사, 건위, 강장, 청열, 이습, 살충, 이질, 하리, 습진, 양진, 독충의 효상을 치료한다. 15~30g 전복 또는 도부, 탕세훈 한다.

한삼덩굴 –미감고성한 무독하다 하나 성평이다. 청열, 이뇨, 소어, 해독, 임병, 이질, 폐결핵, 폐농양, 폐렴, 나병, 치질, 옹독을 치료. 뿌리는 방광결석, 꽃은 폐결핵, 대엽성 폐렴, 폐병해소를 치료한다. 9~18g 전복한다.

호프 –미고성미량 무독하다. 건위, 소식, 이뇨, 안신, 소화불량, 복장, 부종, 방광염, 불면증을 치료한다. 1.5~3g을 전복한다.

※ 여성홀몬양작용(호프수지중함유) - estrogen

※ 호프와 접촉후 여성생리통이 사라진 예가 많다.

모시풀 –미감성한 무독하다 하나 성평이다. 뿌리는 청열, 지혈, 산어, 열병, 대갈, 대광, 요폐(배뇨곤란), 토혈, 하혈, 적백대하, 단독, 옹종, 타박상, 사효상, 독충효상을 치료하다. 4.5~9g 전복, 도포, 탕세한다.

○ 잎은 급성유선염을 치료하는데 15~30g을 전복한다.

※ 껍질을 섬유자원으로 사용하기 위하여 재배하며, 추석에 송편을 만들기도 한다. 향이 좋다.

양귀비 –미감성평 무독하다. 반위, 복통, 하리, 탈홍에 쓴다. 3~6g을 전복한다.

※ Morphine은 반복 사용하면 내성이 생긴다. 사용후의 부작용으로 두통, 목현, 악심, 구토, 변비, 빈뇨, 배뇨곤란, 발한, 담산통 등이며 가장 위험한 것은 호흡억제이다. 급성 몰핀 중독은 혼수, 동공축소, 호흡억제가 3대 특성이다.

※ 앵속각이나 양귀비대는 중독과 관계가 없다.

해바라기 -씨는 고지혈증을 예방하고, 기름은 기를 소통케하며 체내의 농을 깊은 곳까지 제거하며 혈리를 치료한다. 15~30g 전복한다. 해바리기대의 속은 혈림, 요로결석, 유탁뇨, 배뇨곤란 등을 치료하는데 10~15g 전복 또는 소존성 분말을 복용한다.

○ 화반은 두통, 목혼, 치통, 위, 복통, 월경통, 창종을 치료한다. 24~30g 전복한다.

※ 소고기를 먹고 체했을 때 해바라기 대를 달여 마신다.

도꼬마리 -미고신성온유독이다. 하나 성평이다. 거풍, 지통, 제습, 살충, 풍한, 두통, 비연, 치통, 풍한습비, 사지경련, 통증, 개라, 괴양을 치료한다. 5-10g을 전복한다.

※ 창이자를 혹초분말하여 1일 2~3회 1스푼씩 술로 복용하면 금주할 수 있다. 3일~7일간 복용후 술을 마시게 되면 두통이 발생하므로 자연스럽게 술이 싫어지고 멀어진다.

담쟁이덩굴 -미고성량하다. 거풍, 이습, 평간, 해독, 류마티성관절염, 간염, 목현, 구안와사, 코피, 목예, 옹저종독, 타박상, 소아백선, 광견효상을 치료한다. 3~9g 전복, 즙복, 탕으로 씻는다.

○ 열매는 미감성온 무독하다 하나 성평이다. 빈혈, 노쇠, 복냉, 폐경, 허리와 다리를 강하게 한다. 3~9g을 전복하거나 주침하여 복용한다.

옻나무 -미신성온 유독하다. 열성체질은 절대 불가식이다. 건칠은 파어, 소적, 살충, 월경폐지, 징가, 어혈, 충적을 치료한다. 2~4.5g을 환이나 분말로 복용한다. 뿌리는 타박구적을 치료한다. 특히 흉부손상에 좋다. 생것으로 15~30g을 문화로 달이는데 머리, 다리, 내장, 꽁무니를 제거한 닭 한 마리를 물과 술 동량으로 붓고 달여 복용한다.

○ 껍질은 접골의 효능이 있다. 짖이겨 술에 볶아 환부에 붙인다.
※ 옻닭은 냉성체질의 기혈을 보호하는데 특효가 있다. 삼계탕의 약 다섯 배에 달한다.

지실 -탱자의 어린 열매다. 미고성한하다 하나 성평이다. 파기, 소부사염, 소적, 흉복장만, 흉비부통, 수종, 식적, 변비, 위하수, 자궁하수, 탈홍을 치료한다. 3~6g 전복 또는 환이나 분말로도 복용한다.

※ 갱년기가 구병으로 인하여 심장과 신장의 부조화로 기가 상승하여 뇌의 압력을 증강시켜 안압이 올라가고 이압이 올라가 이목을 흐리게 하고 악화되면 뇌출혈까지 일으킬 수 있는 이러한 증상을 상기증이라 하고 중국에서는 주화입마라고 한다. 이러한 상기증을 치료하는데는 지실만한 것을 다시 찾을 수가 없다.

해당화 -해당화의 막 피어난 꽃이 매괴화다. 미감미고 성온하다 하나 성평하다. 무독하다. 이기, 해울, 화혈산어, 간위기통, 급만성 유주성 관절풍습통, 토혈, 객혈, 월경불순, 적백대하, 이질, 유탄, 종독을 치료한다. 3~6g 전복 또는 주침하여 복용한다. 한때 당뇨 특효약으로 동해안의 해당화가 수난을 당하였다.

가죽나무 -뿌리의 껍질이 저근백피다. 미고삽 성한하다 하나 성평이다. 청열, 조습, 삽장, 지혈, 살충, 만성하리, 장풍변혈, 붕루대하, 유정, 백탁, 회충병을 치료한다. 6~12g을 전복한다.

잎은 미고성온 소독이 있다. 하나 성평이다. 창개, 관절의 굴곡면에 생기는 수포진을 치료한다. 삶아서 씻는다. 부인병을 다스리는데 매우 효과적이다.

※ 봄에 잎을 쪄서 찹쌀풀을 발라 말렸다가 나물로 먹는다. 별미다.

향나무 -잎이 화엽이다. 미신성온 유독하다 하나 성평이다. 거풍, 산한, 활혈, 해독, 풍한, 감기, 류머티즘에 의한 관절통, 경련, 종독을 치료한다. 생것 15~20g을 전복한다.

닥나무 -거풍, 이뇨, 활혈, 류머티즘에 의한 비통, 타박, 냉증부종, 피부염, 서경 임파선염을 치료한다.

뽕나무 -잎은 미고감 성한하다 하나 성평이다. 거풍, 청열, 양혈, 명목, 풍온발열, 두통, 목적, 구갈, 폐병에 의한 해소, 중풍, 하지, 상피종을 치료한다. 4~9g 전복한다.

　ㅇ 뿌리는 성온무독하다 하나 성평이다. 경간, 근골통, 고혈압, 충혈, 아구창을 치료. 5~30g 전복한다.

　ㅇ 상근백피는 미감성한하다 하나 성평이다. 사폐평서, 해열, 진해, 행수소종, 폐열천해, 토혈, 수종, 황달, 감기, 소변하리, 빈뇨를 치료한다. 6~15g 전복한다.

　ㅇ 열매는 상심이다. 미감성한하다 하나 성평이다. 보간, 익신, 자윤진, 식풍, 청량, 지해, 간신음휴, 소갈, 변비, 목암, 이명, 관절불리를 치료한다. 9~15g 전복, 생, 고, 주침복한다.

꾸지뽕나무 -미고성평하다 보신고정, 양혈서근, 요통, 유정, 객혈, 토혈, 타박상을 치료. 30~60g 전복한다.

　ㅇ 경엽 -미미감 성량하다 하나 미고 성평이다. 소염, 지통, 거풍, 활혈, 습진, 유행성이하선염, 폐결핵, 만성요퇴통, 타박노상, 급성 관절의 염좌를 치료한다. 9~15g 전복, 탕세, 짖이겨 도포한다.

　ㅇ 옛날 누에를 기르는데 뽕잎이 부족하면 꾸지뽕잎을 대용했다.

※ 요즘은 항암효과와 면역증강에 크게 도움을 주는 것으로 유행하는것 같다. 그래서인지 여기 저기서 식재를 많이 하는 것 같다.

두충 -미감미신 성온하다 하나 성평이다. 보간, 신, 강근골 안태, 요비산통, 족슬위약, 잔뇨, 음하습양, 조산, 유산, 고혈압을 치료한다. 9~15g 초하여 전복한다. 환이나 분말, 주침하여 먹는다.

면아는 두충의 어린 잎이다. 풍독각기, 구적냉풍, 장, 치질 하혈을 치료한다. 용법은 같다.

※ 골다공증에 요통, 디스크에 특효가 있다.

구기자 -미감성평무독하다. 자보간신, 익정명목, 간신음휴, 요슬산연, 두휘, 목현, 목혼다질, 허로해소, 소갈, 유정을 치료한다. 6~12g 전복, 고, 환, 산, 주침하여 복용한다.

○ 지골피는 구기자나무 뿌리로 미감성한하다 하나 성평이다. 청열, 양혈, 청폐열, 퇴중노열, 쇠약피로에 의한 조열과 도한, 폐열에 의한 해소, 토혈, 코피, 혈림, 소갈, 고혈압, 옹종, 악창을 치료, 오장의 사기, 열증, 소갈, 주비, 풍습, 흉협기, 객열두통, 내상에 의한 쇠약 피로에서 허흡하는 것을 보하고 근을 단단히 하며 음을 강화하고 대소장을 이롭게 하며 한서를 견디게 한다. 9~15g 전, 산 복용한다.

○ 잎은 미감고 성량하다 하나 성평이다. 보허, 익정, 소열, 소갈, 거풍, 명목, 허로발열, 번갈, 목적혼통, 백내장, 야맹증, 붕루대하, 열독, 창종을 치료한다. 생잎 60~240g 전, 즙복용, 눈에는 점안한다.

산수유 -미산성 미온하다 하나 성평이다. 보간신, 정기수렴, 허탈을 고삽하는 효능, 요슬둔통, 현휘, 이명, 양위, 유정, 빈뇨, 간허한

열, 허한부지, 심요산맥, 구사를 치료한다. 4.5~9g 전, 산, 환복한다.

녹차 –미고감 성량 무독하다 하나 성한하다. 제번갈, 화담, 소식, 이뇨, 해독, 두통, 목현, 다면증, 심번구갈, 식적담체, 말라리아, 하리 등을 치료한다. 3~9g 전복, 환, 분말로 복용한다.(냉성은 불가식이다)

○ 뿌리는 미고성평하다. 심장병, 구창, 건선, 구내염을 치료한다. 30~60g 전복한다.

사철나무 –뿌리를 조경초라 한다. 미신성온하다 하나 성평이다. 조경, 어혈, 월경불순, 월경통을 치료한다.

○ 조경초 30g에 고기를 넣고 문화(약한 불)로 달여 복용한다.

○ 월경통에 근경초 15g에 수호로 15g을 넣고 문화로 달여 복용한다. 신장과 정력에 좋다.

무궁화 –무궁화를 목근이라 한다. 목근피는 미감고 성량하다 하나 성평이다. 청열, 이습, 해독, 지양, 장풍사혈, 이질, 탈홍, 백대하, 개선, 치질, 폐옹, 장옹, 코피, 소갈, 심번불면증을 치료한다. 3~9g을 전복한다. 피부에는 주침하여 도포한다.

○ 뿌리는 미감 성 평활하고 무독하다. 청열, 해독, 이습, 소종, 해소, 폐옹, 장옹, 장풍사혈, 치질, 종통, 백대, 개선을 치료한다. 30~60g을 전복 또는 훈세한다. 꽃도 같은 작용 3~9g 전복한다.

○ 잎은 성평무독하다. 모든 열을 제거하고 적체를 소도하며 적백리, 건삽불통, 하추를 해소한다. 30~90g 전복한다. 하추에는 짓찧어 술과 함께 따뜻하게 복용한다.

○ 씨는 미감성평 무독하다. 편, 정두통, 황수농창, 청폐, 화담, 폐충담천, 해소에 의한 불어증을 치료한다. 9~15g을 전복한다. 또

는 태워서 훈한다.

목련 -신이는 미개한 목련꽃이다. 미신성미온하다 하나 성평이다. 거풍, 통규, 두통, 축농중, 비색(코막힘), 치통을 치료한다. 3~9g을 전, 환, 분말 복용한다. 분말이나 전즙을 코에 넣는다.

※ 월경전 복통과 불임치료에 개화되기 시작하는 꽃을 나이 1세에 1개꼴로(20세라면 꽃20개) 달여서 아침식전 매일 복용한다.

골담초 -꽃을 금작화라 한다. 미감성미온하다 하나 성평이다. 자음, 화혈, 건비, 노열해소, 두휘, 요산통, 기허, 백대하, 소아감적, 급성유선염, 타박상을 치료한다. 3~15g 전복, 산복한다.

O 뿌리를 금작근이라 한다. 미고신 성평하다. 청폐, 익비, 활혈, 통맥, 허손, 노열, 해소, 고혈압, 부인백대, 혈붕, 타박상을 치료한다. 15~30g 전복한다.

※ 뿌리로 술이나 식혜를 담가 먹으면, 풍습비통, 골습, 관절통에 좋다.

박태기나무 -미고성평하다 하나 성한하다. 활혈, 소종, 통경, 해독, 풍한습비, 월경폐지, 월경통, 후중폐색불통, 임질, 옹종, 개선, 타박상, 사충효상을 치료한다. 6~12g 전, 환, 산, 주침복한다.

꽃은 청열, 양혈, 소장을 통하게 하고, 거풍, 해독, 류마티성근골통, 비중감창을 치료한다. 3~6g을 전복 또는 주침복한다. 씨앗은 해소, 임산부의 심통을 치료한다. 6~12g을 전복한다.

아카시아 -아카시아 꽃이 자괴화다. 꽃에는 카나린, 탄닌, 플라보노이드, 라이신 등이 있다. 대장하혈, 객혈, 홍붕을 치료한다. 9~15g 전복한다. 꽃은 성질이 평하지만 꿀은 열하다. 꿀속에는 다종의 아미노산이 들어 있어 냉성체질의 원기회복에 매우 **빠른** 효과가 있다.

쥐똥나무 -열매를 수랍과라 한다. 울타리용 정원수로 많이 심는다. 미감성평하다. 비, 심, 신경에 들어간다. 강장, 지혈, 자행의 효능이 있고, 신체허약, 신허, 유정, 자한, 토혈, 코피, 혈변을 치료한다. 9~15g을 전복한다. 뿌리는 신장강화와 강장제로 활용한다.

4) 식탁에서 찾는 명약들

① 고기류

닭고기 -미감하다. 혈루를 다스린다. 하지만 풍화를 동하게 한다(기름입자가 큰 탓이다. 날양파속의 유화아릴 성분이 기름입자를 작게 쪼개준다. 돼지고기, 오리고기도 같다). 색깔별로 오장에 들어가서 모두 간으로 들어간다.

○ 오골계는 배농하고 안태시키며 산후 허를 보호한다. 황자계는 소갈, 설리, 보양한다. 간은 기음을 다스리고 장은 유뇨를 다스린다. 시백은 소갈, 창만을 다스린다.

※ 삼계탕과 옻닭은 냉성체질의 허로를 보양하고 기를 돋우며 암을 예방한다.

※ 백웅계와 잉어를 합하면 용봉탕이 된다. 눈을 밝게 하고 허를 보한다.

※ 닭 한 마리와 산초나무 1근을 넣고 달여 먹으면 신경통, 무릎 관절병에 특효가 있다.

오리고기 -미산성한다. 열성체질의 허로를 보양하고, 수종, 경간, 열창 등을 다스린다. 머리가 푸른 색이 좋고 어린 것은 독이 있다. 피는 독을 푼다.

※ 오리고기가 고혈압에 좋다고 일반에 널리 알려졌으나 냉성체

질은 오히려 풍발하니 삼가야 한다.

거위고기 -미감성한하다. 역시 열성체질의 허로를 보양하고 장부를 보하며 소갈을 멈추게 한다.

돼지고기 -미감성 미한하다. 살을 찌개 한다. 능히 허를 보하나 풍담을 동하게 한다(냉성체질).

　○ 기름은 옹창과 포의 불하를 다스리고, 삼충을 죽인다. 고기는 폐위와 해수를 다스리고 유즙을 내린다.

　○ 창자(내장)와 오줌보는 유뇨를 멈추게 하고, 쓸개는 상한, 열갈을 다스리며, 대소변을 통리하고, 목예와 오래된 소아의 감증이나 감충을 제거한다. 발굽은 젖을 나게하고, 옹저에 붙이고 백약독을 푼다.

　※ 족발 + 부자 = 냉성체질의 보약이고 수족 냉증을 다스린다(열성체질은 절대금지다).

소고기 -미감성온 무독하다. 우육은 비위를 보익하고 코는 젖을 나게 하며 콩팥은 신보, 익정수하며 양은 위를 보익하고, 갈증을 멈춘다. 쓸개는 갈증을 멈추고 밝은 눈을 만들며 삼충을 죽인다. 혈은 해독하고 혈리를 멈추며 종기를 삭히고 가죽은 이수한다.

　○ 우유는 미감 성하다. 허보, 지갈, 혈을 자양한다. 냉성체질은 끓인 후 마셔야 한다.

　○ 소지라는 빈혈을 멈춘다.

　○ 토분고 -말린 똥을 소존성 분말하여 참기름에 개어 바르면 화상, 탕상에 무통무흔이다.

염소고기 -미고감성대열하다. 냉성체질에 특효약이다. 산후허약을 보하고 위를 열며 신을 돕고 양기를 살려 일어서게 한다. 약성이 대열하고 火(화)에 속한다. 산후혈민에 더운피를 마신다. 콩팥은 이룡을 다스리고 양도와 허손을 다스린다. 간은 간과 눈을 밝게 한다. 열성체질은 불가식이다.

※ 염소, 흑염소, 양, 노루, 고라니, 사슴, 순록은 같은 류다. 젖은 온하다 하나 평이다.

토끼고기 －미신성평 무독하다. 보중익기, 열기울비, 지갈건비, 열독을 풀고 대장을 이롭게 한다. 구워서 먹으면 단독이나 석독을 누른다.

※ 도한이나 다한증에 백약 백방이 무효일 때 토끼 한 마리에 당귀, 대황, 찹쌀을 넣고 푹 고아서 복용한다. 아무리 극심한 경우라도 2~3차에 완치된다.

② 생선류(민물고기)

붕어 －능히 허를 보하고 위를 다스리며 식욕을 증진시키고 설사와 이질을 멎게 한다.

잉어 － 미감성평하다. 수종을 내리고 기를 내리고 안태하게 하며 쓸개는 안적종통을 다스린다.

※ 임신중독을 다스린다. 그 효과가 신기하다.

※ 잉어 한 마리와 흰 장닭 한 마리를 함께 고아 먹으면 눈이 밝아진다.

가물치 －미감성한다. 산후에 가물치탕을 고아 먹는데 냉성체질, 산모는 오히려 만병을 얻는 결과를 낳는다. 반대로 열성체질 산모는 가물치탕을 먹어주면 산후회복은 물론 임신전 고질병까지도 물리칠 수 있다. 수종, 부종, 치질을 다스린다.

미꾸라지 －미감성평하다. 익기, 주독, 갈증, 위를 따뜻하게 한다. 보신하고 강장한다.

장어 −미감성평하다. 피로, 충증, 치루, 창종, 은진, 붕루대하에 효력이 있다. 일반에서는 정력보강에 특효가 있다고 한다.

송어 −미감성평하다. 머리를 맑게 하고, 빈혈, 기억력, 익기, 학업능력을 돕는다. 비타민D가 풍부하다.

쏘가리 − 일명 궤어다. 감평무독하다. 복내악혈, 소충, 익기력, 영인비건, 보허로 익비위, 장풍사혈

재첩 −미감함 성냉 무독하다 하나 성평이다. 개위, 해단석약독, 정창, 울기를 내리고 통유, 거폭열, 명목, 이소변, 각기, 해주독, 황달, 소갈 등에 좋다.

다슬기 −미감성대한하다 하나 성평이다. 목열적통, 지갈, 해주독, 해열, 이변불통, 황달, 각기, 수기부종, 열기하행, 하수기림폐, 지금구리 등에 좋다.

우렁 −미감성평하다. 미네랄과 비타민이 풍부하다. 지갈, 이소변, 부종을 내리고, 주독, 종독, 치질 출혈을 다스린다.

참게 −참게는 민물에서 나며 다리에 털이 있다. 미함성한 유소독하다 하나 성평이다. 흉중사기, 열결통, 와벽면종, 능패칠, 소지치서(게를 태우면 쥐가 도망간다), 해결산혈, 유칠창, 양근익기, 산제열, 치위기, 리경맥, 소식, 거오장변민기, 익인, 산후복통, 혈불하자, 근골절상자, 능속단절근골에 특효가 있다.

새우 −미감성온 유소독이다 하나 성평이다. 오치, 소아적백유종, 두창, 하유, 장양도, 토풍담을 치료한다.

  ○ 별하동통(아이 배속에 자라가 들었다는 병으로 식사가 까다롭고 피폐롭다)에 새우국을 끓여 먹인다. 재발하면 다시 먹이기를 2~3차하면 근본치료가 된다.

③ 바다에서 나는 생선류

복어 -미감성온 유독이다 하나 대열이다. 보허, 가습기, 이요각, 거치질, 살충한다. 간이나 알은 대독이다. 열성체질은 불가식이다.

고래고기 -미감성평 유독이다. 식지요치질이라고 하여 어리석음, 바보, 치매, 천치를 치료한다고 했다.

상어 -미감성평 무독이다. 작화보 오장, 심익인, 껍질은 감함무독이다. 심기귀주, 충독, 토혈, 소화수복하고 식중어독을 푼다.

오징어 -미산성평 무독이다 하나 미한하다. 익기강지, 익인, 통월경한다.

홍어 -미감함 성평 무독이다. 남자백탁고림, 옥경삽통, 익인, 꼬리에 독이 있다. 가오리와 동족이다.

조기 -미감성평하다. 익위, 복장, 폭리, 식체, 기체를 다스린다. 조기포를 구워 먹으면 능소과 성수, 폭하리, 졸복장불소, 소숙식한다. 조기 머리에 있는 돌을 태워 연말수복하면 석림, 임력, 소변불통, 비상독을 풀고 야균독 충독을 푼다.

전어 -맛은 좋으나 다식하면 풍기를 동하게 하고 열담을 성하게 하니 약효로는 쓸모가 적다.

숭어 -미감성평하다. 비위건전, 백약을 꺼리지 않으니 그 격이 높다.

농어 -미감성평하다. 오장을 보하며 익근보골하고 위를 화창하게 한다.

대구 -미함성평하다. 능히 기를 보하고 창자의 기름이 더욱 좋은데 자양과 맛이 고르다.

고등어 -미냉하다. 위를 열며 능히 음식을 소화하는데 과식하면 탈장된다.

명태 -미함성온하다 하나 성평이다. 말린 것은 북어, 얼린 것은 동태라 한다. 허로와 풍증, 주독, 해독한다. 다식하면 회가 동한다. 명태알이 명란이다. 복중을 화창하게 한다. 주로 동해안의 황태를 쓴다.

문어 -미감성평하다 하나 성냉이다. 육체를 다스리고 알은 보양하고 성태시킨다. 능히 현기증을 다스린다.

낙지 -미감성평이다 하나 성냉이다. 기혈을 조화시킨다. 현기증에 날로 소금, 참기름에 버물려 먹는다. 철분이 많다고 한다.

해삼 - 미함성평하다. 진액을 청윤케하며 능히 비와 신을 보호하는데 부인에게 좋다.

④ 갑각류

게 -미함성한하다 하나 성미한하다. 위장병과 발병을 다스리며 제열, 소식한다. 근육의 상처 즉 타박절골에 게를 짖찧어 붙인다.

대게 -미함성한 무독하다 하나 성미한하다. 게발은 파포태, 낙태, 파숙혈, 산후혈폐를 다스린다. 술이나 식초를 넣고 끓여 마시면 좋다. 능히 안태한다. 키토산은 근골을 튼튼히 하고 기혈을 통리하고 안태한다.

전복 -미함성량하다 하나 성평이다. 눈을 밝게 하는데 능하다. 전복의 껍질을 석결명이라 한다. 함평 무독하다. 장예, 청맹, 구복익정 경신, 간폐풍열, 골증노열, 통오림 한다. 눈병에는 수비하여 넣는다.

ㅇ 진주는 전복에서 나온다. 경간을 진정시키고, 이롱을 열며 안예를 벗기고 갈증과 담을 없앤다.

굴 -굴은 살결을 보드랍게 하고 얼굴을 아름답게 한다. 굴껍질이 모려다. 갈증을 멈추고 주취를 풀고 위를 열어 기분을 상쾌하게 한다.

홍합 -미감성온하다 하나 성평이다. 일명 동해부인(東海夫人)이다. 구리, 보허, 소식, 여자에게 크게 이롭다. 붕루, 대하, 징가, 산후혈결, 냉통 등을 다스린다.

소라 -미감성행 무독하다 하나 성평이다. 오래된 목통(目痛), 생소라 즙으로 눈을 씻는다(3~4년된 눈병이 낫는다). 채소와 함께 삶아 먹으면 심통을 치료한다.

피조개 -미감성평 무독하다. 일명 꼬막이다. 위비, 설리변 농혈, 윤오장, 지소갈, 이관절, 면생창종, 열독, 심척냉기, 요척냉풍, 건위, 온중소식, 기양, 익혈색(얼굴 피부를 곱게 한다).

거북 -구판은 미감성평 유독이다. 음을 자양하고 어혈을 쫓고 근골을 이으며 소아의 정문불합을 고친다. 본초에는 적백대하, 파징하해학, 오치음충, 습비, 사지중약, 소아두불합, 구복경신불기, 경에기(놀래고 화나는 것), 심복통, 불가구립(不可久立), 골중한열, 상한노복, 기체(飢體), 한열욕사, 작탕약구복, 익기지(益氣智)한다.

　ㅇ 하갑(下甲: 배) - 보음, 음혈부족, 어혈, 혈리, 속근골, 노권사지무력, 요각산통, 보심신, 익대장, 구리구사, 난산, 소옹종한다.

⑤ 해조류

미역 -미함성한 무독하다 하나 성평이다. 결담, 소종, 나력, 앵류, 임파선종, 열격, 흉복장만수부종, 퇴산악창, 갑상선종, 고환종통, 대하, 구두풍열, 당뇨병을 치료한다. 5g 전환산복용한다.

　ㅇ 뿌리는 만성기관지염, 해소, 기천, 고혈압, 현기증을 치료한다. 15~30g 전복한다.

김 –미함성한하다 하나 성평이다. 치질, 충병, 곽란(식중독), 토사, 열증에 좋다.

다시마 –미고함 성한 무독하다 하나 성평이다. 여인들의 하복통을 없애고 수종을 내리고 영류(기혈이 뭉쳐 굳어진 혹 종류)가 맺혀 굳은 것을 무르게 한다. 수종을 내리는데는 해조나 곤포보다 낫다.

해조 –미고함성한 무독하다 하나 성평이다. 인체에 들어가면 열작용을 하게 된다. 소담, 이수, 산영류, 나력, 소화불량, 산기하추, 적취, 십이수종, 부종, 각기, 고환종통, 만성기관지염 등을 치료한다. 4.5~9g을 전복, 환, 산 주침 복용한다.

청각 –미감함 성한하다 하나 성평이다. 회충, 수종을 치료한다. 나물로 무쳐 먹는다.

함초(나문제) –미함성한하다 하나 성온이다. 해변에 나고 어린 순을 나물로 무쳐 먹는다. 변비나 다이어트 등에 많이 활용한다. 냉성 체질에는 만병통치약과 같은 효능을 발휘한다. 분말하여 식후에 T스푼 1개씩을 먹어주면 소화촉진, 개체, 해울, 적취, 변비를 해소한다.

3. 자가 질병진단표/ 혼자서 간단히 알 수 있는 당신의 건강 성적표

No	문 항	가	나	다	라	마	바	사	아	
1	늘 피곤하다.			○	○	○	○	○		성명
2	잔병이 많다.					○		○	○	생년
3	숨 쉴 때 악취가 난다.			○	○	○		○		월,일,시
4	빈번한 감정 변화				○	○	○	○	○	성별 남□ 여□
5	기억력 감퇴				○		○	○	○	기혼 □ 미혼
6	스트레스가 많다.				○	○		○	○	□
7	늘 안색이 좋지 않다.	○	○	○			○	○		혈액형
8	우울증이 있다.	○	○	○	○		○			전화
9	지구력이 약하다.	○	○	○	○		○			주소:
10	질병 회복이 더디다.				○	○		○		
11	피부, 모발이 건조하다.				○	○				
12	불안, 공포, 과민성 신경				○	○	○			
13	심한 걱정, 근심 / 소심증				○	○		○		
14	특정 음식에 대한 소화불량					○	○			*건강 성적표 작성은
15	복부비만 / 가스가 찬다.	○	○			○				자신에게 해당하는 문
16	음식 알레르기가 있다.	○	○			○		○		항에서 우측에 ○안
17	식욕부진	○	○			○	○			에 모두 체크를 하시
18	인삼이나 꿀을 좋아한다.			○	○	○				고, 아래의 맨 밑의 합
19	커피나 녹차를 좋아한다.	○	○							계란에에 위에서 아
20	사이다, 콜라를 좋아한다.	○	○	○	○					래까지 체크된 수를
21	월경증후군(생리통, 월경불순)				○	○				세어 넣으십시오.
22	항생제를 많이 사용한다.				○	○			○	
23	진통제를 많이 사용한다.	○			○	○				자신의 병력이나 건
24	얼굴이나 손이 붓는다.	○				○	○			강진단서에 나타나는
25	발이나 온몸이 붓는다.				○	○			○	병명과 본인의 생각,
26	소변을 자주본다.				○	○				기타 상담을 원하시
27	불규칙한 배변(변비)	○	○							는 내용과 본 건강원
28	정력감퇴(낭습)	○			○	○				을 찾게 된 동기가 있
29	냉이나 대하가 있다.				○		○			다면 기록하여 주십
30	뼈가 약하다. (골절 / 골다공증)	○	○	○		○				시오.
31	근육통 / 경련이 있다.				○	○	○			
32	머리카락이 잘 빠진다.	○			○	○				성심을 다하여 모시
33	불면증(토끼잠)				○	○			○	는 자료가 될 것입니
34	차 멀미 / 배 멀미		○	○	○					다.
35	코 막힘, 가래, 감기가 잦다.	○	○		○		○			
36	현기증이나 빈혈이 있다.		○	○			○			
37	손발이 뜨겁다. (겨울철에도 맨발)			○	○	○	○			
38	항상 춥다. (여름철에도 긴옷)	○			○	○	○	○		
계										

2) 건강채점표

항목	가	나	다	라	마	바	사	아	비고
점수	16	16	29	34	17	22	34	12	
양호	3이하	3이하	5이하	6이하	3이하	4이하	6이하	2이하	1/5이하
보통	4〃	4〃	6〃	8〃	4〃	5〃	8〃	3〃	1/4〃
경계	5〃	5〃	9〃	11〃	5〃	7〃	11〃	4〃	1/3〃
적신호	8이상	8이상	14이상	17이상	8이상	11이상	17이상	6이상	1/2이상

* 채점 참고사항
가: 코, 기관지, 폐, 대장, 기능계
나: 눈, 간, 담, 십이지, 췌장, 기능계
다: 귀, 신장, 방광, 요도, 생식기능계
라: 혀, 흉선, 심장, 소장 기능계
마: 입, 식도, 위, 비장 기능계
바: 면역력
사: 순환력
아: 뇌 신경계

3)건강 성적 결과 해설

양호 : 적성 음식의 선택, 그리고 적당한 운동 습관으로도 건강 생활 유지가 충분합니다.

축하합니다

보통 : 지금부터 건강 관리에 좀더 적극적으로 임하도록 하십시오. 건강은 건강할 때 지켜야 안전합니다. 적성 음식의 선택은 필수적이고 규칙적인 운동도 필요합니다.

경계 : 정기적인 병원 검진이 필요하군요.(6~12개월 간격) 특수 영양식, 또는 건강 관리를 위하여 전문가와의 상담이 필요하며, 건강 회복을 위하여 스스로 많은 노력이 요구됩니다.

적신호 : 병원 입원 치료를 필요로 하는 상태입니다. 아니면 그에 상응하는 조치와 충분한 휴식과 환경의 변화를 취할 필요가 절실히 요구됩니다. 항상 가족이나 또는 스스로가 상당한 주의를 기울여야 하겠습니다.

4) 일주일간의 식단 차림표

	냉성체질의 식단	열성체질의 식단
월	삼계탕, 내장탕, 미역국, 야채, 산나물, 감자, 우엉	보신탕, 냉면, 미역국, 산나물, 감자, 두부
화	찰밥, 소고기국, 조개국, 산나물, 다시마, 연근, 두부, 토마토	국수, 오곡밥, 조개국, 야채, 연근, 순대, 삼겹살
수	양고기, 미역국, 매운탕, 생선회, 야채, 김, 감자, 산나물	꽁보리밥, 오리탕, 미역국, 돼지간, 산나물, 감자국
목	찰밥, 내장탕, 산나물, 다시마, 연근, 소고기국, 두부, 삼겹살	오곡밥, 수제비, 닭고기, 야채, 연근, 순대, 두부
금	삼계탕, 미역국, 야채, 감자, 순대, 두부, 김	보신탕, 짜장면, 조개국, 산나물, 다시마
토	찰밥, 복탕, 소고기, 조개국, 다시마, 돼지심장, 토마토	오곡밥, 라면, 매운탕, 미역국, 야채, 감자, 순대
일	삼겹살, 매운탕, 미역국, 야채, 김, 샐러리, 생선회, 감자	꽁보리밥, 삼겹살, 매운탕, 생선
기호식	인삼차, 꿀차, 소조, 양주, 영지차, 두충차, 숭늉, 옥수수차, 생강차, 유자차 등	커피, 녹차, 홍차, 쥬스, 맥주, 막걸리, 생수, 야채즙, 두충차

5) 질병에 따른 참고용(표준) 식단표

* 빈혈에서 백혈병까지의 식단

냉성체질	열성체질
1. 체질식 2. 접시꽃 뿌리를 달인물에 찹쌀을 넣고 죽을 끓여 먹는다.(1일 1끼니) 3. 대계(엉겅퀴 뿌리)를 인삼과 1:1로 하여 차로 마신다. (1일 3~5잔) 4. 신선차1 (뽕잎1, 솔잎1, 쑥1)을 음료로 마신다.	1. 체질식 2. 접시꽃 뿌리를 달인물에 찹쌀을 넣고 죽을 끓여 먹는다.(1일 1끼니) 3. 대계(엉겅퀴 뿌리)를 어성초와 1:1로 하여 차로 마신다. (1일 3~5잔) 4. 신선차2 (상기생, 용규, 복분자)를 음료로 마신다.

* 골다공증, 근무력증의 식단

냉성체질	열성체질
1. 체질식 2. 두충피 잎, 50g에 술 2홉, 물 2홉을 부어 달여 마신다. (1일 3회 식전) 3. 신선차1을 달여 마신다. 4. 녹용, 노루뼈, 우골탕 등을 고아 마신다.	1. 체질식 2. 두충피 잎, 50g에 술 2홉, 물 2홉을 부어 달여 마신다. (1일 3회 식전) 3. 신선차2를 달여 마신다. 4. 우골탕, 돼지뼈 등을 고아 마신다.

* 허약체질 식단

냉성체질	열성체질
1. 체질식 2. 맥아(엿기름)와 신곡(누룩)을 볶아 각 5g과 백출 10g을 물1되에 넣고 2/3가 남도록 달여서 음료수로 한다. 3. 돼지의 족과 척추뼈를 고아서 날양파와 함께 국으로 1일 3회 복용한다. * 심장에 뜸을 뜬다.	1. 체질식 2. 맥아(엿기름)와 신곡(누룩)을 볶아 각 5g과 상기생(더부살이 풀)10g을 물1되에 넣고 2/3가 남도록 달여서 음료수로 한다. 3. 돼지의 족과 척추뼈를 고아서 날양파와 함께 국으로 1일 3회 복용한다. * 일주일에 1회씩 링겔주사를 맞는다.

* 위장 질환의 식단

냉성체질	열성체질
찹쌀죽, 야채죽, 녹두죽, 옻닭, 삼계탕, 미역국	녹두죽, 보리죽, 보신탕, 오리탕, 미역국, 수제비, 국수
*7~8분식 이하 필수 조건 매실차, 모과차, 인삼차, 꿀차, 증류수, 생강차, 유자차, 칡차	*7~8분식 이하 필수 조건 매실차, 모과차, 알로에차, 커피, 설록차, 작설차, 보리차, 홍차, 증류수, 칡즙, 야채즙, 과일즙
앞의 체질식단을 기준으로 하되 부드럽게하고 반드시 7분식(소식) 정도로 위장을 편하게 하고 차, 음료는 증류수 또는 증류수로 만들어져 비타민C가 많이 들어있는 것이 좋다.	앞의 식단을 기준으로 하되, 부드럽게 하고 냉성음식을 먹되, 따뜻하게 먹는다. 차, 음료는 증류수 또는 증류수로 끓인차를 마시고 각종 즙도 차지않게 마신다.

* 비만체질의 식단

냉성체질	열성체질
1. 체질식 2. 7분식 3. 용규g, 복분자2g, 담배잎(연초)2g을 물1되에 넣고 달여 2/3가 되면 음료수로 한다. * 심장 뜸을 뜬다.	1. 체질식 2. 7분식 3. 월1회 7일 단식을 한다. 4. 상기생, 용규, 복분자를 차로 달여 음료수로 한다.

참고문헌

우주의 역사(콜린윌슨 저, 한영환 옮김, 범우사간)

황제내경(왕빙, 고보형(당, 송) 문광도서 유한공사, 인쇄)

황제내경(배병철 주해, 성보사간)

동의수세보원(동무이제마, 행림출판)

방약합편(황도연 원저, 남산당간)

향약대사전(영림사간, 정보섭, 신민교 공편집)

본초강목(이시진저, 고문사)

화타경혈총서(성한출판사)

천연목화학(영림사)

식품화학(송태희, 유정희 공저, 도서출판효얼)

한의학용어대사전(영림사)

의학사전(이우주엮음, 아카데미서적)

화학용어사전(일진사)

혈액형과 현대병(조대일저, 홍익제 출판사)

인체메카니즘(조대일저, 엠애드사간)

혈액형과 체질이다(조대일저, 엠애드사간)

즉효응급처치비법(조대일저, 엠애드사간)

제세보감(문기홍저)

Epilogue

가족의 한 사람이 – 그것도 갓 태어난 어린 생명이 숨을 거두려 하고 있다.

내가 할 수 있는 일이 무엇일까?

아무리 주위를 살피고 두리번거려도 아무리 생각을 굴리고 돌머리를 쥐어짜도 어린아이의 꺼져가는 생명을 위하여 할 수 있는 일은 없었다.

그렇다고 의사가? 병원이? 돈이? 부처가? 예수가? 하나님이? 옥황상제가? 용왕님이? 천지신명이? 자연이? 가당치도 않는 어불성설이다.

오직 하늘과 땅이 제공해준 환경에서 자연과 더불어 스스로 숨쉬고, 물마시고, 밥 먹고, 똥 싸고, 오줌 싸고, 잠자는 삶을 살아야 한다. 이 삶만큼은 부모, 형제, 자매, 일가친척, 심지어 자식들도 대신할 수 있는 것이라고는 단 한 가지도 없다.

발등에 불 떨어지기 전에는 돈이면 다 되는 줄 알았다. 병나면 병원에 가면 되고, 추우면 옷 입으면 되고, 배고프면 밥 먹으면 되고, 돈 떨어지면 벌면 되고, 모르면 배우면 되고……

지금도 그 순간을 생각하면 목이 메인다.

지난 40여년의 고난과 역경이 주마등처럼 펼쳐진다.

당장 죽을지도 모르는 독성 약재들을 내 몸과 가족들에게 먹고 먹이면서 체험했던 지난날들이 오늘의 "혈액형 의학"이라고 하는 한 권의 책을 쓰는 바탕이 되었다. 땅과 하늘이, 사람이 살아가는 환경을 만들어 주었듯이, 인간이 건강하게 살기 위해서는 의학이 건강하게 살 수 있는 환경을 만들어 주어야 한다.

하지만 아직까지 의학이 그러한 환경을 만들어 주지 못했다. 심지어 의학적으로 살아간다는 의료인들조차도 그 환경을 모른다.

 필자는 그 환경을 찾느라 길없는 길을 헤매면서 오늘에 이르렀다.

 인간은 누구나 스스로 먹는 음식에 의하여 스스로의 몸을 만들어 살아가고 있다. 그런데 스스로 부적성 음식을 먹고 산다면 부실공사로 자신의 몸을 만든다는 사실이다. 이제 부적성 음식이 무엇이라는 것 쯤은 알게 되었을 것이다.

 부적성음식이 무엇이란 것을 알았다면, 이제부터는 잠자는 시간과 밥 먹는 시간, 차 마시는 시간 등을 활용하여 충분히, 원하는 만큼의 건강을 유지하면서 살아갈 수 있다. 이것이 건강한 환경이다.

 다시 말하면 세상사람 누구나 건강하게 살아가는 법, 즉 원리를 알고 실천하면서 살아가는 방법이다. 이미 필자는 "인체 Mechanism"을 통하여 의료 역사상 처음으로 "인체사용설명서"를 제시한 바 있다.

 끝으로 지금까지 40여년을 한결같이 필자의 곁을 지켜준 내 가족과 그동안 필자를 믿고 상담 받아온 수많은 은인 분들, 그리고 하나같이 배우고 지지하면서 따르고 힘이 되어준 제자분들게 제삼 고맙고 감사하다는 인사를 전하고 싶다.

 다음 글에서는 "인생사용설명서"에 해당하는 우주변화의 원리를 바탕으로 미래 인류의 희망이자 길라잡이가 될 한국철학의 "六十甲子(육십갑자) 이야기" 이다.

黃犬之年 문경새재에서
一點風 識

♣ 부록

(전국초등생 심장기능부전자
무료치료병원 설립을 위한 호소문!)

　오늘의 세상은, 우리들 모두의 부모님들이 흘리신 땀방울의 결과로서 감사하고 또 감사할 따름이다. 사람은 누구나 부모를 모시는 자식들이며 또 자식을 낳아 기르는 부모가 될 수 있다. 이 세상 부모님들이 살아가면서 가장 견디기 힘든 일이 있다고 한다면 그것은 과연 어떤 일일까? 배고픔도, 가난도, 사고도, 죽음도 아니다. 그것은 오직 자식이 장애가 있거나 불치의 질병으로 고생하는 꼴을 보면서, 부모로서 그 자식을 위하여 할 수 있는 일이 없을 때일 것이다. 그 순간 자식 대신 아플 수만 있다면! 하는 심정은 이 세상 부모라면 누구나 같은 심정일 것이다. 만약 이 자식들이 튼튼하게 자라서 사회와 국가와 인류를 위하여 무엇인가, 보람된 일을 하고 살 수만 있다면 무엇을 더 바라랴! 아니 평범하게 사회의 한 사람으로 한 가정을 이루고, 아들 딸 낳아 가면서 살 수만 있다면! 하는 미련 때문에 질병으로 고생하는 자식을 보고 있노라면 부모의 마음은 천갈래 만갈래로 찢어질 것이다.
　더군다나 이러한 불치의 질병으로 고생하는 아이들이 많다고 하는 사실과 작금의 현실에서 이름도 없는 난치병들이 기하급수적으로 늘어나는 상황을 보고 누구라도 우리 사회의 미래가 암담함을 느끼지 않는 사람은 없을 것이다.
　미래 사회는 무엇인가? 여기서 우리는 미래사회를 위하여 무엇인가 해야 할 일이 있지 않겠는가? 환자가 많은 만큼, 건강한 사람들의 보다 많은 희생을 요구하는 그래서 오히려 건강한 자들의 불행한 삶이현실화 된다는 사실을 알아야 함이다. 작금에 있어 노령인구가 팽창하고 신생아 출생률이 낮아지면서 미래의 위기와 불행을 예고하는 사회학자들의 경고와 조금도 다를 바 없음이다.

 옛 우리 조상들의 기도는 "우리 딸네 농사 잘될라말고 우리 딸 사는 고을에 풍년들게 하소서" 라고 했다고 한다. 비록 지금 하고자 하는 일이 빙산의 일각이라 할지라도 정과 성을 다한다면 우리들의 미래사회가 아니 당신과 나의 반쪽이 살아가는 사회가 좀 더 건강하고 좀 더 밝고, 좀 더 행복한 모습으로 나타나지 않을까하는 실낱같은 바람일지라도, 지금 행동하고 싶은 양심으로 또 용기로 "심장기능부전질환자"중 초등학생만이라도 무료치료를 위한 병원과 후원회를 1988년 구상하게 되었다. 현대의학이 미치지 않는 수많은 심장기능저하 어린이들과 혹 심장수술을 받았다 해도 정상적인 생활에 지장을 받고 있는 어린이들에게 희망을 나누어주고 싶은 마음으로 구상만하고 감히 주위 사람들에게 말도 못했다.

 1995년 필자의 큰아이(연리)의 친구가 저녁을 먹고 친구들끼리 농구를 하다가 갑자기 쓰러져 병원으로 옮겼으나 심장마비로 그만 세상을 떠나고 말았다. 고등학교 2학년이었다. 더욱 안타까운 일은 집에 친구 찾아 자주 놀러 왔었는데, 우연히 그 아이의 건강상태를 알아보고 싶어서 이것저것 체크를 하다보니 심장기능부전이 보였다. 그래서 부모님을 한번 모시고 와야겠다고 전했다. 그랬더니 그러겠노라고 대답까지 한 놈이.. 그 일이 두 달 전이었다. 그러니 얼마나 가슴이 아프고 쓰리던지 한동안 눈 앞에서 아른거렸다. 지금도 그 생각만 하면 가슴이 저려온다. 그때처럼 "의사면허"가 없음을 한탄해 본 일이 없다. 그런 일이 있고부터 의사건 한의사건 만나는 사람마다 이 구상을 전했지만 진지하게 들어주는 의사를 만나지 못했다. 고개만 끄덕이고, 자기 가족들만 부탁했지 행동하는 양심을 만나지 못한 것이다. 이제는 더 이상 머뭇거릴 수가 없다는 생각에서 세상을 향하여 손짓하면서 소리쳐본다. 아름답고 해맑은 영혼들이 모여 벗해줄 것을 희망해 보는 것이다. 이러한 용기는 이제 필자가 그간 연구한 건강의 길을, 어떻게 하면 많은 사람들에게 나누어 줄 것인가 하는 나눔의 방법과 실현이라는 화두를 정하고서 나오게 되었다. 실제로 그 동안 수수백명의 많은 이들에게 도움의 메시지를 전하고, 감사의 답을 받았다. 이에 힘 입은 바 있어 이제는 대외적으로, 공개적으로, 대대적인 봉사 활동을 기획하게 된 마당이다. 보다 적극적이고 미래지향적 귀빈들을 모심으로 하여 실사구시의 정이 펼쳐지리라 믿어 의심치 않는다.

심장기능부전이란?

의학적으로 심장 기관에는 이상 징후가 없다. 그러나 실생활에서 많은 장애적 요인을 갖는다. 선천적으로는 혈액형 A형과 B형인 사람에게 많으며, 혈액형 O형이나 AB형인 사람은 약(보약)이나 음식으로 인하여 후천적으로 나타난다. 그리고 여자 나이 40세, 남자 나이 50세가 넘으면 노화와 함께 심장기능저하가 자연스럽게 나타난다.

심장기능 부전자 사인

1. 움직일 때, 운동할 때 (등산, 계단 오를 때 등)
- 관절이 아프다. (류마티스 관절염, 일반관절염, 퇴행성관절염 등)
- 팔다리가 무겁다. (대사증후군 등)
- 숨이 찬다.
- 가슴이 답답하다.
- 가슴이 아프다.

- 가슴을 무엇인가가 콕콕 찌른다
- 수족이 잘 저린다.
- 가슴이 심하게 두근거린다. (우측신장 기능저하)
- 몸이 항상 천근 만근이다. (좌측신장 기능저하)

2. 밥 먹을 때
- 찬 음식이나 찬 음료를 마실 때 딸꾹질이 난다.
- 평소 딸꾹질을 잘한다.
- 곧 잘 체한다.
- 소화가 잘 안된다.
- 저녁식사를 늦게 하거나 많이 먹으면 몸이 붓는다.
- 위장병이 있다.
- 위하수증이 있다. (배꼽과 명치사이에 가로주름이 있다.)
- 편식을 한다. (음식을 가리고 입이 짧다.)
- 속이 쓰리거나 자주 아프다.
- 물만 마셔도 살이 된다.

3. 잠잘 때
- 잠이 쉽게 들지 않는다.
- 잠자리가 바뀌면 잠을 잘 못잔다.
- 새벽2시 전후로 잠을 깬다.
  (잠을 자다가 심장마비로 죽는 사람은 대개 이 시간이다.)
- 잠을 많이 자도 잔 것 같지 않다.
- 꿈을 많이 꾼다.
- 늘 피곤하다.

- 밤에 자다가 팔다리 쥐가 잘난다.
- 악몽에 시달린다.
- 가위에 눌린다. (꿈 속에서 저승사자나 누군가가 목을 조른다.)
- 잠자는 중에 팔다리가 저란다.

4. 무의식 때
- 몸의 양쪽에 문제점이 있다. (다리, 팔, 어깨, 손, 발 무릎 등)
- 풍에 걸렸다.
- 장마비나 장폐색증이 있다.
- 암에 걸렸다.
- 당뇨에 걸렸다.
- 낯선 곳에 가면 대변을 잘 못본다.
- 난치성 질환을 앓고 있다.
　　(루푸스종, 베체트씨병, 류마티스, 우울증, 치매 등)
- 만성질환을 앓고 있다.(하지무력증, 하체증후군, 전신무력증 등)
- 기침을 많이 한다.
- 유행성질환에 민감하다.
- 잔병이 많다.
- 항상 불안, 초조하다.
- 무엇이든, 누구든 의심하고 본다.
- 사사건건 신경질 적이다.

당신을 세상의 주인공으로 모시겠습니다.

동서양을 불문하고, 남녀노소를 막론하고, 심장병 환우들이 너무나 많습니다. 다른 모든 질환들은 정상보다 조금 불편할 뿐이지만, 심장병은 생명과 직결된 질환입니다.

여기서 한참 성장하는 초등학생만이라도 무료로 치료할수 있는 병원을 세우고자 합니다.

세상에는 절을 짓는 일도, 교회를 짓는 일도, 아파트를 짓는 일도, 복지재단을 세우는 일들도, 멈출수 없는 일들입니다.

하지만 생명을 붙들어 살게 하는 일보다 더 급박한 일은 없을 것입니다.

여기 십시일반 작은 정성일지라도 모아모아 심장병을 앓고 있는 청소년들을 살려내는 "청소년 심장병 무료치료병원을 세우는데 당신의 정성이 더 해진다면 당신은 이순간부터 세상의 어둠을 밝히는 빛으로거듭납니다. 당신은 빛입니다.

당신은 빛입니다.

당신이 밝혀준 그 빛으로 심장병을 앓고있는 이나라의 청소년들이 뛰어놀수 있습니다. 마음껏 달릴수 있습니다.

우리들 모두의 미래가 더욱 밝아집니다.

감사합니다.

2018. 3월

共平合掌

"청소년 심장병 무료치료병원 세움"을 추진하는 사람들

혈액형의학을 실천하고 알리는 선생님들!
이동규 010-5189-9789 (평택)
정연성 010-3402-3590 (대전)
강태경 010-7235-3145 (인천)
오다경 010-3350-2025 (서울 영등포)
나동수 010-5385-6419 (서울 중랑)
정재은 010-5634-2988 (서울 강남)
최건영 010-8725-9998 (수원)

세계최초 대체의학의 이론과 실제

이것이 혈액형 의학이다

2018년 4월 5일 초판 1쇄 인쇄
2018년 4월 10일 초판 1쇄 발행

저 자 | 조대일
발 행 | 이승한
편 집 | 이수미
발행처 | **엠-애드**
등 록 | 제2-2554
주 소 | 서울시 중구 마른내로8길 30(충무로4가 36-7)
전 화 | 02) 2278-8063/4
팩 스 | 02) 2775-8064
이메일 | madd1@hanmail.net

ISBN 979-89-6575-106-9 03510

값 25,000원

저자와의 합의하에 인지 첨부 생략합니다.
파본은 구입하신 구입처에서 교환해 드립니다.
이 책은 저작권법에 의해 보호를 받는 저작물이므로 무단전재와 복제를 금합니다.